Endoscopic UltraSound for Bile duct and Pancreas

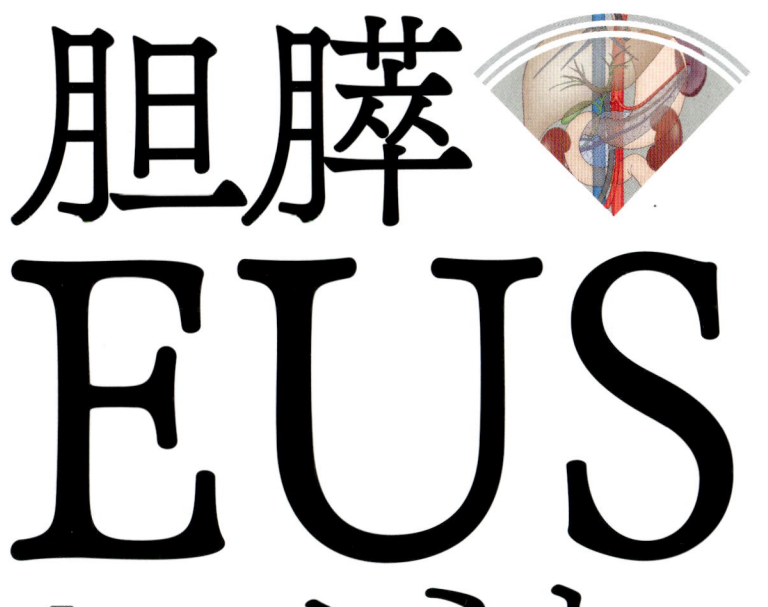

胆膵 EUS セミナー

著
肱岡 範
(国立がん研究センター中央病院)

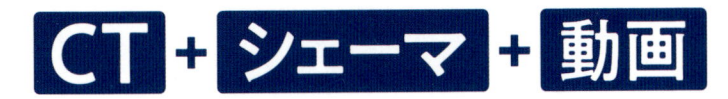

CT + シェーマ + 動画

と合わせてわかる
手技の基本から治療まで

JN242018

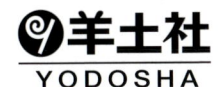
羊土社
YODOSHA

推薦の言葉

　現在でも学会や研究会に参加してみると，コンベックス型超音波内視鏡（Co-EUS）が単にEUS-FNAの道具としてしか使用，あるいは認識されていないという事実に愕然とすることがある．なるほど，私がEUS-FNAを始めた1994年当時はCo-EUSはEUS-FNAの道具でしかなく，その画像はラジアル型超音波内視鏡（Ra-EUS）の画像に比べ格段に劣り，とても画像診断ができると言える代物ではなかった．しかし20数年の年月が経ち，独壇場であるInterventional EUSのみならず，画像診断の領域でもCo-EUSは考え方（Ra-EUSに慣れた人は180度の発想の転換が必要），使い方によってはRa-EUSに勝るとも劣らない能力を遺憾なく発揮してくれるtoolとなった．

　「論より証拠（Seeing is believing）」，今まで私はCo-EUSの素晴らしさを少しでも知ってもらおうと，先頭に立って『EUS下穿刺術』なる本や標準的描出法の冊子を発行してきた．また，Co-EUSで胆膵領域を隈なく描出するための基本的な描出法を，愛知県がんセンターで数多くの仲間（国内外の医師）とともに2000年初頭から開始し，発案・改良を加えてきた．そのなかで取り分け光輝いていた医師達の中の一人が，この本を上梓した肱岡範先生である．彼とは米国DDWが開催されたロスで，高名な米国のEndosonographerであり友人であるKenneth Changの主催したdinnerで偶然出会い，その熱い情熱に感動し，スタッフとして来てもらった経緯がある．

　さて，この本の推薦文を書いて欲しいとの依頼を受け，本を見せていただいた．読み始めて驚いた．お世辞抜きで面白く，大作にもかかわらず読み終わるのに3日とかからなかった．本の構成をまず見て欲しい．Co-EUSの描出方法が85％，EUS-FNAと治療EUSが15％とあるように，Interventional EUS全盛のこの時代にあって，如何に描出方法に力が入っているかわかろうというものだ．描出方法の内容も基礎編，中級編，マニアック編，症例編に分かれている．初心者には基本走査がやさしく解説され，中級者には一歩進んだ知識が，また上級者には"ここまで見るの？"というマニアックな知識が満載である．例を挙げれば，右副腎の描出だけでなく，肝臓の超音波解剖，膵を取り巻く動・静脈，十二指腸各部の描出法が詳細に記述されている．あえて非難を恐れずに言わせていただければ，今をときめく国内の高名なEndosonographerでさえ，ここまで見たり記述したドクターを私は知らない．即ち，「見えているのに見えていないもの」，「見ようとしないと見えないもの」が記述されているのである．また，提示された症例の選択も素晴らしい．膵胆道疾患でも臨床に本当に重要なものが網羅されている．

　さて，この本は『大圃流ESDセミナー』のEUS版らしい．この本の執筆者にどうして肱岡先生を羊土社が選んだかは分からないが，その慧眼に感心する．この本を読者の皆さんもお読みいただければ，その選択が最良のものであるとご理解いただけると思う．

2019年10月

成田記念病院顧問
山雄健次

推薦の言葉

　本書はスクリーニングEUSの基本である解剖を詳細に記載した，画期的な入門書です．私の専門は消化管内視鏡ですが，分野は違っても基本は同じで消化管内視鏡の場合は病理組織を押さえていることが必須となります．従って，今後ますます需要の高まるスクリーニングEUSのために必要な解剖の基礎を詳細に解説した本書は待望の書となることでしょう．

　肱岡先生が愛知がんセンターから国立がん研究センター中央病院（NCCH）に来ていただいてから2年経ちます．それまでNCCHでは肝胆膵外科・内科で胆道系癌の治療数も多く胆道系の内視鏡的処置のニーズは多かったものの，胆道系のSpecialist，特にInterventional endoscopistが居ないということで長年，胆道系の処置はIVRの独壇場でした．といっても当院のIVRセンターは普通だったらそんなことできるの？というようなアクロバティックなステンティングなども内視鏡の介助なしでサクッと入れてしまうようなExpert集団であるため内視鏡医の出番はなしというのが実情でもありました．

　そこへ肱岡医師が三顧の礼で迎え入れられ，内科とIVRセンターとのコラボはどうなるものかと思われましたが，そこは本物同士，IVRセンターも肱岡チームの素晴らしさをすぐさま見抜き，IVRセンターと膵胆道系内視鏡インターベンションとの絶妙なコラボが可能となりました．膵胆道系のインターベンションの数はうなぎ登りであり，内視鏡センターナースからはうれしい悲鳴が聞こえてきます．私は膵胆道系の素人ですが，傍目から見ても彼らはすごいことをやっているということがわかります．井上晴洋教授の肝煎りで行った97JGES Best Case Awardで，私も司会を務めさせていただきましたが，見事，肱岡チームがダントツで優勝したことからも彼らの実力の一端がわかると思います．是非，若き膵胆道系内視鏡医をめざす先生のみならず，胆道系は専門外だけれども胆膵EUSの必要性を感じている先生方が本書を手にすることで，彼らの一流の技術の基礎となるスクリーニングEUSの本質を学んでほしいと思います．NCCHでは，彼らの活躍をサポートすべく，消化管内視鏡・膵胆道系内視鏡の両方を学べるレジデントのためのエキスパートコースを新設しました．ぜひ本書を手にして，EUSをさらに学んでIntervention EUSまで極めたいと思う若い先生はNCCHの門をたたいてほしいと思います．

2019年10月

国立がん研究センター中央病院内視鏡センター長

斎藤　豊

序
〜EUSのキホン〜

「EUSは空間分解能にすぐれ小膵癌などの発見に非常に有用であり…」と，いろんな教科書を読むと，そのように書いてあります．

私も心からそう思いますし，皆さんもきっとそう思っているはずです．

しかし，一方では，EUSは施設に購入してあるが，コンベックスEUSは難しいのでやってないとか，何度かEUS–FNAを試したがうまくいかなかったので，そのまま放置してあるという「宝のもち腐れ」状態で，淋しく眠っているEUSスコープもあると思います．

また，あまり自信がない状況でEUSを行うと，EUS–FNAをしたが癌が出なかったので経過をみたら切除不能膵癌になってしまったとか，EUSで異常なしと判断したけど，後で進行癌で見つかった，など逆にEUSが仇となってしまうケースもあります．

このようにEUSは「武器」にもなるし「防具」にもなるモダリティーです．

コンベックスEUSがとっつきにくいのは確かです．その理由は，やっぱりEUSでの解剖の理解が難しいことに尽きると思います．

胆膵EUSはラジアルでもコンベックスでも，EUSで見えているものが何かをしっかり理解することが王道であり上達の近道です．しかし残念ながら，コンベックスEUSで解剖について詳細に記載されている教科書は少ないです．そこで本書は，特に解剖を詳細に記載することに注力しました．

膵癌は世界的に爆発的に増えています．2030年には膵癌の死亡率は肺癌に次いで第2位になるだろうと予測されています．また，ゲノム医療の台頭により，組織診断は必須の時代となり，EUS–FNAでゲノム診断に耐えうる組織提供も必要となってきています．さらにInterventional EUSにより患者さんにこれまで以上に低侵襲な医療をお届けすることが可能となっています．今後もますます胆膵EUSのニーズは高まることと思います．

EUS–FNAやInterventional EUSの礎となるのは，やはりスクリーニングEUSです．本書で，EUSのキホンである解剖を理解していただき，明日からの皆さんのEUSのお役に立てたら幸いです．

2019年10月

国立がん研究センター中央病院肝胆膵内科

肱岡　範

Endoscopic UltraSound for Bile duct and Pancreas

胆膵EUSセミナー

contents

第1章　基礎編　スクリーニング まずは標準的描出法をマスターしよう！

第2章　中級編　精査 血管や胆管の詳細な理解が必要だ！

第3章 マニアック編 これが見えたらあなたはコンベックス EUS マニア！

第4章 症例編 疾患ごとにポイントを押さえよう！

第5章 検査編 EUS-FNA

第6章 治療編 Interventional EUS

本書で使用している操作用語

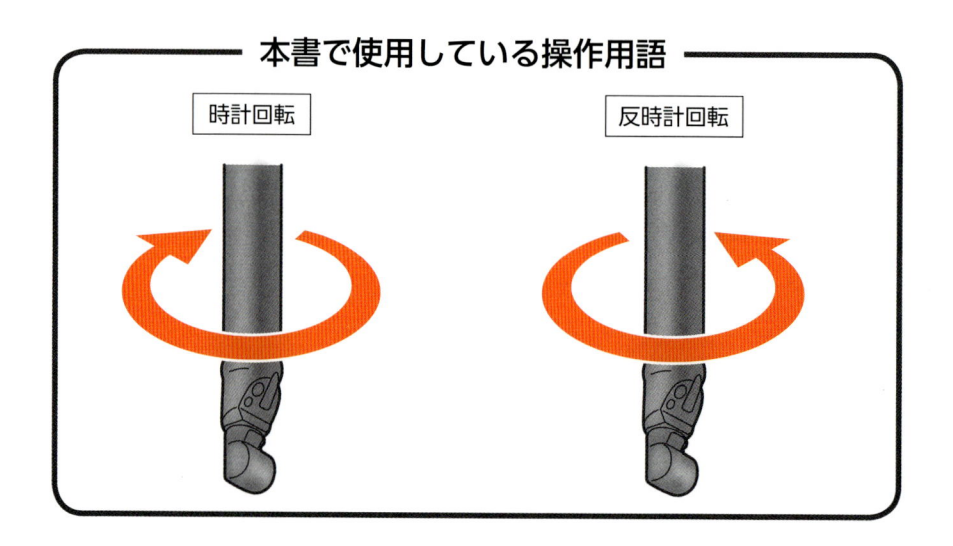

| 時計回転 | 反時計回転 |

本書の図ではEUS像とCTを並べているものがありますが，解剖の理解の助けであり，同一症例ではない図もあることをご了承ください．

動画視聴ページのご案内

本書内で movie ⊗-X マークのある箇所では，
本文や図に対応した動画を視聴することができます．

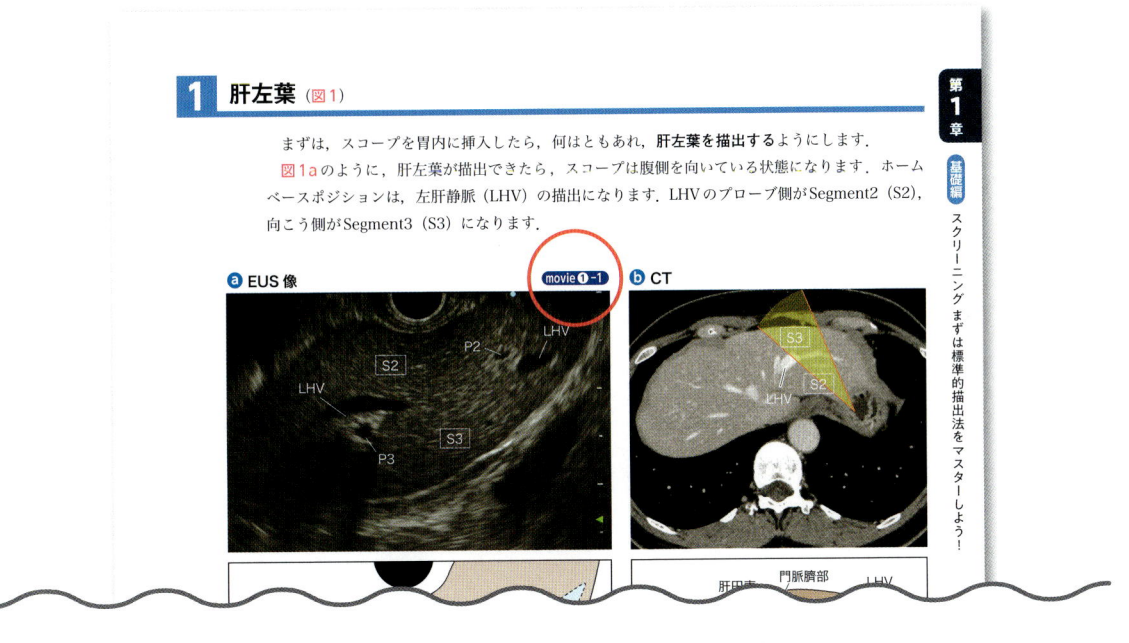

下記の方法でアクセスいただけます

利用手順

1 右の QR コードを読み取ってください
羊土社ホームページ内
[書籍・雑誌購入特典 利用・登録] ページに移動します

> 下記URL入力または「羊土社」で検索して
> 羊土社ホームページのトップページからもアクセスいただけます
> **https://www.yodosha.co.jp/**

2 **書籍・雑誌購入特典等の利用・登録** 欄に下記コードをご入力ください

コード： **iww** - **yuok** - **chou** ※すべて半角アルファベット小文字

3 **本書特典ページへのリンクが表示されます**

※ 羊土社会員の登録が必要です．2回目以降のご利用の際はコード入力は不要です
※ 羊土社会員の詳細につきましては，羊土社HPをご覧ください
※ 付録特典サービスは，予告なく休止または中止することがございます．
　本サービスの提供情報は羊土社HPをご参照ください．

略語一覧 （アルファベット順）

略語	フルスペル	日本語
1st JA	first jejunal artery	第一空腸動脈
1st JV	first jejunal vein	第一空腸静脈
Apdv	anterior pancreaticoduodenal vein	前膵十二指腸静脈
Aipdv	anterior inferior pancreaticoduodenal vein	前下膵十二指腸静脈
Ampdv	anterior middle pancreaticoduodenal vein	前中膵十二指腸静脈
Ao	Aorta	大動脈
Aspdv	anterior superior pancreaticoduodenal vein	前上膵十二指腸静脈
CA	celiac artery	腹腔動脈
CHA	common hepatic artery	総肝動脈
GCV	gastrocolic vein	胃結腸静脈
GDA	gastroduodenal artery	胃十二指腸動脈
IVC	inferior vena cava	下行静脈
LGA	left gastric artery	左胃動脈
LHA	left hepatic artery	左肝動脈
LRA	left renal artery	左腎動脈
LRV	left renal vein	左腎静脈
MHV	middle hepatic vein	中肝静脈
PHA	proper hepatic artery	固有肝動脈
PSPDA	posterior superior pancreaticoduodenal artery	後上膵十二指腸動脈
RHA	right hepatic artery	右肝動脈
RRA	right renal artery	右腎動脈
RRV	right renal vein	左腎静脈
SMA	superior mesenteric artery	上腸間膜動脈
SMV	superior mesenteric vein	上腸間膜静脈
SpA	splenic artery	脾動脈
SpV	splenic vein	脾静脈
UP	umbilical portion of the portal vein	門脈左枝臍静脈部

胆膵EUSセミナー

CT・シェーマ・動画と合わせてわかる手技の基本から治療まで

Ⓐ 胃内からの観察

1 ホームベースポジションと スコープの動き

Summary

- 胃内走査の動きは，右手をスコープと見立てて走査をイメージするとわかりやすい．
- 胆膵スクリーニングはほとんどが胃内から見えるので胃内走査が最も重要！

1 EUS像のイメージが沸かない!?

　　コンベックスEUSをはじめたばかりの先生は，「スコープの動きがどのようになっているのかわからない」「EUS像とCTのイメージが一致しない」という悩みを抱えていると思います．誰しも最初は同じですし，エキスパートの先人たちも同じ思いだったと思います．

　　そのため，おのおのが自分の頭に落とし込みやすいいろんな方法を考えて，スコープの動きとEUS像，EUS像とCTなどを頭のなかで再構築し，イメージ化してきました．

　　逆にいうと，この壁（つまずき）を乗り越えないと上達の道はありません．

　　私が「どんなイメージでEUSを理解したか？」をいろんな先生に聞いたなかで，この方法が一番とっつきやすいなと思ったイメージを，スコープとEUS像の連動を図示しながら説明したいと思います．当科の大場先生に教えてもらった方法です．

2 EUSの動きをイメージできる方法

①まずは胃内走査から．見慣れた胃と膵臓の絵を頭に浮かべます（図1）．

②この絵を上下左右に反転します（図2）．

③そして自分の右手を，コンベックスのスコープに見立ててください（図3）．この自分の右手の回転方向が，胃内走査において，スコープの時計回転・反時計回転と同じ方向になります．

④まず胃内にスコープを挿入した状態が図4aです．これがホームベースポジションになります．胃

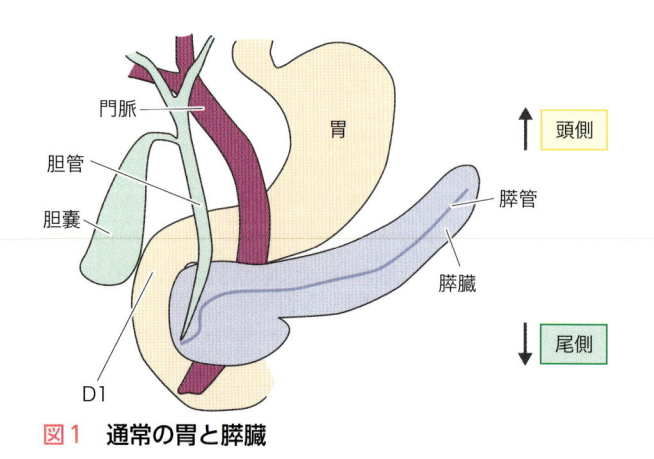

図1　通常の胃と膵臓

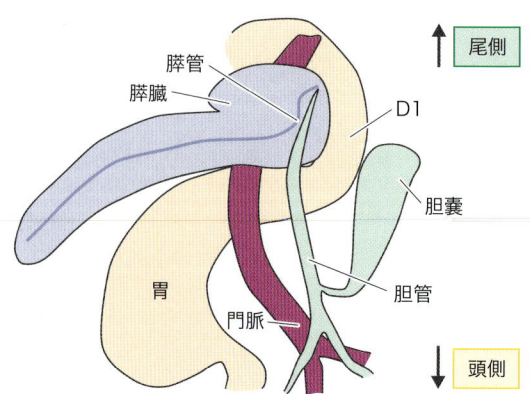

図2　上下左右反転した胃と膵臓

内の膵体部の上縁の高さから膵臓を見ているイメージです.

⑤ここから時計回転を加えていくと，スコープは膵尾部に向かいますね．膵尾部に向かうにつれて，さらに時計回転していきます（図4b）．膵臓は，膵尾部にいくにつれて，やや頭側（cranial side）に位置していますので，スコープを少し引きながら，膵尾部に進めていくことが大切です.

⑥ひたすら時計回転と少しずつのスコープの引き操作で，膵尾部までたどり着きます（図4c）.

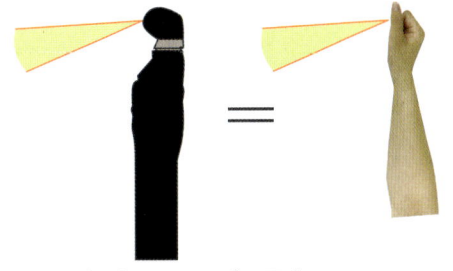

図3　右手をスコープと見立てる

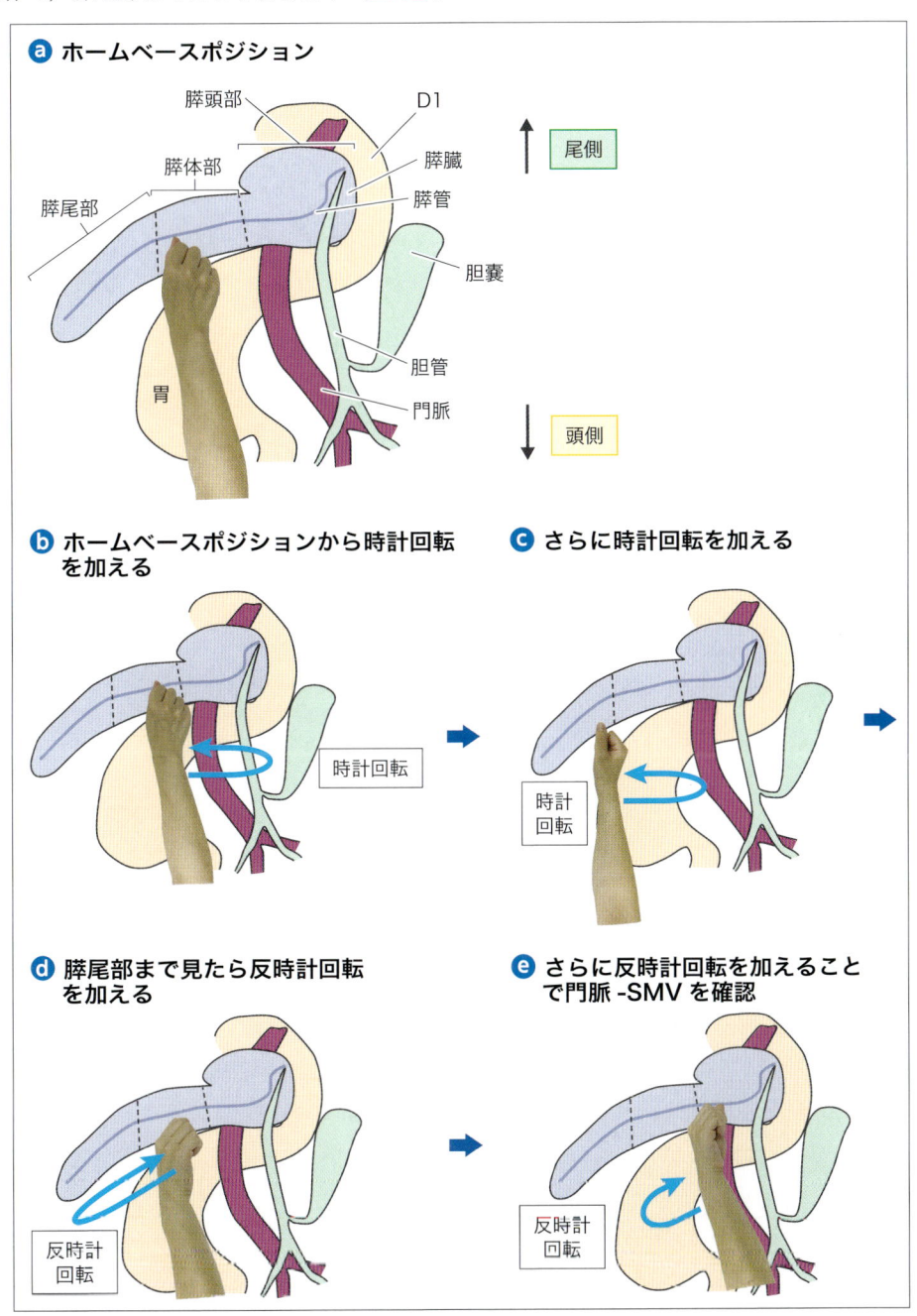

ⓐ **ホームベースポジション**

膵頭部　D1　膵臓　膵管　膵体部　膵尾部　胆嚢　胆管　門脈　胃　尾側　頭側

ⓑ **ホームベースポジションから時計回転を加える**

時計回転

ⓒ **さらに時計回転を加える**

時計回転

ⓓ **膵尾部まで見たら反時計回転を加える**

反時計回転

ⓔ **さらに反時計回転を加えることで門脈-SMVを確認**

反時計回転

図4　胃内でのスコープの動きのイメージ

⑦さて，膵尾部まで見たら，次は膵体部に戻ります．膵体部に戻るには，これまでと逆の動きをします．つまりスコープを軽く押しながら反時計回転を加えていきます（図4d）.

⑧ホームベースポジションからさらに反時計回転を加え門脈を乗り越え，膵頭部に向かいます（図4e）．膵頭部は尾側（caudal）に向かいますので，スコープを押しながら反時計回転になります．

以上が胃内走査でのスコープの動きのイメージになります．どうでしょうか？

右手の動きで胃内でスコープがどのように動いているかについては，少しはイメージができたかと思います．

3 実際のEUSイメージ

続いて，実際のEUS像の見かたに移ります．実際のEUS像は，これまでと左右が逆になるので，慣れるまでは変な感じがあるかもしれません（図5）.

図5が，胃から見えている実際のEUS像の全体を俯瞰したイメージ図になります.

①まずは大動脈（Ao）〜腹腔動脈（CA）を観察します（図6，第1章A-2参照）.

②図6から時計回転で膵体部の観察をします（図7）.

③図7からさらに時計回転と引き操作で膵尾部の観察をします（図8）.

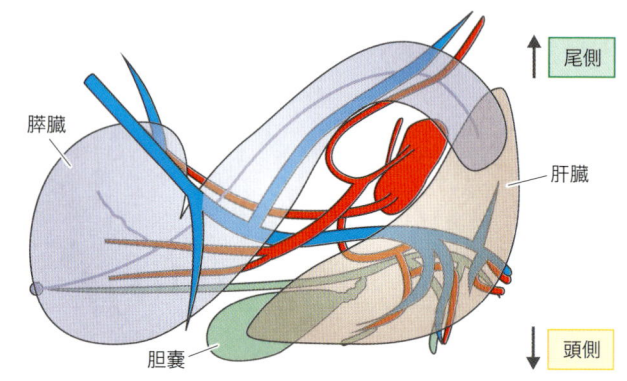

図5　実際のEUS像と照らし合わせたイメージ図

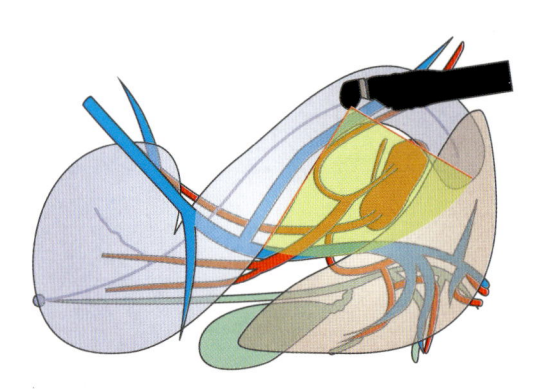

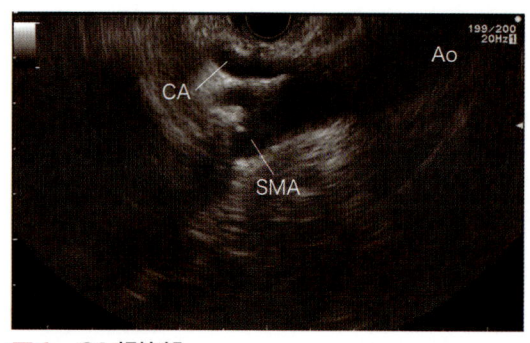

図6　CA起始部

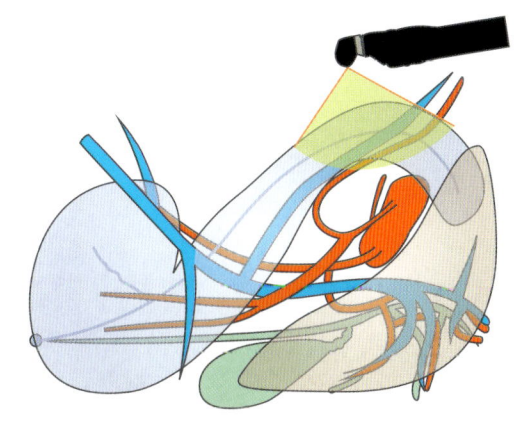

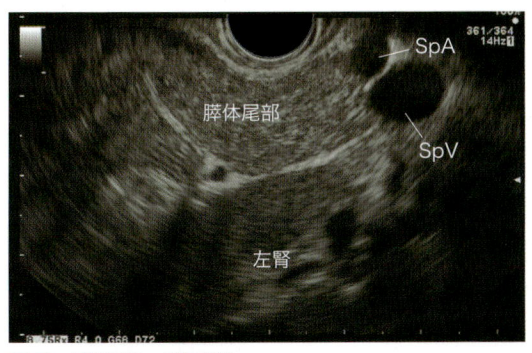

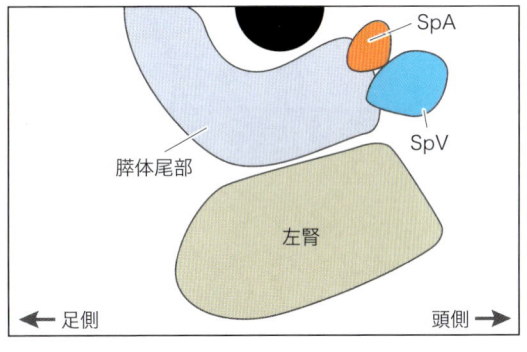

図7　膵体部〜膵尾部

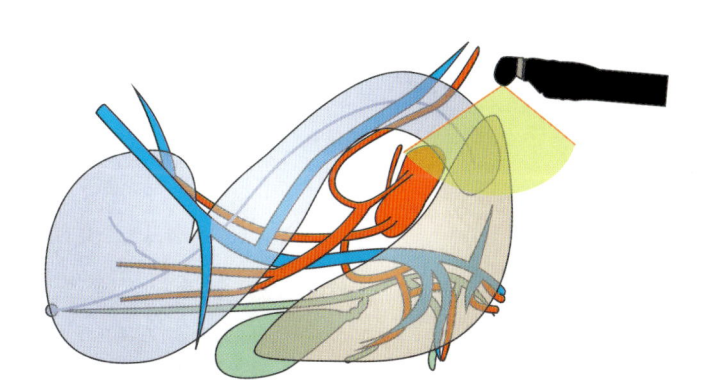

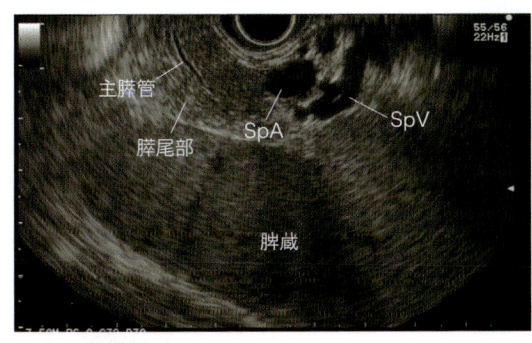

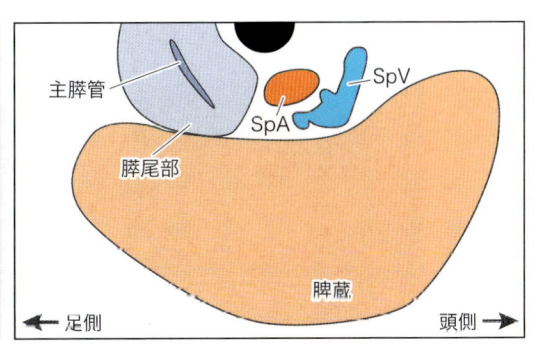

図8　膵尾部

④図8から反時計回転と押し操作で膵頭体移行部の観察をします（図9）．

⑤図9から時計回転と押し操作で膵頭部の観察をします（図10）．

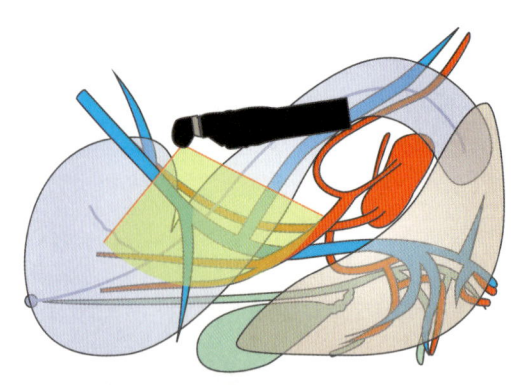

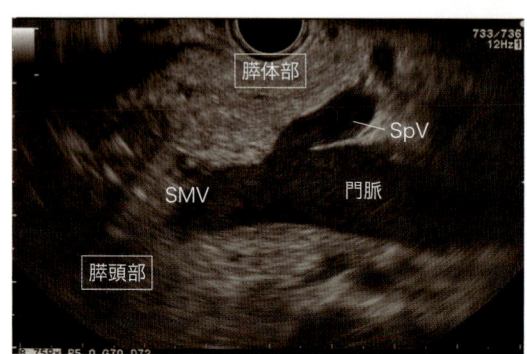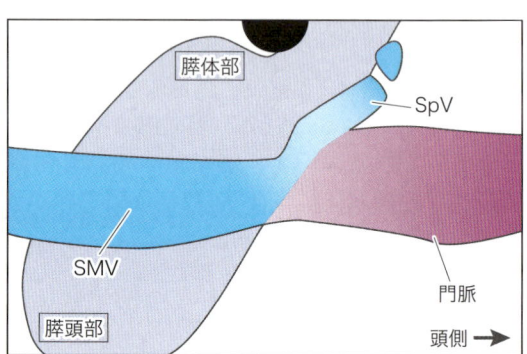

図9 膵頭体移行部

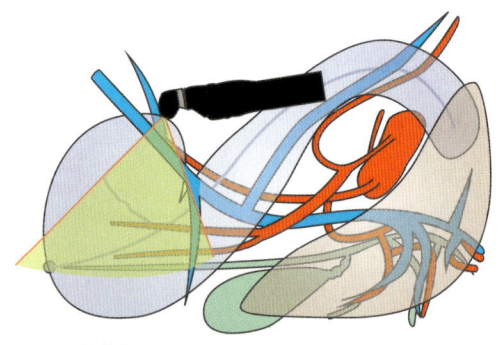

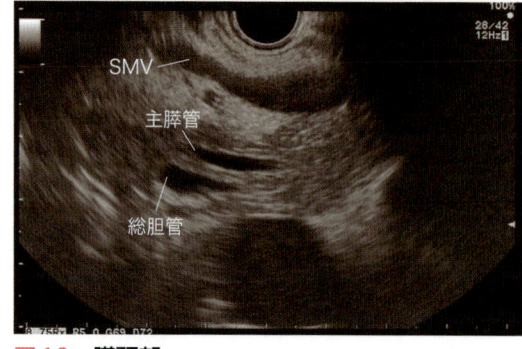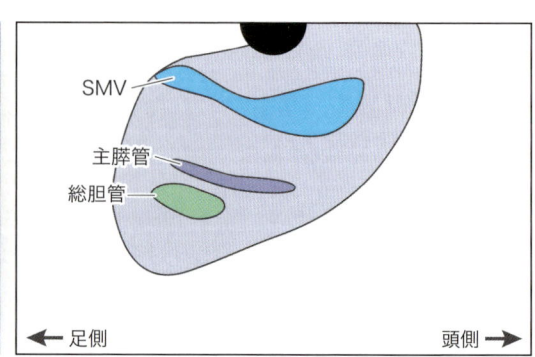

図10 膵頭部

表1に，胃内走査で見るべき対象の一覧を示しました．

　私は基本的にはこの順番で見ていっています．胃内から乳頭部や十二指腸まで見えてしまうのは，最初は驚かれますが，コンベックスEUSで見る胆膵スクリーニングの80％は胃内から見えると思いますので，**胃内走査が基本かつ最も重要**となります．

表1　胃内走査で見る対象の一覧

胃内走査で観察する箇所	本書での解説箇所
・肝（肝左葉） ・IVC ・肝右葉 ・Ao	第1章A-2参照
・膵体部 ・膵尾部	第1章A-3参照
・SpV門脈合流部 ・門脈〜SMV合流部 ・膵頭部 ・乳頭部 ・D2〜D3	第1章A-4参照

Ⓐ 胃内からの観察

2 肝左葉〜Aoまで

movie

Summary

- まずは切歯から約45 cmの食道胃接合部（EJG）で，スコープを胃前壁に向けて肝左葉を描出しましょう．
- スタートの肝左葉からゴールのAoまでは，180度時計回転の動きです．

観察ターゲット

スタート：肝左葉　　　　　　　　　ゴール：Ao

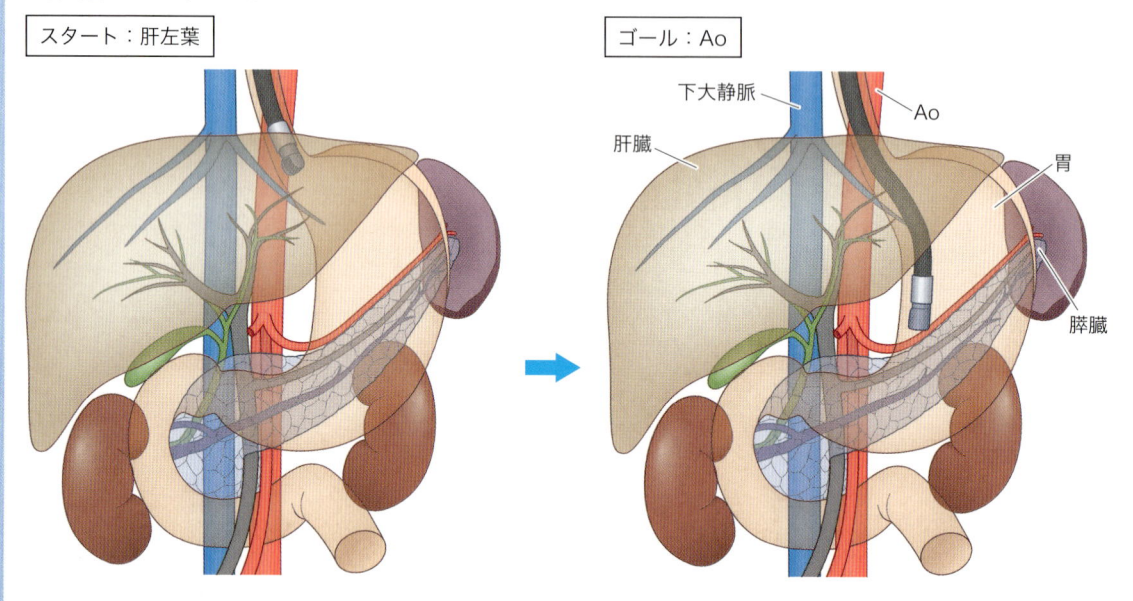

観察の順序

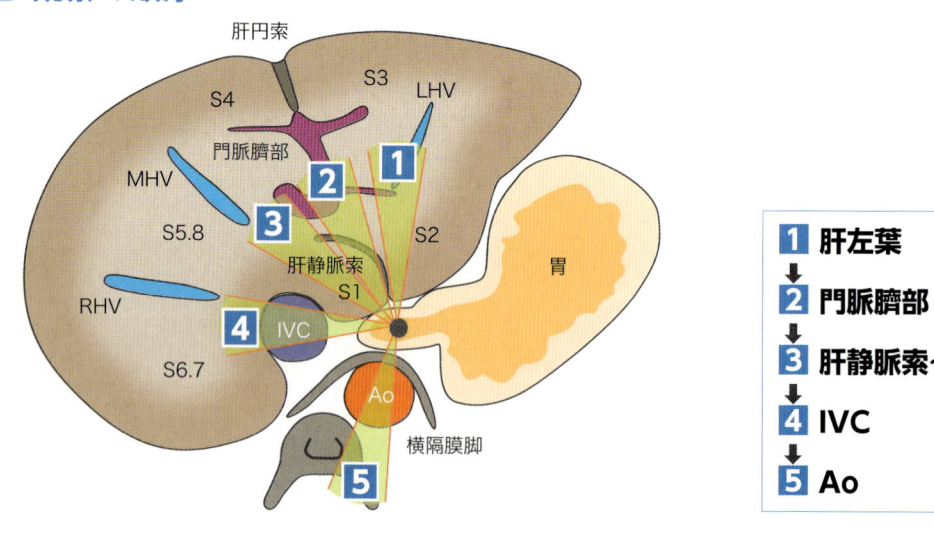

1 肝左葉
↓
2 門脈臍部
↓
3 肝静脈索〜MHV
↓
4 IVC
↓
5 Ao

1 肝左葉（図1）

まずは，スコープを胃内に挿入したら，何はともあれ，**肝左葉を描出する**ようにします．

図1aのように，肝左葉が描出できたら，スコープは腹側を向いている状態になります．ホームベースポジションは，左肝静脈（LHV）の描出になります．LHVのプローブ側がSegment2（S2），向こう側がSegment3（S3）になります．

ⓐ EUS 像　movie ❶-1

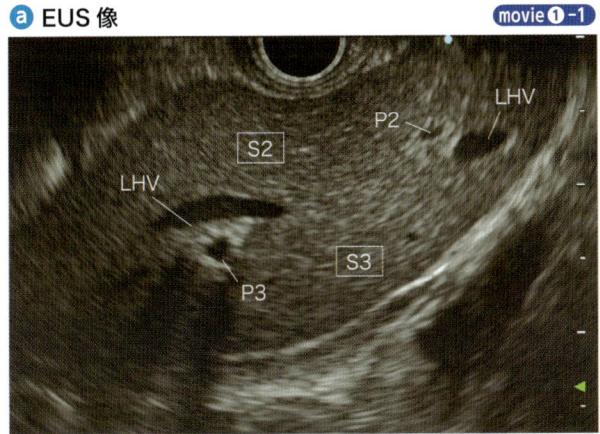

ⓑ CT

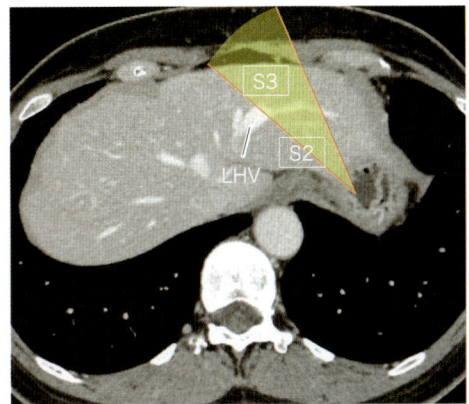

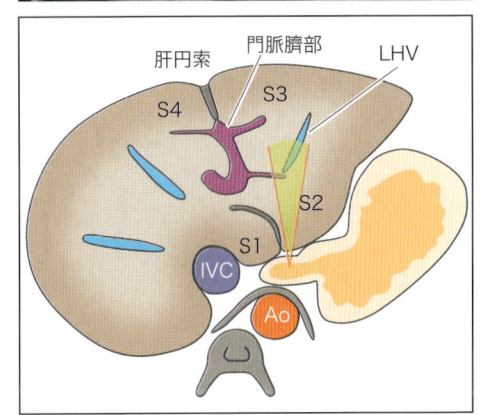

ⓒ CT 再構築像

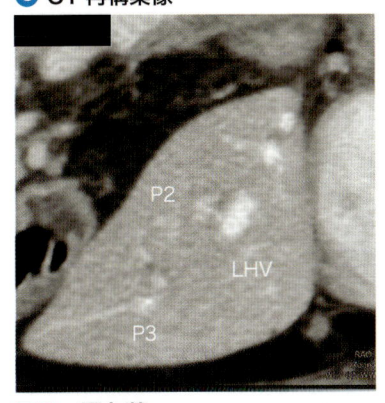

図1 肝左葉

2 門脈臍部 （図2）

　スコープを時計回転させるとP2とP3が徐々に合流し，**門脈臍部**を形成します．門脈臍部から左下に延びて見えるのが，**肝円索**です．すなわち肝円索の先端（**図2a**左下）は，肝表面ってことになりますね．門脈臍部を観察している際，**図2**では観察できていませんが，胆管の位置は意識しないとあまり見えませんが，門脈の右下にきます．インターベンションEUSを行うときには重要ですので，覚えておいてください．

ⓐ EUS像

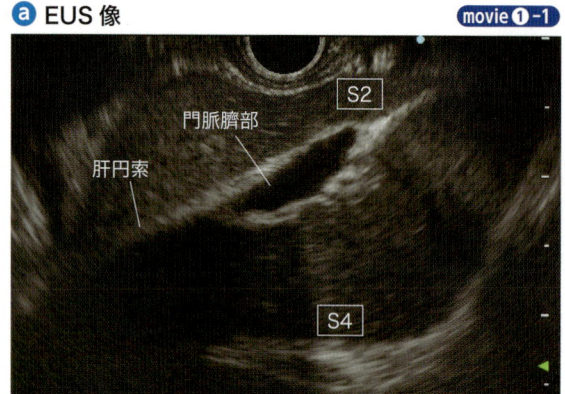

ⓑ CT

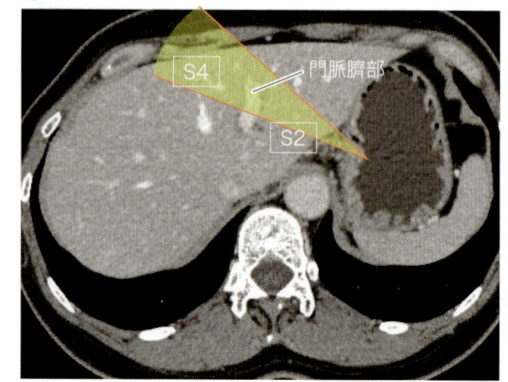

ⓒ CT再構築像

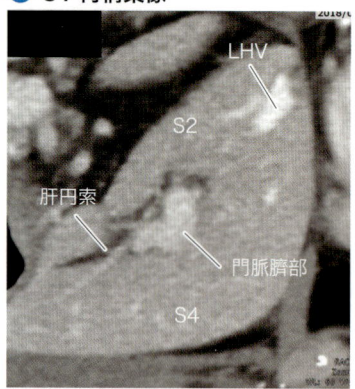

図2　門脈臍部

3 肝静脈索〜MHV （図3）

図2の位置からスコープを5cmほど引き抜くと，今度は門脈からIVCに入る高エコーの柵状物が見えます．これが**肝静脈索**になります．胎児期の遺残ですね．このあたりで**中肝静脈**（MHV）も見えてきますので，肝静脈索もプローブ側が，S1，肝静脈索とMHVに挟まれた扇状の部分がSegment4（S4）になります．

ⓐ EUS像　movie ❶-1

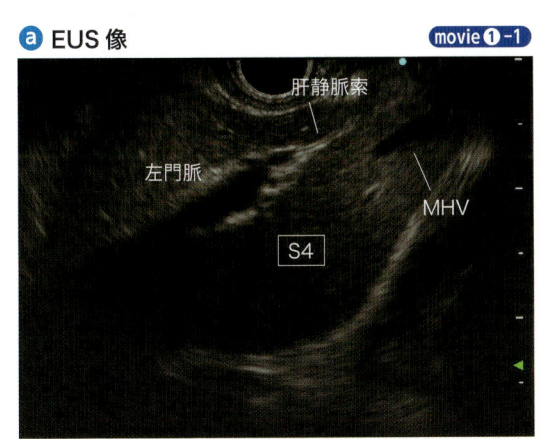

ⓑ CT

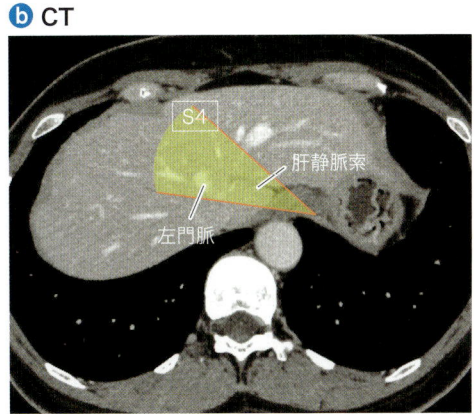

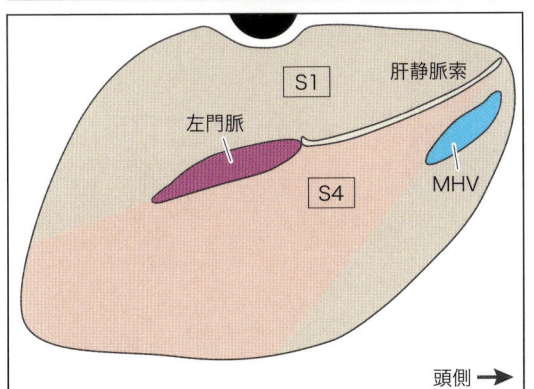

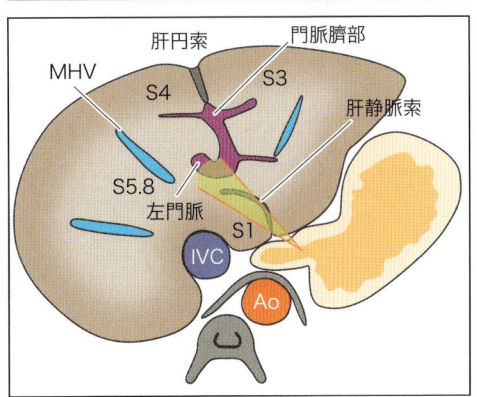

ⓒ CT再構築像

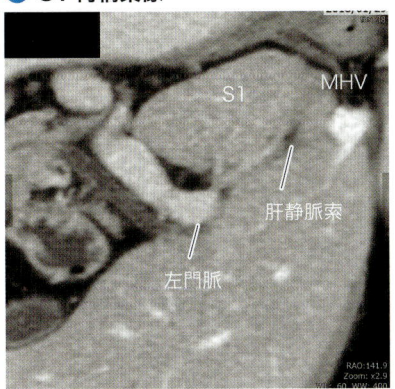

図3　肝静脈索〜MHV
扇状の部分（S4）

4 IVC (図4)

胃内から肝門部も詳細に見えますが，それは中級編に．

左門脈を6時方向に位置修正して，さらに時計回転させると，**下大静脈**（IVC）と**RHV**が見えます．さらに足側（画面左）には，右門脈～肝外門脈も，この位置で見えます．

ⓐ EUS像 `movie①-1`

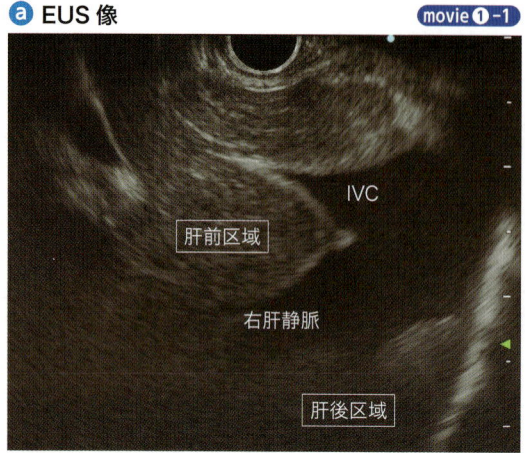

ⓑ CT

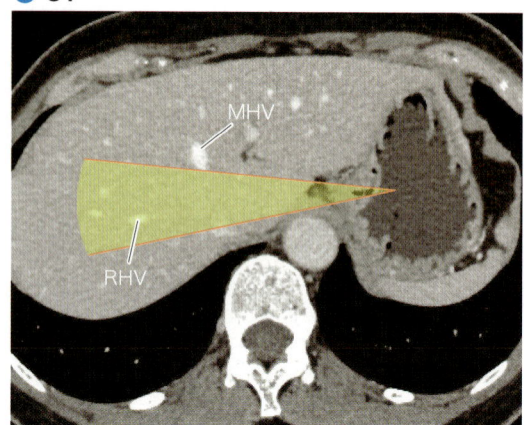

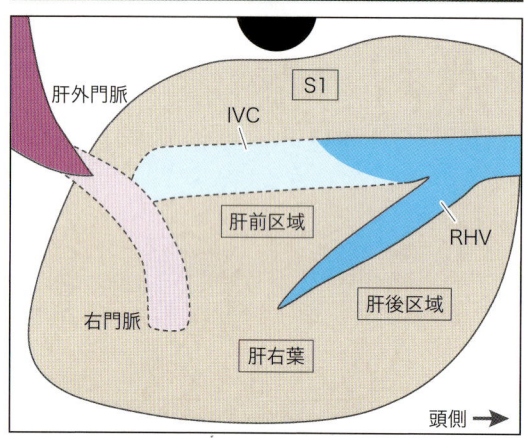

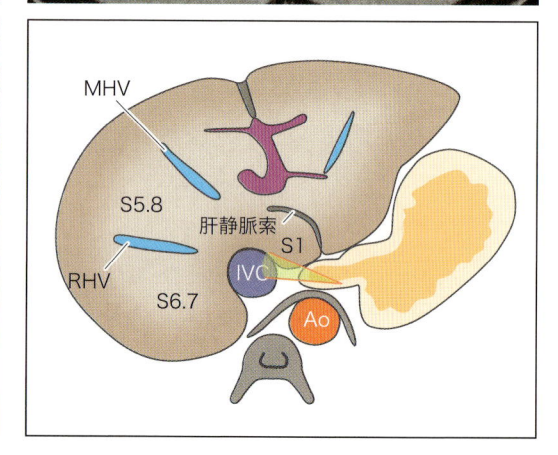

ⓒ CT 再構築像

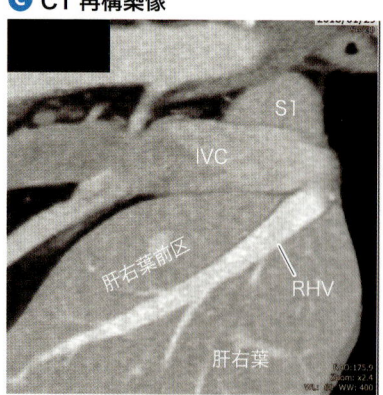

図4 IVC

5 Ao（図5）

　さらにさらに，時計回転させると，**大動脈**（Ao）が出てきます．図1からちょうど180度，時計回転を加えたことになりますね．

ⓐ EUS 像 movie❶-1

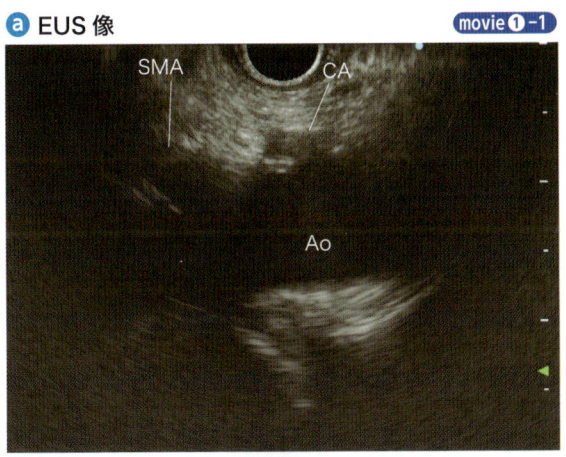

ⓑ CT

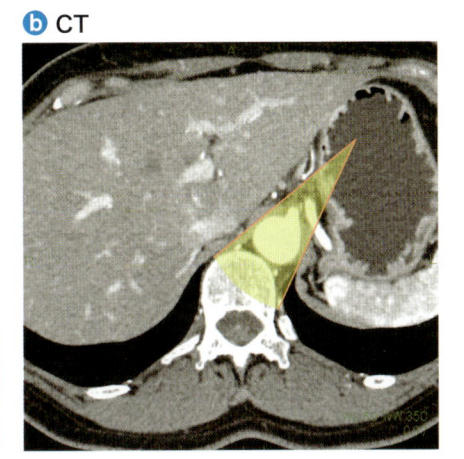

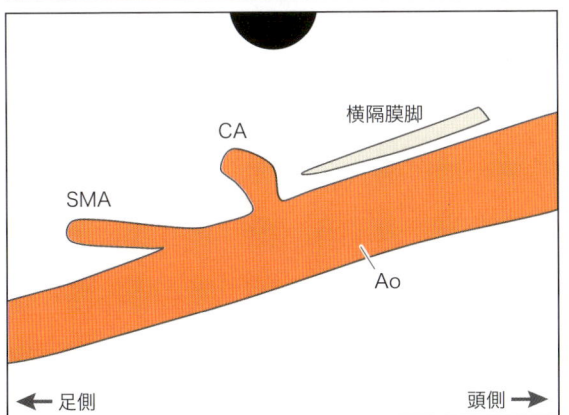

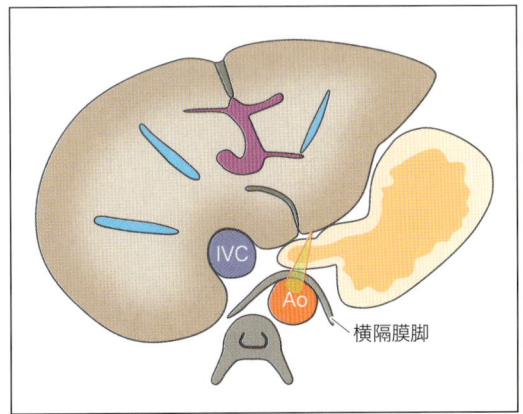

ⓒ CT 再構築像

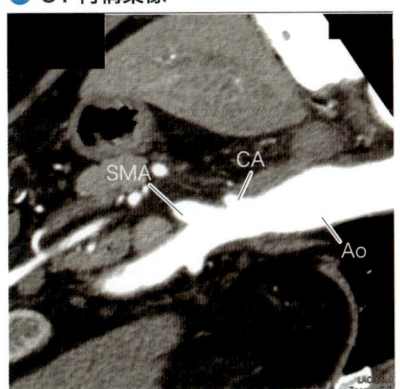

図5　Ao

👆Point

　大動脈を長軸で出したときに，図6のように**腹腔動脈**（CA）や**上腸間膜動脈**（SMA）が
きれいに見えないこともあります．このときのメルクマールは，**横隔膜脚**です．ちょうど
横隔膜脚が途切れたところに腹腔動脈の根部が存在しますので，そのあたりの左右に少し
振ると，腹腔動脈を確認できます．

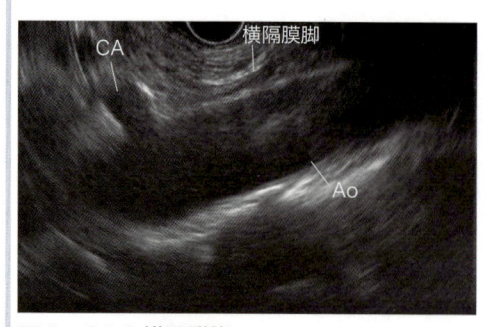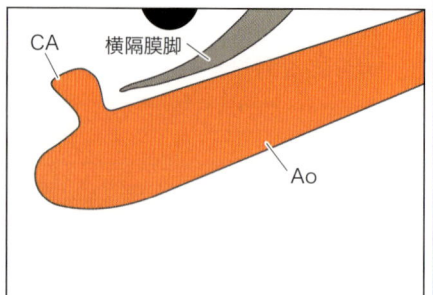

図6　CAと横隔膜脚

Ⓐ 胃内からの観察

3 Ao～膵尾部まで

movie

Summary

- 膵体部・膵尾部の観察は，基本は時計回転です．
- 主膵管を常に6時方向に描出するには，見るには，アップダウンのアングル操作とスコープの引き操作が重要です．

観察ターゲット

スタート：CA～SpA

ゴール：脾臓～左副腎

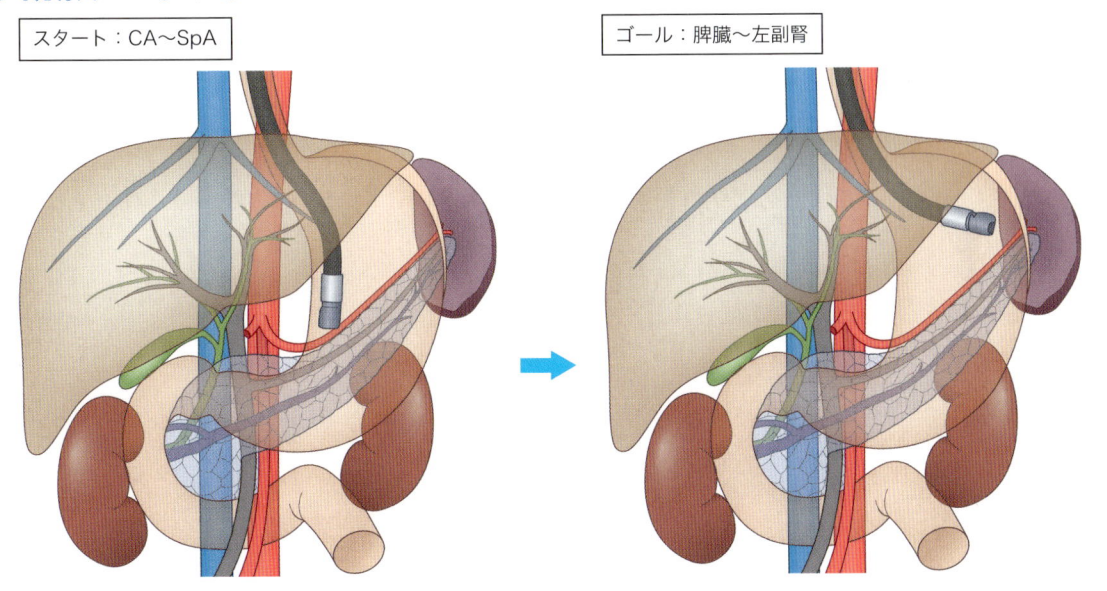

観察の順序

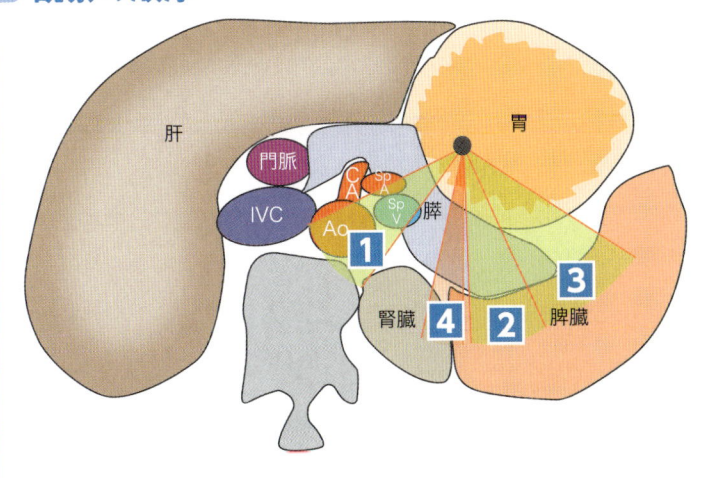

1 CA～SpA
↓
2 SpA～膵尾部
↓
3 膵尾部～脾臓
↓
4 脾臓～左副腎

1 CA ～ SpA

　膵臓を描出するには，腹腔動脈（CA）から少し足側にスコープを移動させる必要があるため，スコープを押します．大体，CAを見ているときは，スコープは**食道胃接合部**（eshophagogastric junction：EGJ）付近にあります．そのままスコープを押すと胃粘膜を損傷し，Mallory–Weiss症候群をおこしてしまいますので，軽くダウンをかけつつ押すことが大切です．

　すると，画面左側に見えている**膵実質**（図1）が6時方向に寄ってきます（図2）．これが膵臓を描出するための一般的な方法です．

ⓐ EUS像　movie❶-2

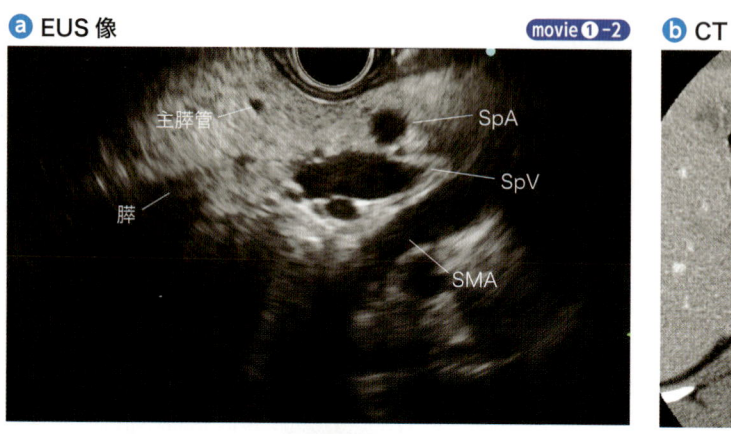

ⓑ CT

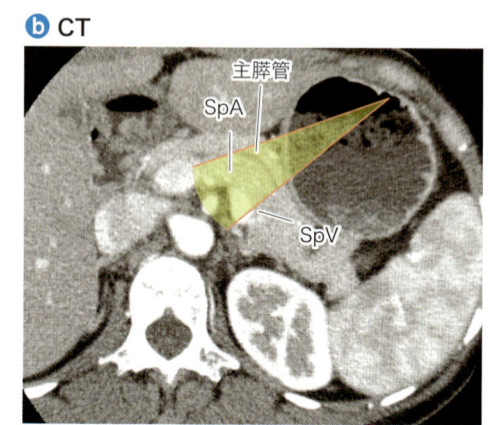

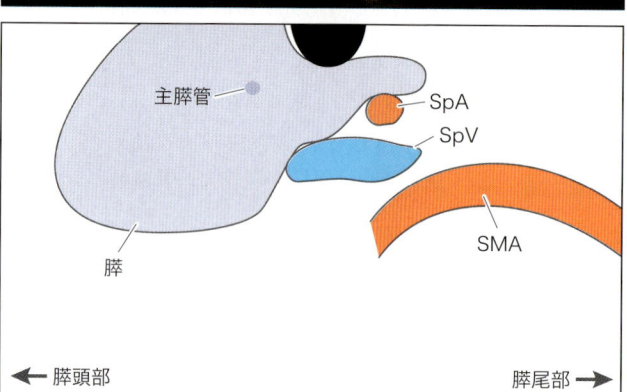

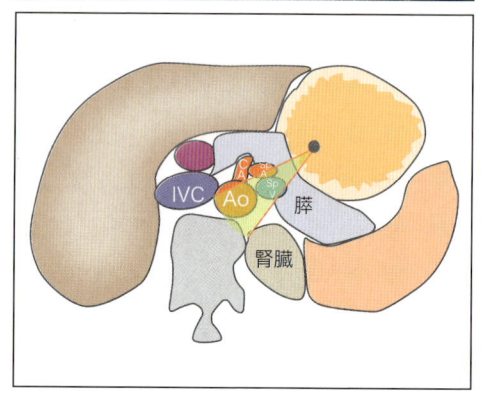

ⓒ CT再構築像

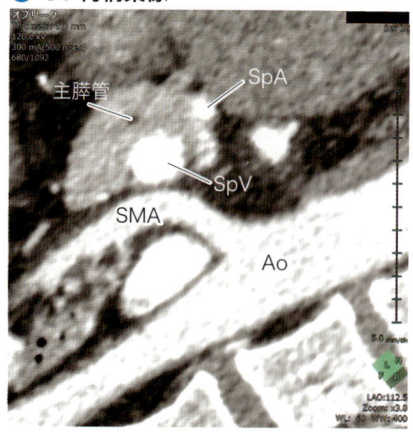

図1　CA ～ SpA

ⓐ EUS 像　movie❶-2

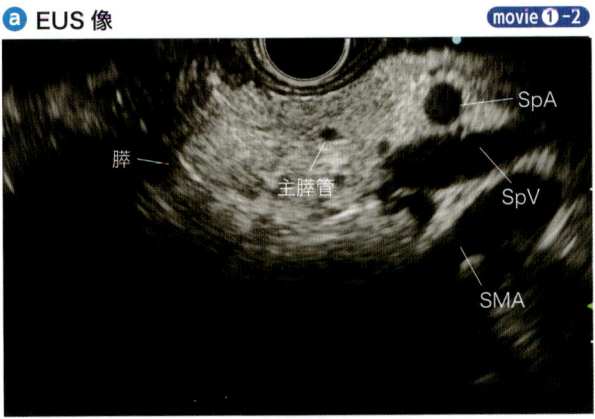

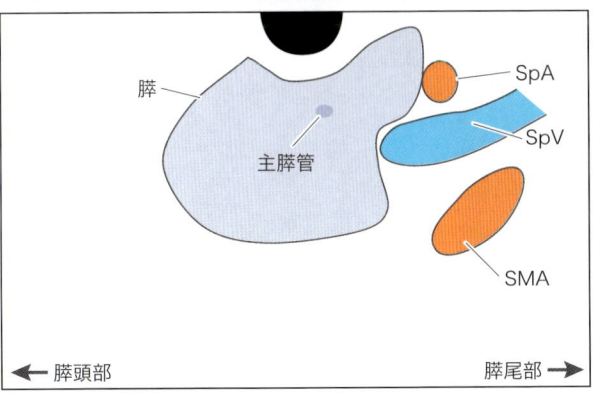

膵 / 主膵管 / SpA / SpV / SMA

← 膵頭部　　　膵尾部 →

ⓑ CT

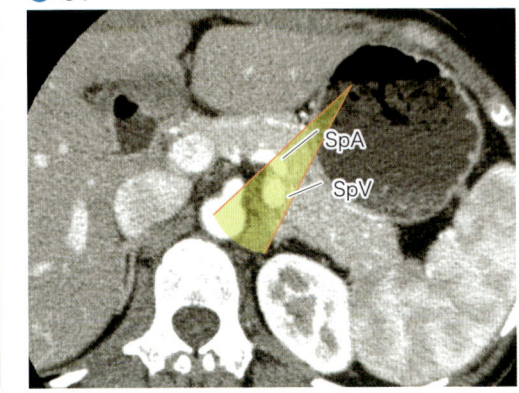

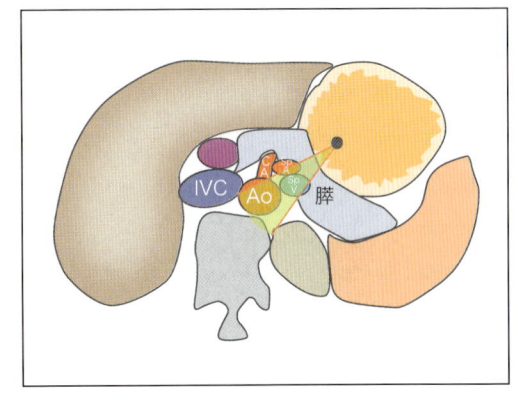

SpA / SpV / IVC / Ao / 膵

図2　膵実質を6時方向に描出

👆**Point**　膵実質を見つけられないとき

　CAから膵実質を描出するもう1つの方法としては，CAからSpAを追いながら膵体部を追う方法があります．この場合，一度，軽く反時計回転をかけ，SpAとCHAの分岐を確認したあとで時計回転を加えてSpAを追います．

　膵体部のホームベースポジションは，図2のように，主膵管・SpA・SpVの3つの構造が1つの視野で認識できる位置になります．

ここからさらに時計回転で膵尾部に向かいます．

主膵管が6時方向に位置するように調整します．膵尾部は膵体部より頭側に位置するので，スコープをやや引くことで，6時にキープできます．腎臓が膵臓の背側に見えてきたら，膵尾部はもう一息です（図3）.

ⓐ EUS 像　movie❶-2

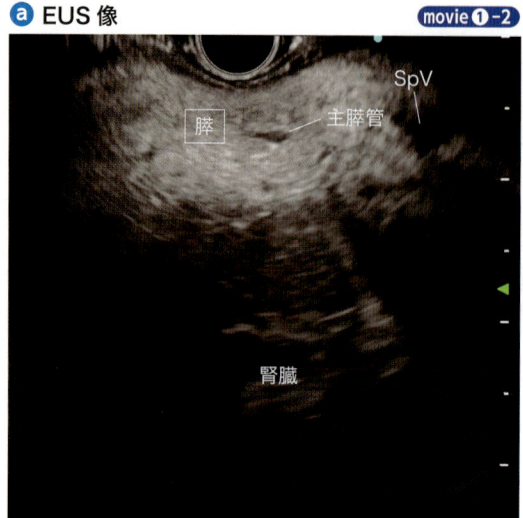

ⓑ CT

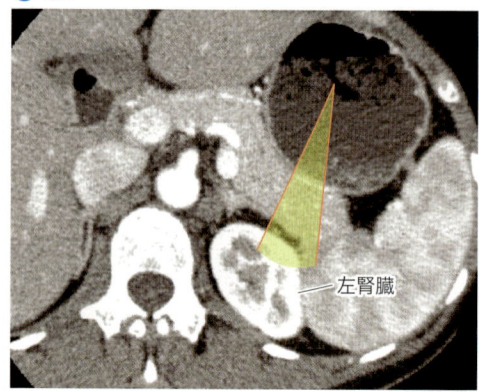

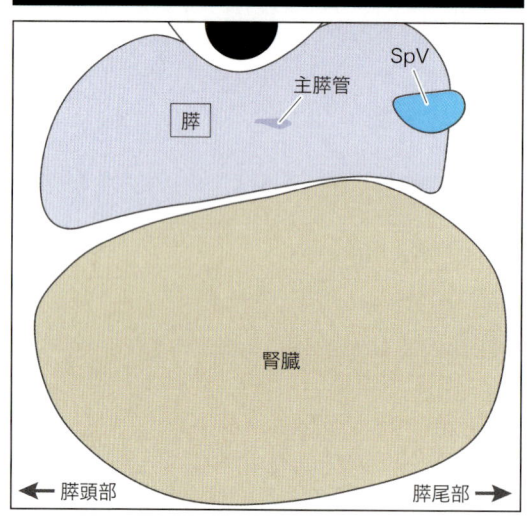

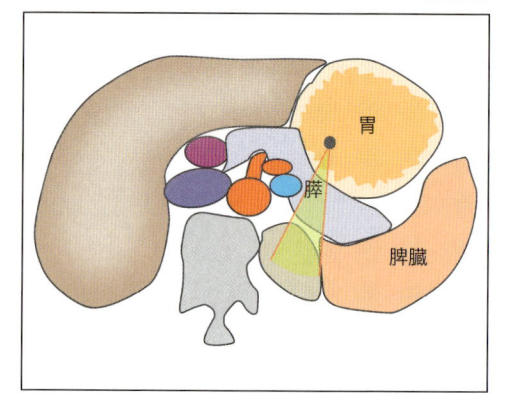

ⓒ CT 再構築像

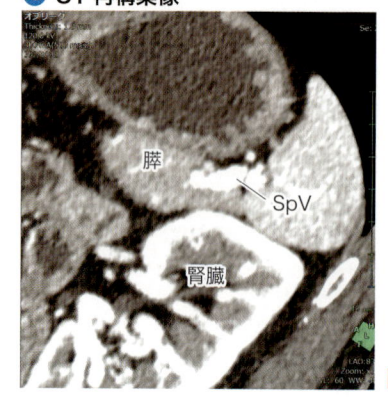

図3　SpA ～膵尾部

主膵管が細くて追いにくい場合もありますので，この場合には SpV をメルクマールにします．
さらに主膵管を追いながら，時計回転&引抜きで膵尾部に到達です．
左腎臓と脾臓の間（脾腎間）に**膵尾部が落ち込んでいく**パターンが多いです（図4）．

ⓐ EUS 像　　　　movie ❶-2

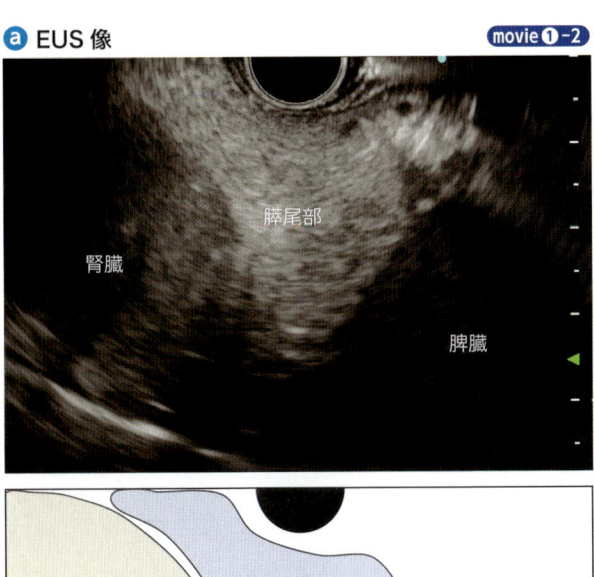

ⓑ CT

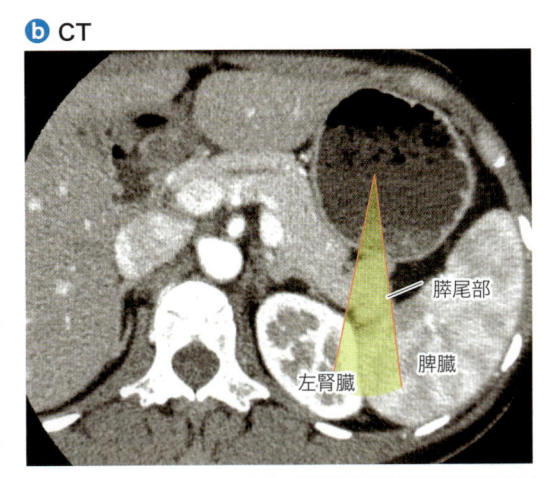

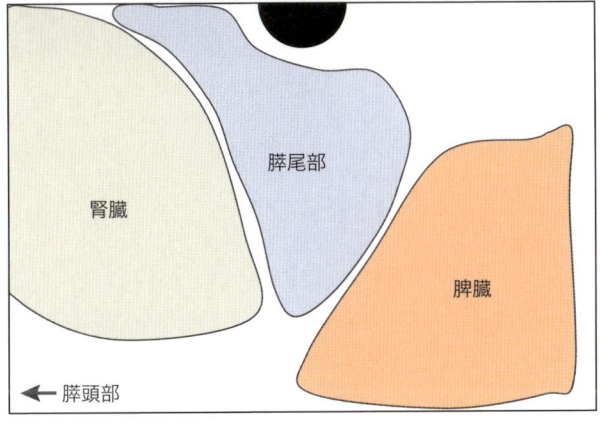

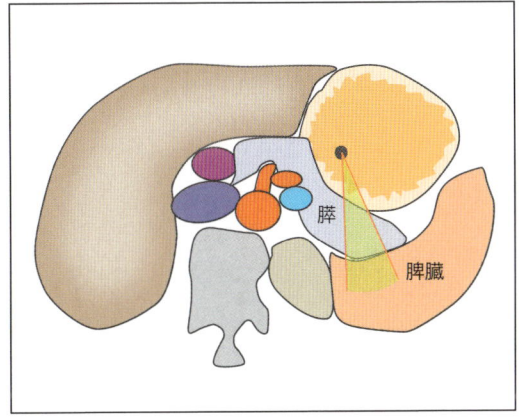

ⓒ CT 再構築像

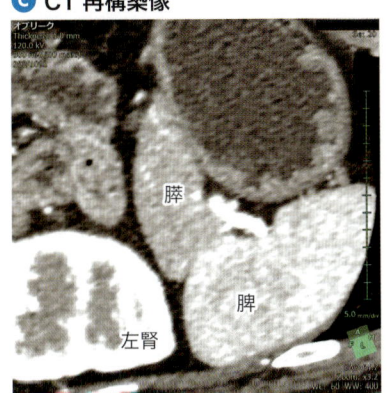

図4　**膵尾部の実質が消えるところまで追う**

印象では7割，残り3割では，膵尾部は脾門部方向に向かいます（図5）.

　さて，膵尾部に到着ですが，これで安心してはいけません. 膵尾部になると主膵管は細くなり，認識できないことがほとんどです. さらに，膵尾部は周囲の脂肪組織とのコントラストに乏しく，どこまでが膵実質かわかりにくいこともあります.

　EUSでは，主膵管を追うだけでなく，**膵実質の境界を意識しながら，主膵管に異常をきたさないような膵野型の膵癌も見落とさないようにすること**が大切です. そのため，EUSを行うときには，「実質が消えるところまで追う」を鉄則に膵尾部の実質が見えているところ（appearance）から消えるところまで（disappearance）を意識して，膵尾部全体を見ましょう.

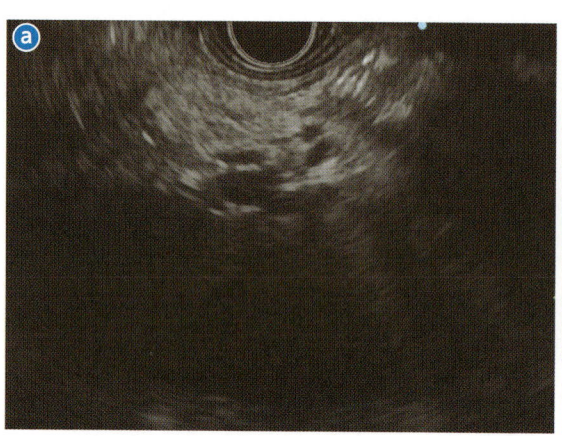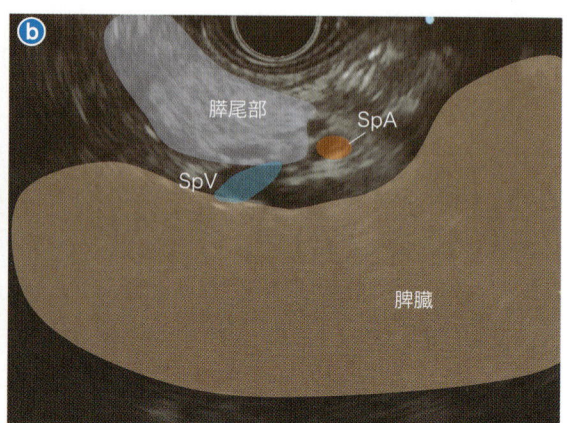

図5　脾門部まで膵尾部が向かうパターン movie❶-3

3 膵尾部〜脾臓

　スコープをさらに引き上げると，**脾臓**に到達します．ここでは，脾臓のチェックのほか，**副脾の有無，腹水の有無**（▶）を見ます（図6）．検査中は左側臥位で休まれているため，腹水が一番溜まりやすい位置ですので，ここで確認しておくクセをつけるとよいと思います．図6の程度の腹水は生理的で問題ありません．

ⓐ EUS 像

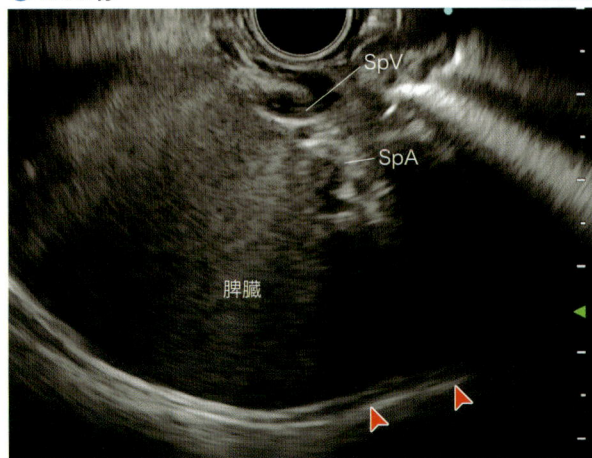

ⓑ CT

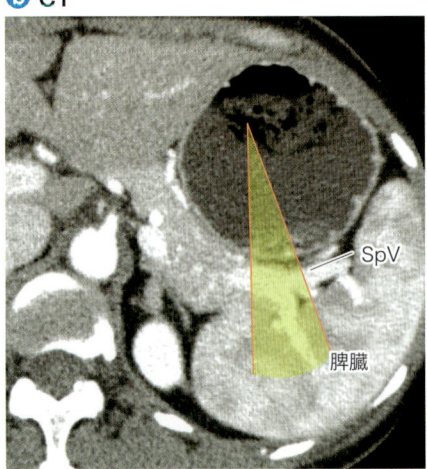

ⓒ CT 再構築像

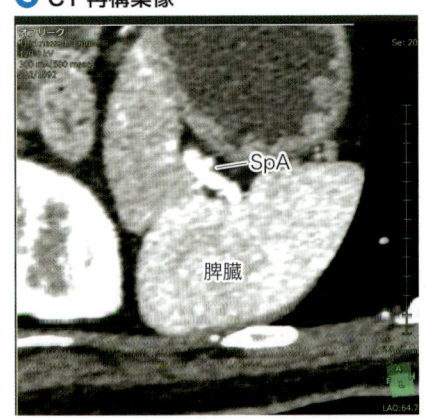

図6　膵尾部〜脾臓

最後の仕上げは左副腎です.

ここからスコープを反時計回転で脾腎間に戻り，腎臓を左半分くらいの位置に置きます（ちょうど腎上極を見ている感じです）．そこから反時計回転をすると，**カモメ像**（seagull sign）を呈した左副腎を見ることができます（図7）．

ここでも，「**実質が消えるところまで追う**」の鉄則を守り，副腎が消えるところまでみます．私は，副腎を隈なく見るには，Aoが見えるまで反時計回転を加えることをすすめています．

頭がこんがらがってきたら，スコープを右手に置き換えた絵をイメージしながら，整理してください.

ⓐ **EUS 像** `movie ❶-2`

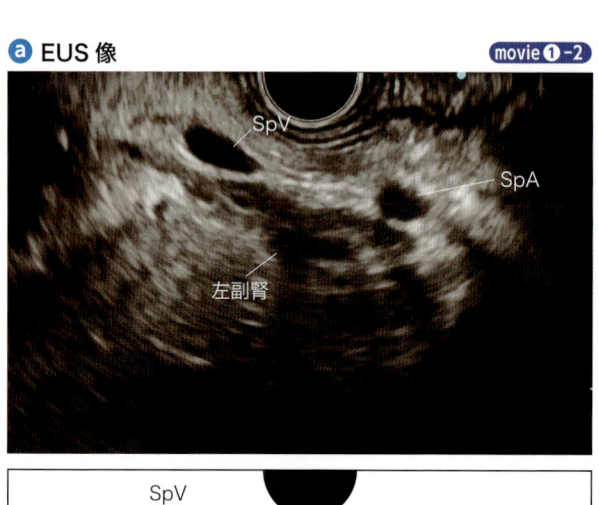

ⓑ **CT**

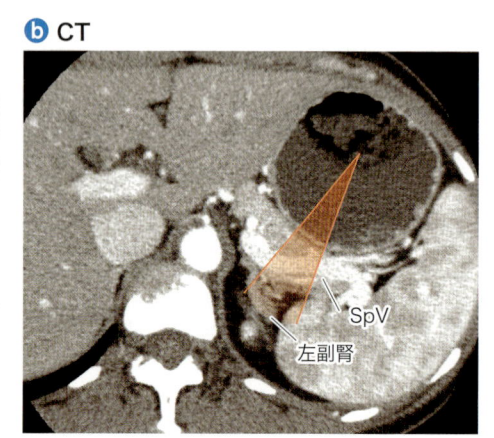

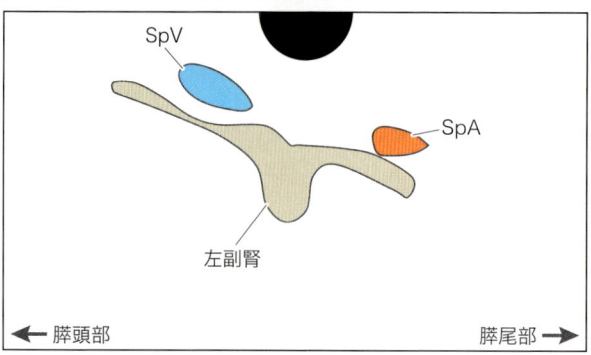

← 膵頭部　　　　膵尾部 →

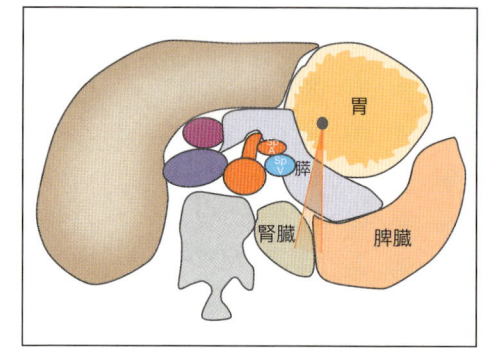

ⓒ **CT 再構築像**

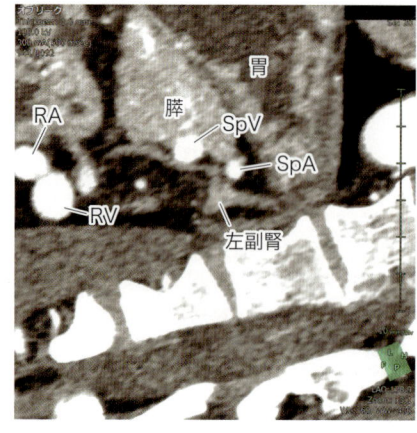

図7　脾臓～左副腎
RA：腎動脈，RV：腎静脈

左副腎を見たら，スコープをダウンし，膵尾部に戻ります．ここから再度，膵尾部から膵体部に向かって膵臓の観察を行い膵体部のホームベースポジションに戻ります．

このように，往復して観察することで見落としを減らすことができます．

👆Point

バルーンについて

EUSスコープは先端硬性部が長く，挿入時に粘膜を傷つけやすいので，それを保護する目的で，バルーンを装着し，軽く膨らませた状態でスコープ挿入を行うとより安全です．EUSをはじめて間もない先生（経験1年未満）は，以下の3つの部位において，バルーンを装着し，軽く膨らませながら越える方がよいと思います．

1) 挿入時に梨状窩を超えるとき
2) 食道胃接合部を超えるとき
3) D1に入るとき

慣れた先生は，バルーンなしでもほぼ問題なく挿入可能ですし，EUSの観察においてバルーンを使うことは，正直ほとんどありません．バルーン1つで，約1,100円（！？）もするので，慣れてきたらバルーンなしでもよいと思います．

Ⓐ 胃内からの観察

4 膵体部〜膵頭部まで

`movie`

Summary

- 症例によっては，胃内から乳頭部まで観察することが可能です．
- 膵頭部の腹・背中の向きがミラーイメージになっていることを認識することが非常に重要です．
- 胃内から乳頭部を観察する走査は，下記の3点が基本となります．
  ① スコープの押し操作
  ② 主膵管がSMVを越えるまでは反時計回転
  ③ SMVを越えてから乳頭部までは時計回転

観察ターゲット

| スタート：ホームベースポジション | ゴール：膵下縁 |

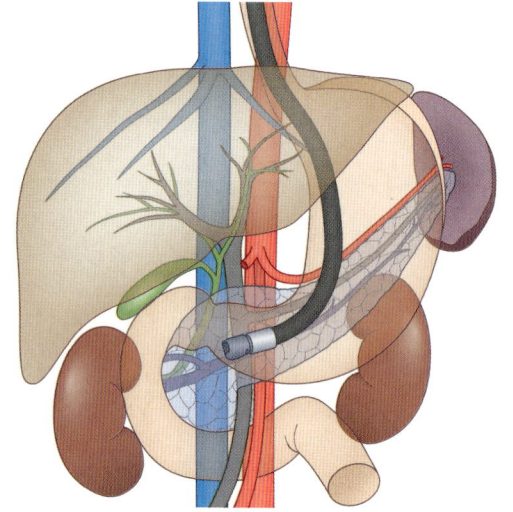

観察の順序

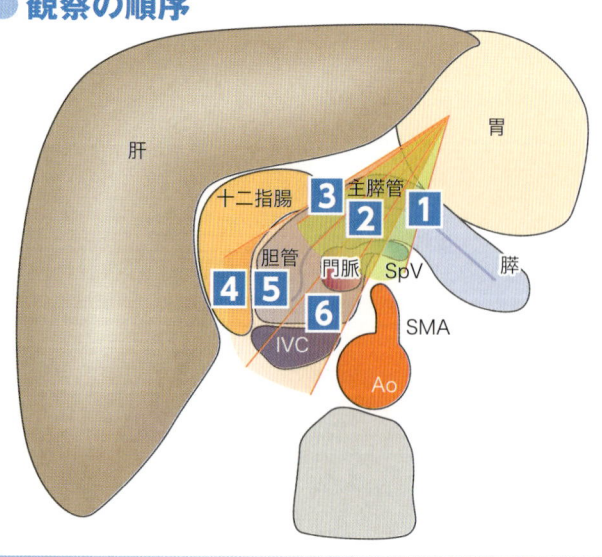

1	ホームベースポジション（SpA・SpV）
↓ 2	膵体部〜SMV
↓ 3	SMV越え
↓ 4	総胆管・主膵管〜乳頭
↓ 5	主膵管〜膵内胆管〜乳頭
↓ 6	膵下縁

1 ホームベースポジション（SpA・SpV）

まずは，第1章A-3の図2で描出した図と同じ胃内のホームベースポジションから開始します（図1）.

ⓐ EUS像

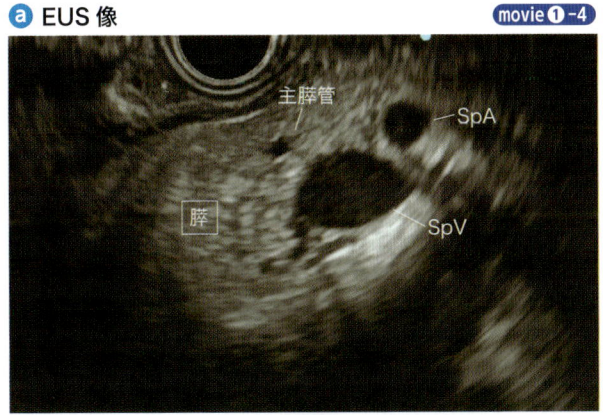

主膵管　SpA
膵
SpV

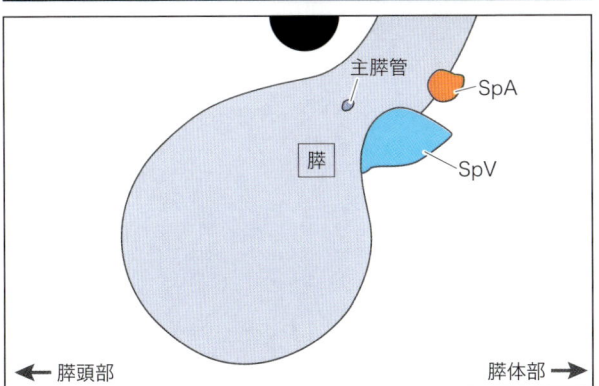

主膵管
膵　SpA
SpV

← 膵頭部　　　　膵体部 →

ⓑ CT

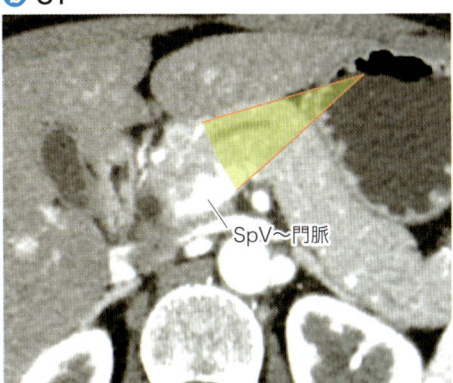

SpV〜門脈

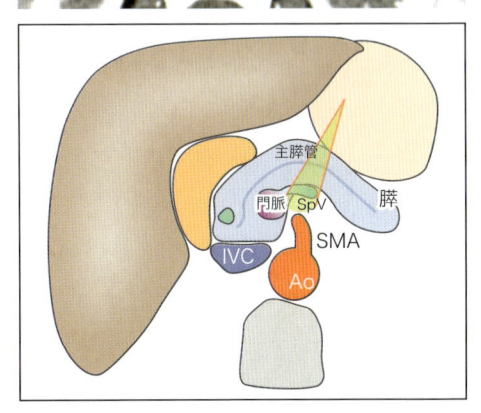

主膵管
門脈　SpV　膵
IVC　SMA
Ao

ⓒ CT再構築像

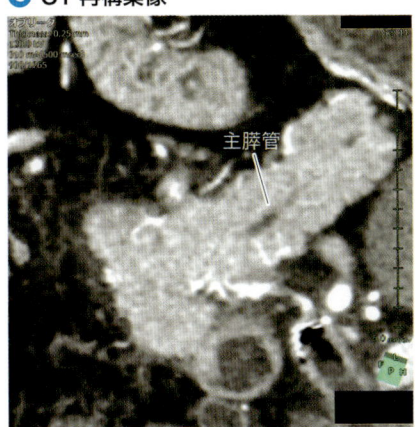

主膵管

図1 ホームベースポジション

　ここから主膵管を頭側方向に，反時計回転で膵頭部方向に進めます（**図2**）．主膵管が細くて不明瞭であれば，SpV をメルクマールにします．膵頭体移行部は，**コンフルエンス**がメルクマールとなります．

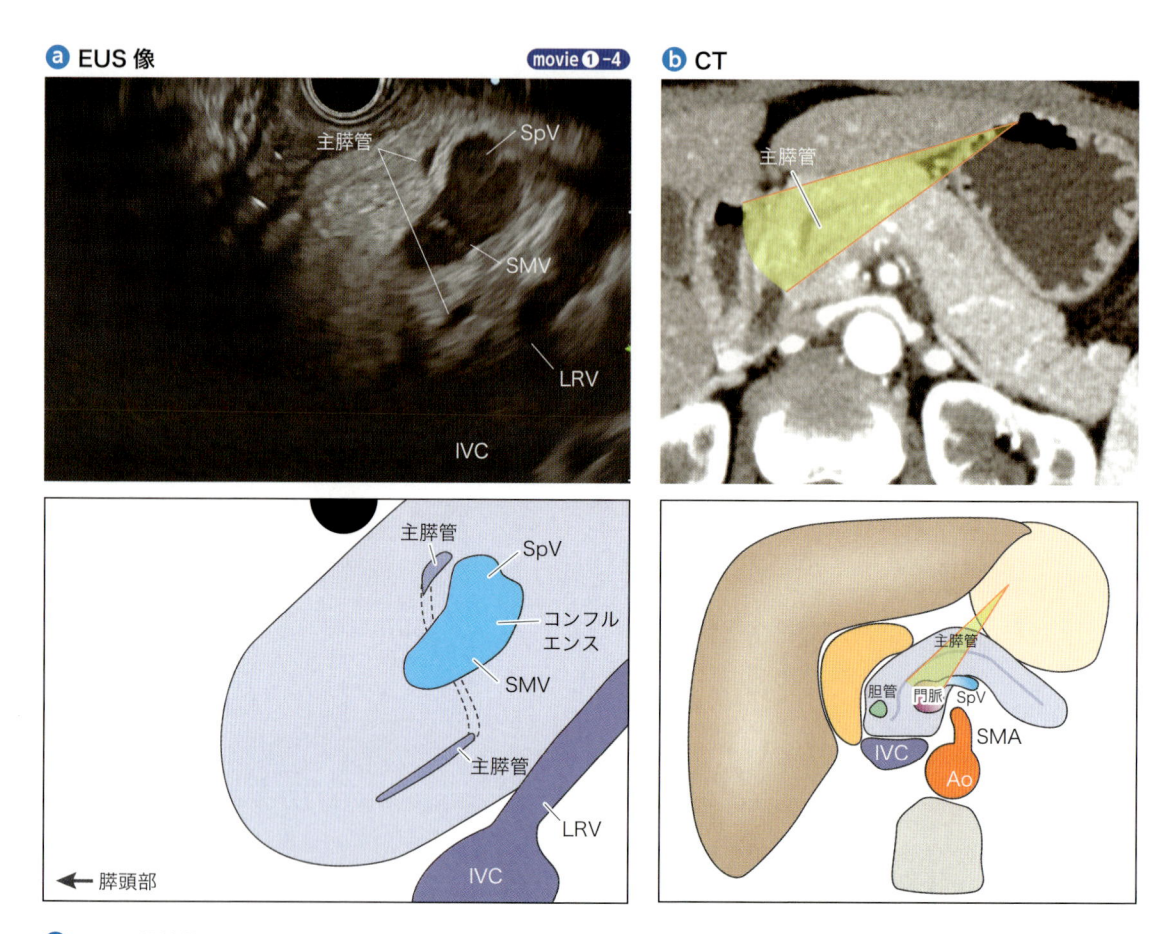

ⓐ **EUS 像**　movie❶-4

ⓑ **CT**

ⓒ **CT 再構築像**

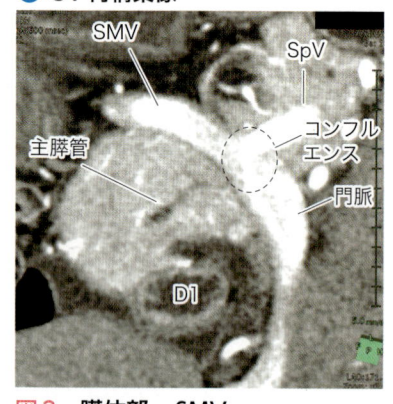

図2　膵体部〜SMV

3 SMV越え

　さらに反時計回転を加えると，主膵管がSMVを越えて画面下方向に向かう，いわゆる"SMV越え"の部分が確認できます．

　ここですでに主膵管の背側に，総胆管・IVCが確認できます（図3）．

ⓐ EUS像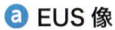

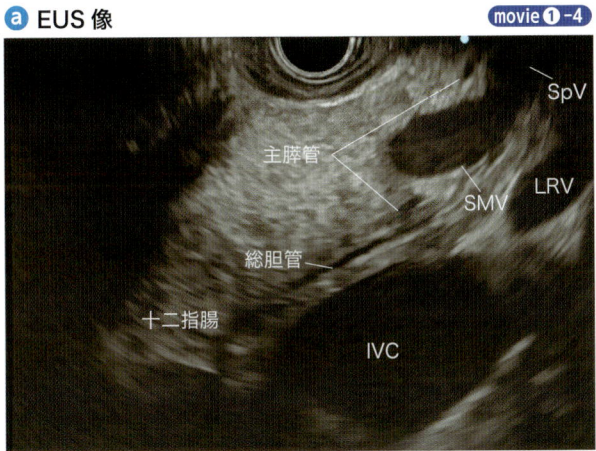

ⓑ CT

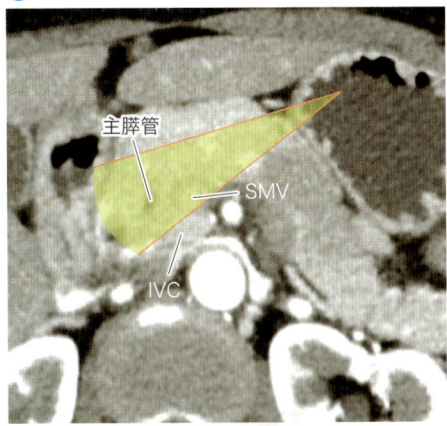

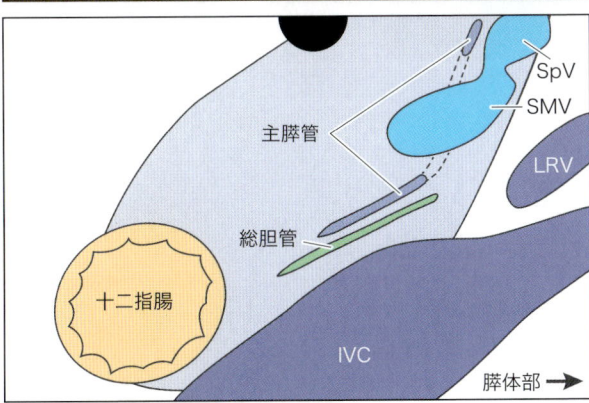

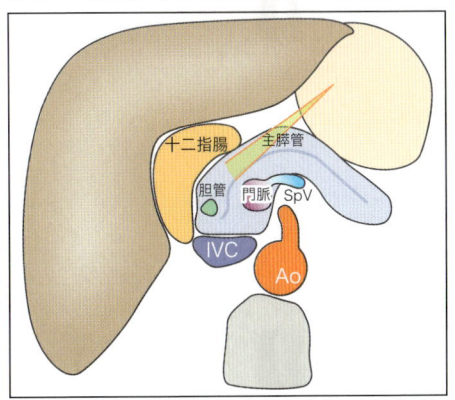

ⓒ CT再構築像

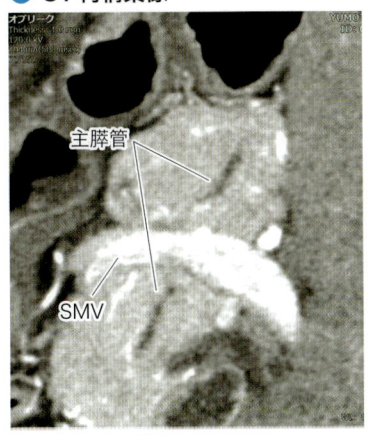

図3　SMV越え

4 総胆管・主膵管～乳頭

ここから乳頭まで主膵管を追う場合のスコープ操作は，下記3点セットになります．

①押し操作を加えて胃体下部にスコープを滑らせる．

②アップアングルをかけ胃壁を押しつけ膵頭部を近づける．

③時計回転をかけ膵背側方向に振動子を向ける．

そうすることで，主膵管を乳頭部近傍まで追うことができます（図4）．

ⓐ EUS 像 movie❶-4

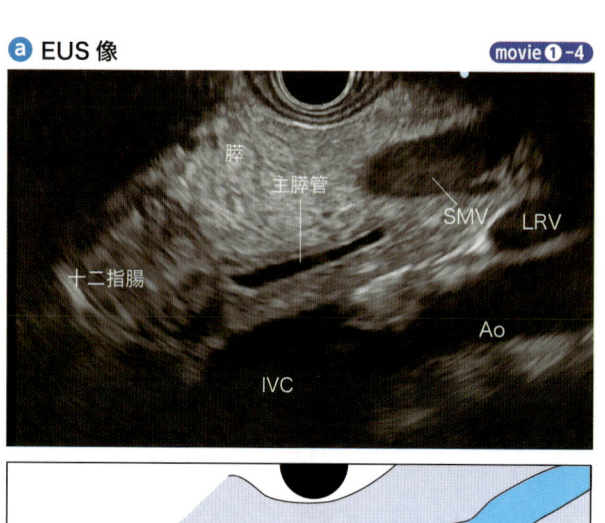

ⓑ CT

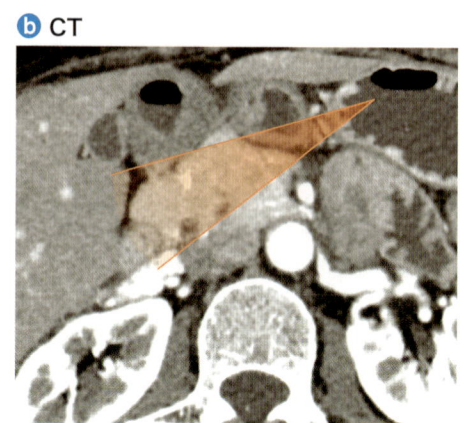

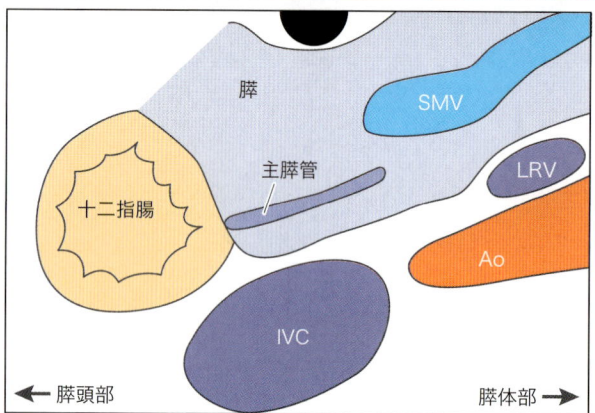

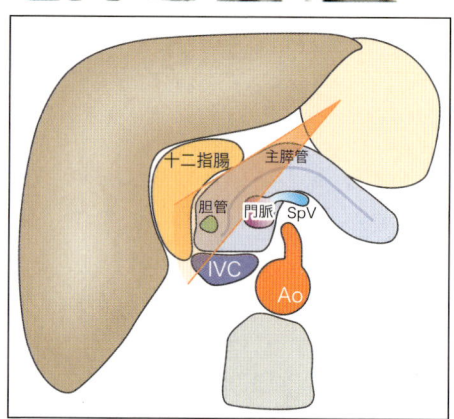

ⓒ CT 再構築像

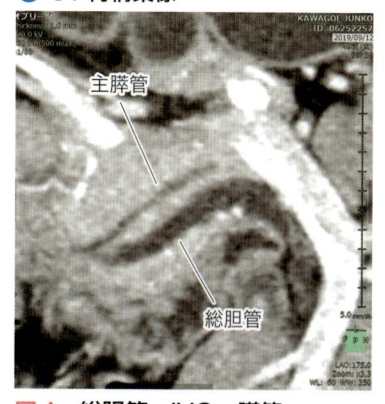

図4 総胆管・IVC～膵管

5 主膵管〜膵内胆管〜乳頭

ここからさらにスコープに時計回転を加えると，**膵内胆管**が見えてきます（図5）．

a EUS像　movie **1**-4

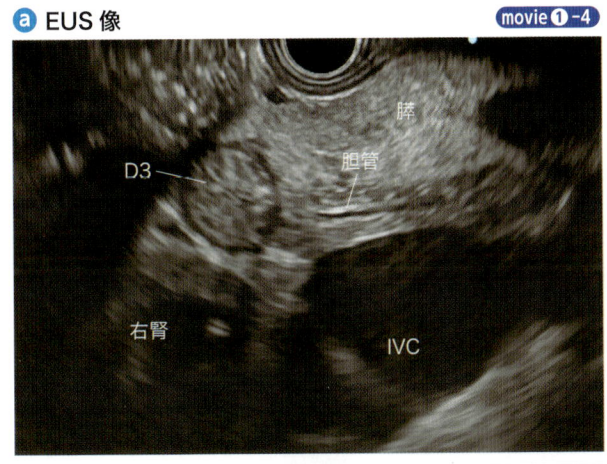

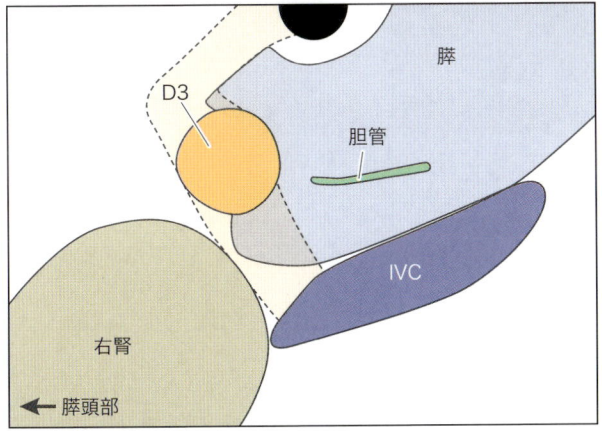

b CT

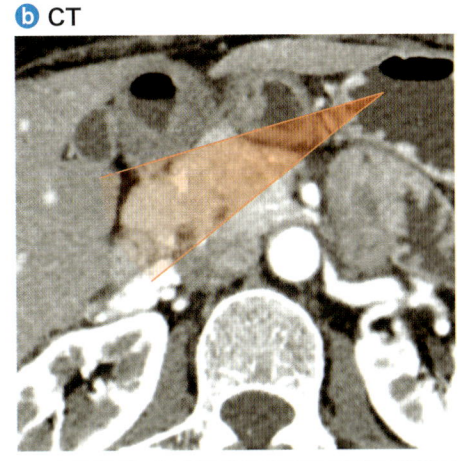

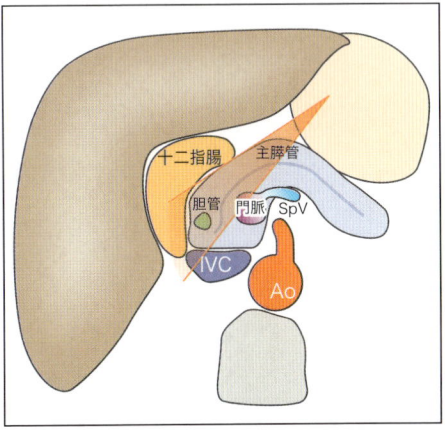

c CT再構築像

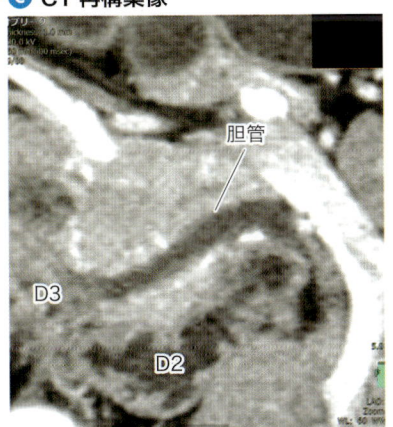

図5　主膵管〜膵内胆管・乳頭

　乳頭部からさらに時計回転をかけると，**SMV・SMA**が見えますので，膵頭下部〜膵鉤部まで胃内走査で確認することが大切です（図6）．胃内走査で膵下縁もよく見えます．D2〜D3をメルクマールとすることがポイントです．しっかりと"膵実質が見えなくなるまで"観察しましょう．

　膵下縁の確認まで行ったら，乳頭部から主膵管を追って，逆SMV越えを行い，膵体部まで戻ります．このように必ず一往復以上行い，見落としがないかを確認することが大切です．

ⓐ EUS像　movie❶-4

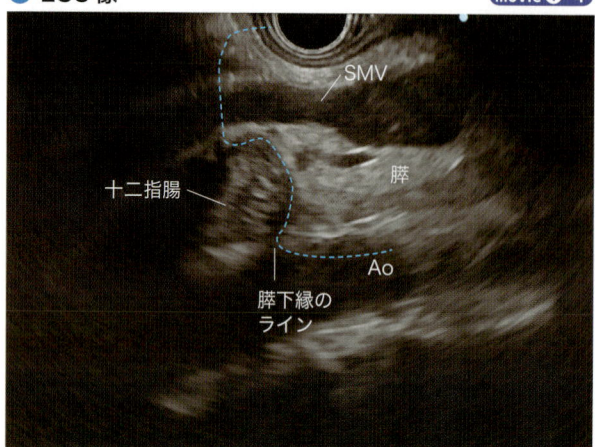

ⓑ CT

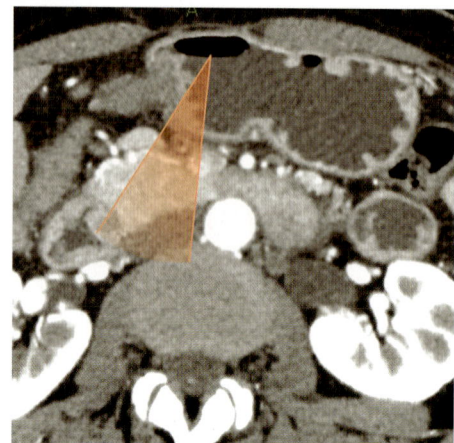

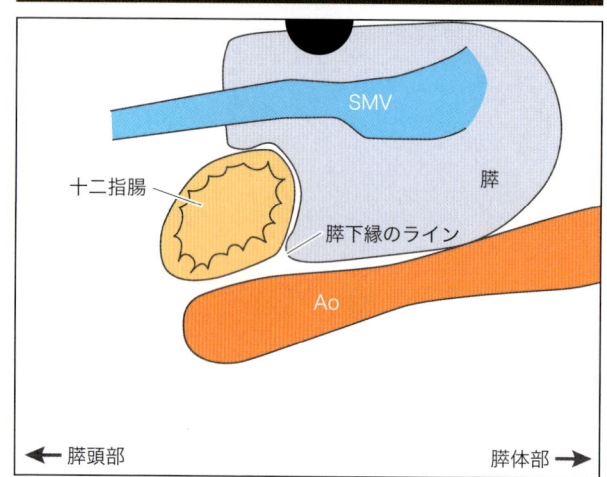

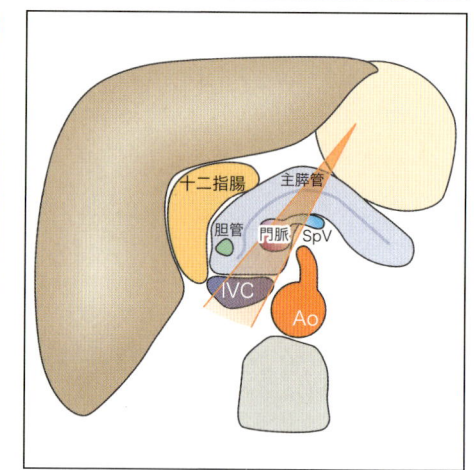

ⓒ CT再構築像

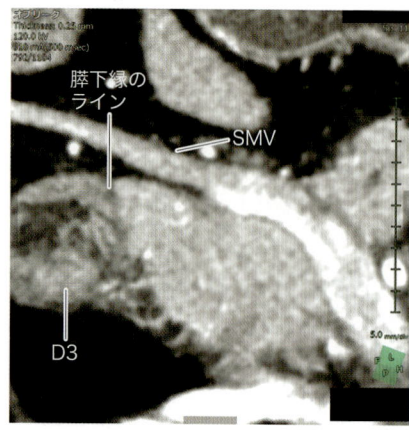

図6　膵下縁と十二指腸

！注　意

　ここで大切なのは，膵頭下部の位置関係になります．初学者はよく，図7aのような認識で胃内走査を行いますが，それは間違いです．実際の膵頭下部は図7bの位置になります．これは第1章A-1で説明したように，胃内走査においては，膵は上下反転しています．ですので，図8のように，プローブに近い方が膵頭下部，遠い方が膵頭上部になります．

ⓐ 間違い

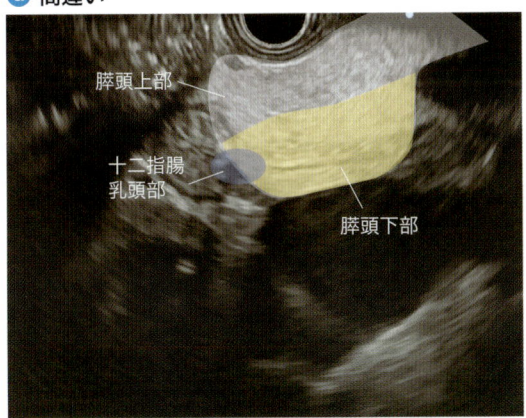

ⓑ 正しい

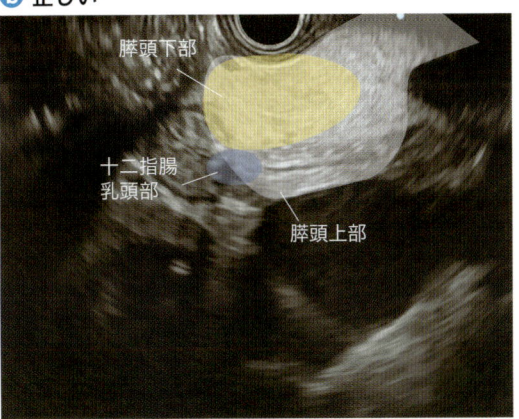

図7　膵頭下部

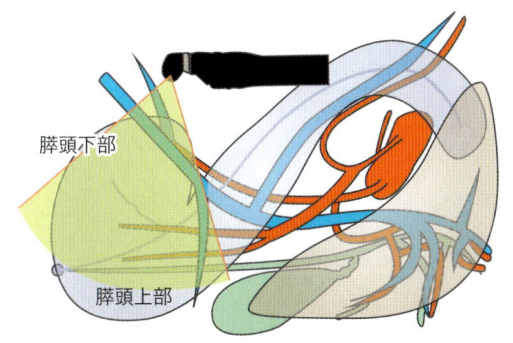

図8　膵頭上部・下部の位置

Ⓑ D1 からの観察

1 ホームベースポジションとスコープの動き

Summary

- D1 走査の動きは，スコープが反転して頭側を見上げている形なので，左手をスコープに見立てて走査をイメージするとわかりやすい．
- メルクマールとなる SMA と SMV，GDA を意識し，膵実質全体を見ることが重要！

1 D1 は下から見上げている

それでは，十二指腸球部（D1）からの走査に移りたいと思います．

これも胃内と同じく，まずはスコープの動き（特に回旋）がどのようになっているのかスコープを自分の手に置き換えて考えてみます．D1 では，図1 のようにスコープは下から上をのぞき込むような形となり，胃内走査や十二指腸下行脚（D2）からの走査とスコープの向き上下左右とも逆になります．

2 D1 は左手をスコープと見立てる

①胃内走査とは逆になるため，D1 では，右手ではなく **左手** をコンベックスのスコープに見立ててください（図2）．

②次に，解剖を思い浮かべますが，これは胃と違い上下を反転させる必要はありません（図3）．

③そしてスコープに見立てた自分の左手を，D1 に突き上げるような形で添えてください（図4a）．
この自分の左手の動きが，D1 走査においてスコープの時計回転・反時計回転と同じ方向になります．このため基本的に時計回転＝背中側，反時計回転＝腹側を見る動きとなります．

D1 走査のホームベースポジションは，**門脈〜上腸間膜静脈（SMV）** をメルクマールとして，門脈・SMV を描出したポジションになります（図4b）．

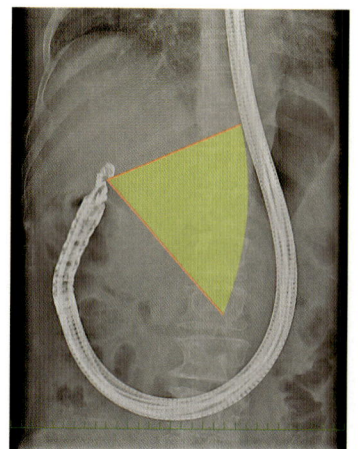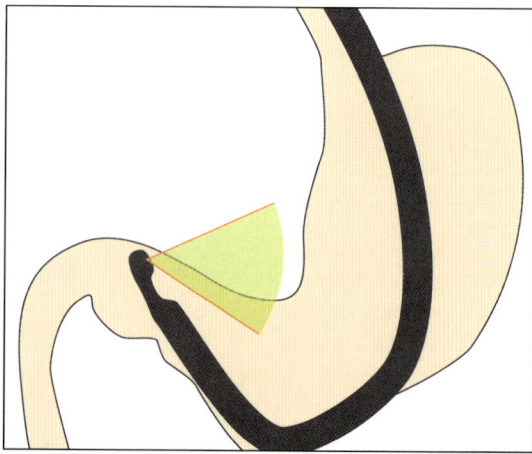

図1 D1 のスコープの位置（頭側を見上げているイメージ）

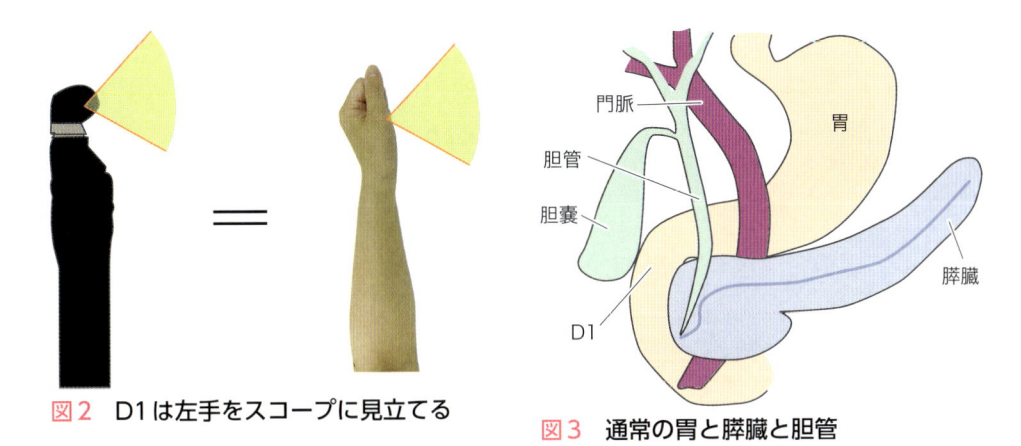

図2 D1は左手をスコープに見立てる

図3 通常の胃と膵臓と胆管

門脈

胆管

胆嚢

D1

胃

膵臓

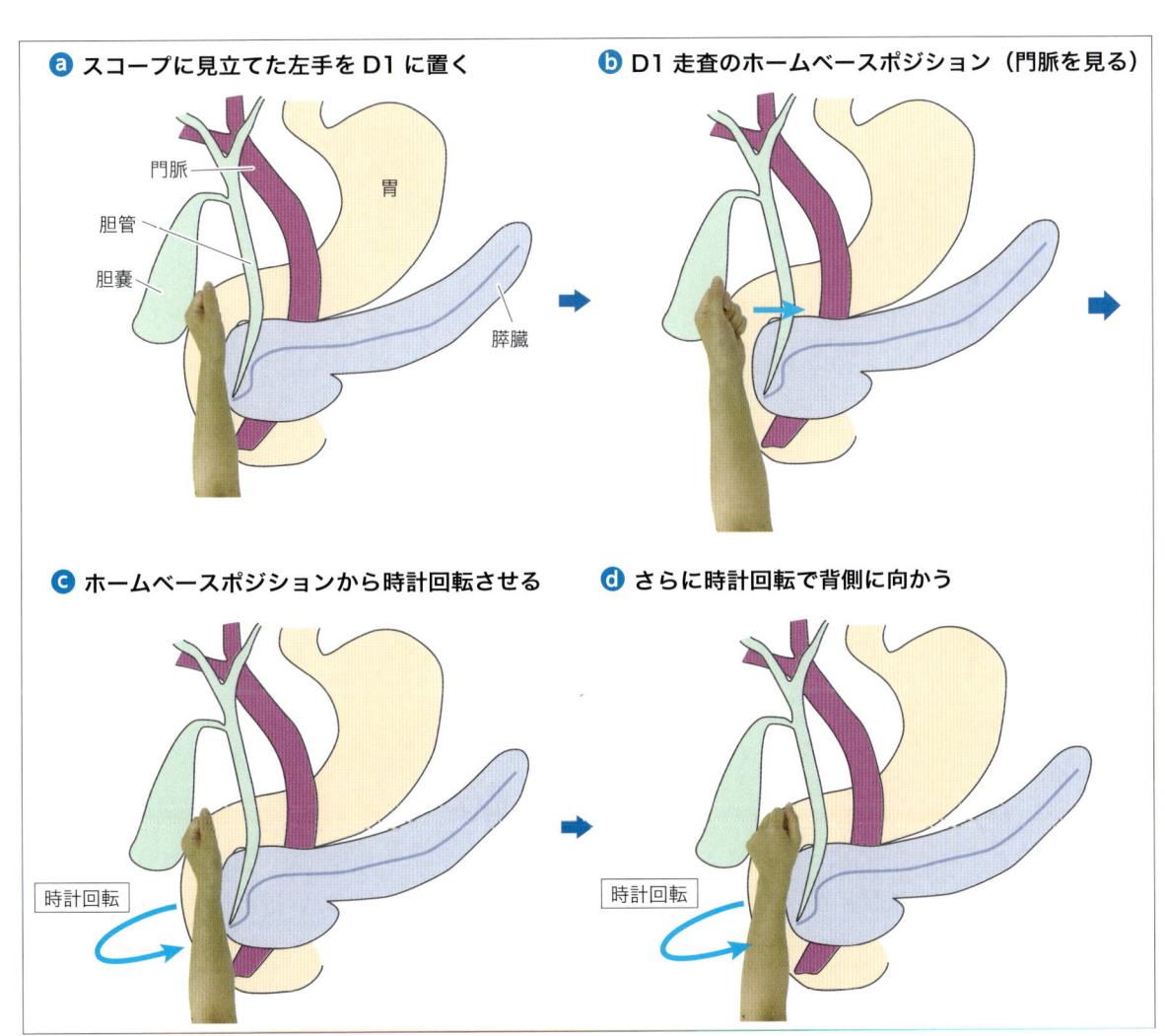

ⓐ スコープに見立てた左手をD1に置く

門脈

胆管

胆嚢

胃

膵臓

ⓑ D1走査のホームベースポジション（門脈を見る）

ⓒ ホームベースポジションから時計回転させる

時計回転

ⓓ さらに時計回転で背側に向かう

時計回転

図4 D1でのスコープの動きのイメージ（ホームベースポジションから背中側を見る動き）

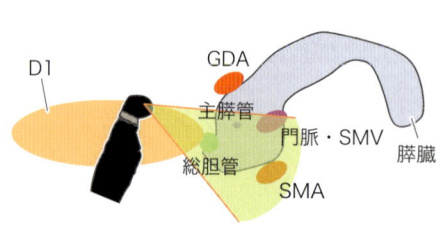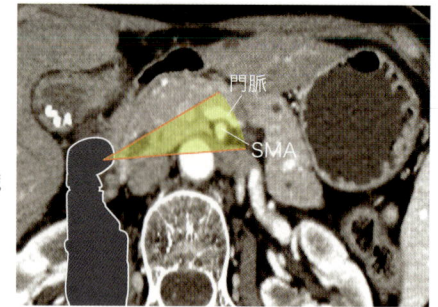

図5 ホームベースから時計回転（背側）で見るべき範囲

3 ホームベースポジションから背側を見る動き

①ここから時計回転を加えていくと，スコープは背側（dorsal side）に向かいますね．門脈・SMVと一緒に，膵実質・膵頭部や主膵管，そして門脈・SMVより背側にある胆管などが観察できます（図4c）．

②さて，胆管を見たらおしまいではありません．EUSの最大の使命は，膵実質を隈なく最後まで見るということです（第1章A-3参照）．膵実質が見えなくなるまで，さらに時計回転を加え，しっかり背側まで見ましょう（図4d）．膵実質の背側のメルクマールとなる血管は，**上腸間膜動脈**（SMA）になります．

ここまでで見るべき範囲は図5のようになります．背側のメルクマールであるSMAまでしっかり観察することで，「膵臓の背側まで隈なく実質を見たぞ」という証になります．

4 ホームベースポジションから腹側を見る動き

①さて，続いてホームベースポジションの門脈〜SMVに戻り，膵実質から腹側の観察をしましょう．腹側を見るには，スコープの動きは反時計回転になります（図6）．すると門脈・SMVから，膵頭体移行部，膵体部の主膵管，そして**胃十二指腸動脈**（GDA）が見えます．

②腹側のメルクマールは，GDAです（図7）．ここまでしっかり観察することで，「膵臓の腹側まで隈なく実質を見たぞ」と自分でも確認できることが，ちゃんと見えているという自信につながります．

③さらに反時計回転を加えることで，上部胆管〜胆嚢を見ることができます（図8）．肝門部を見るにはスコープのダウンアングルも必要になります．詳細は**第1章B-3**で述べます．

以上がD1走査でのスコープの動きのイメージになります．

右手と左手の違いで少し戸惑うかもしれませんが，上下を逆にする必要がないので，イメージはつけやすいと思います．

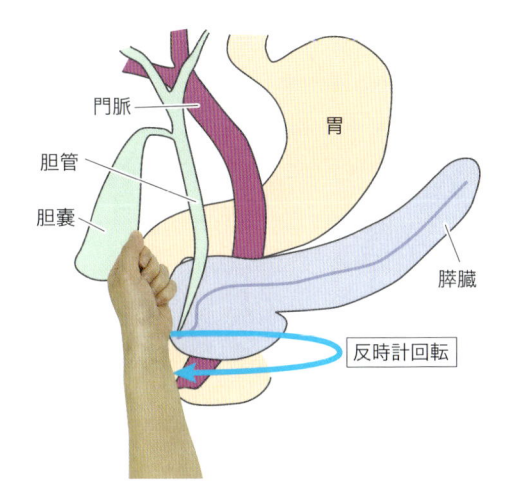

図6 ホームベースポジションから
反時計回転

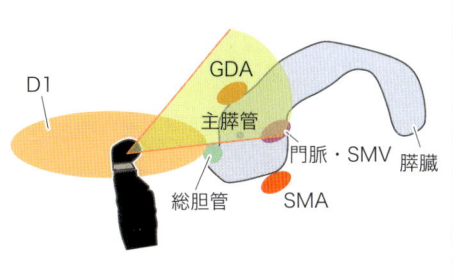
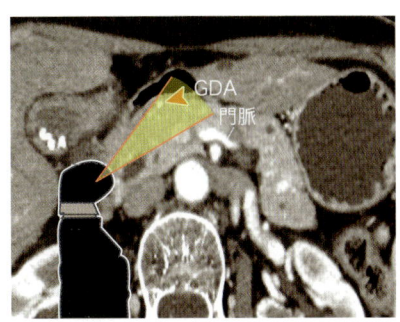

図7 ホームベースポジションから反時計回転（腹側）で見るべき範囲

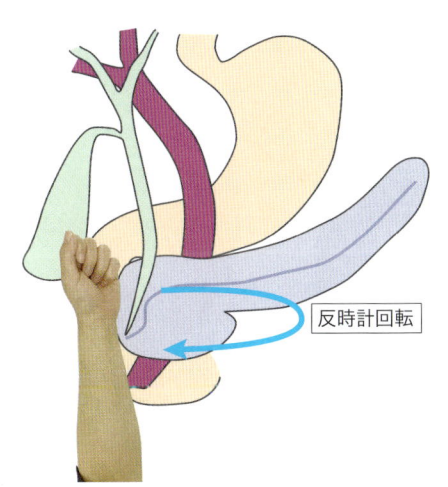

図8 さらに反時計回転で胆嚢が見える

5 実際のEUSイメージ

　続いて実際のEUS像の見かたに移ります．実際のEUS像は，胃内と同様，左右は逆にする必要があります．

　図9が，十二指腸から見えている実際のEUS像の全体を俯瞰したイメージ図になります．

①門脈からSMVが直軸に見える位置がホームベースポジションで，それより右側が膵頭部，左側が膵体部になります（図10）.

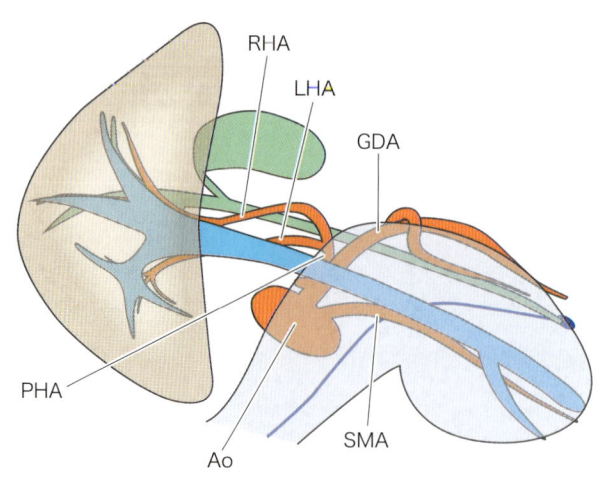

図9　実際のEUS像と照らし合わせたイメージ図

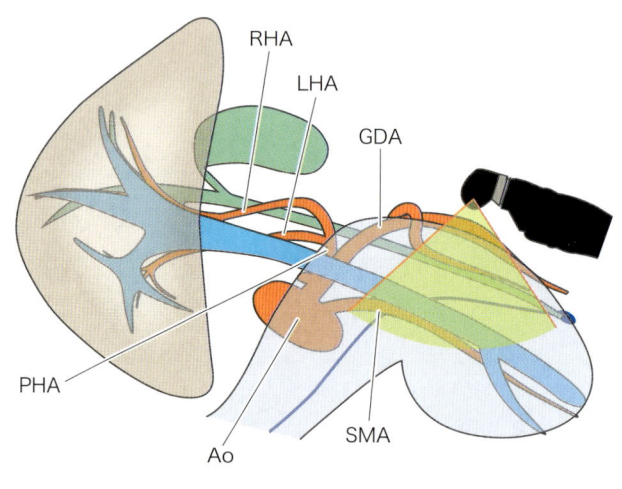

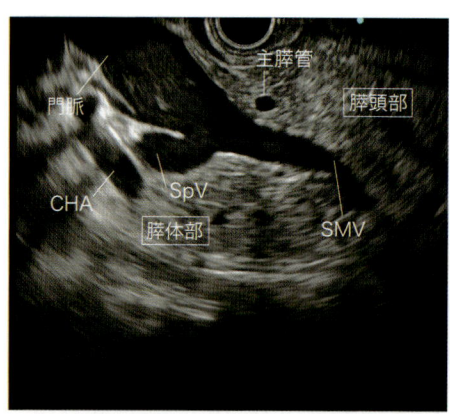
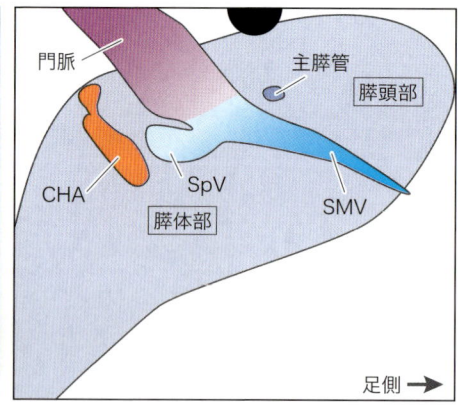

図10　D1のホームベースポジション

②スコープを反時計方向回転させて腹側を見ると，GDA・SMV・膵体部を観察できます（図11）．GDAが腹側のメルクマールです．

③ホームベースポジションから時計回転で膵背側に向かいます．背側のメルクマールはSMAになります（図12）．

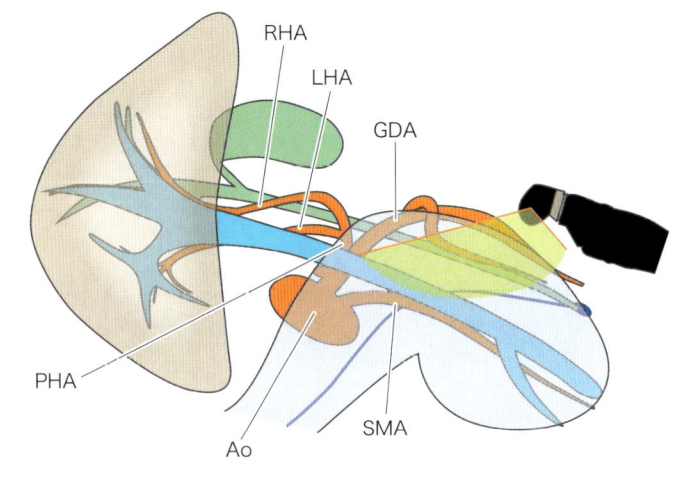

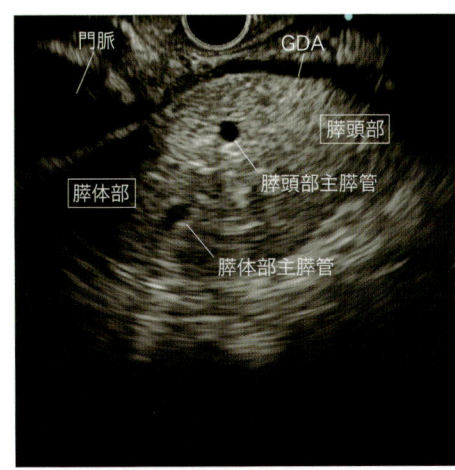

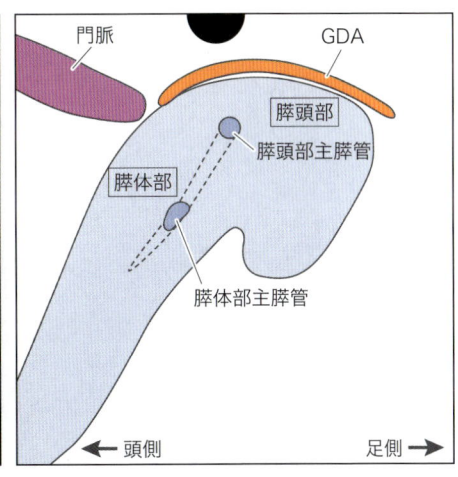

図11　腹側を見ているところ

　以上になります．ここで大切なのは，メルクマールとなる2つの動脈（膵背側はSMA，膵腹側はGDA）を意識し，膵頭部の実質全体を見ることです（図13）．

　表1に，D1走査で見るべき対象の一覧を書きました．コンベックスEUSは血管や胆膵管の流れに沿って見ていくため，まるで一筆書きのごとく描出できます．逆に一筆書きのように見ていくことを意識すると，無駄のないスムースな動きになります．

　ぜひ，試してみてください！

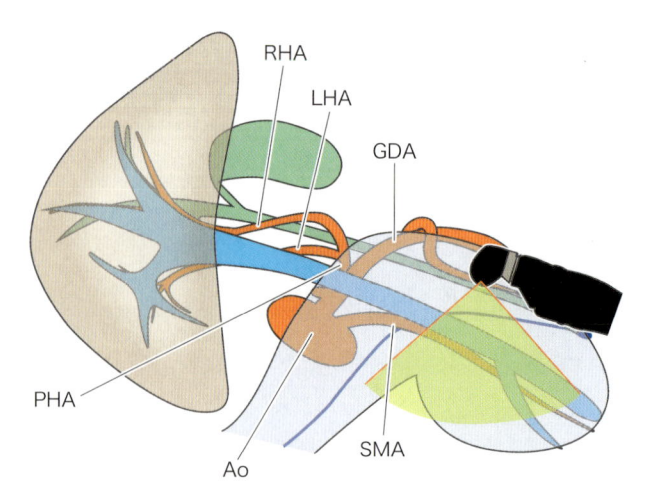

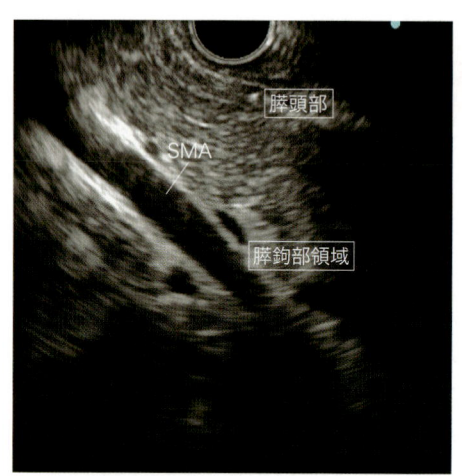
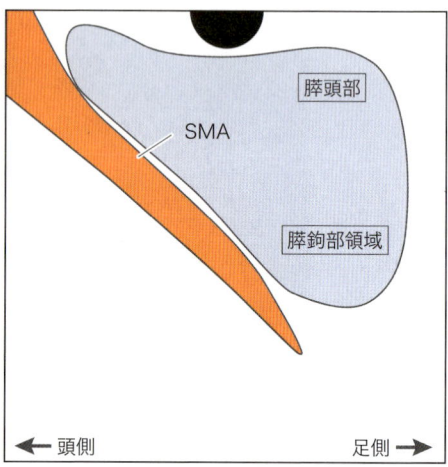

図 12　背側を見ているところ

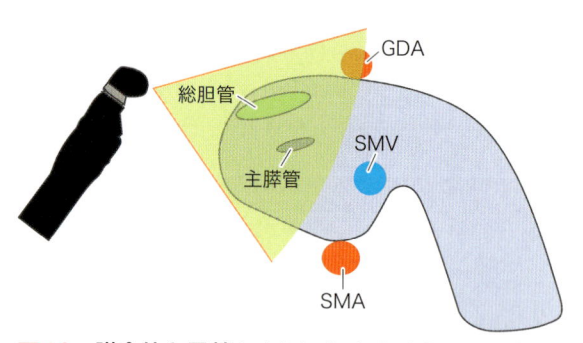

図 13　膵全体を見落とさないためのメルクマール

表 1　D1 走査で見るべき対象の一覧

D1 走査で観察する箇所	本書での解説箇所
・門脈〜 SMV 合流部 ・SMA ・主膵管〜乳頭 ・GDA 〜 CHA ・総胆管〜乳頭	第 1 章 B-2 参照
・胆嚢管〜胆嚢	第 1 章 B-3 参照

Ⓑ D1 からの観察

2 膵頭体移行部～膵頭部・十二指腸乳頭部まで

movie

Summary

- まずはホームベースポジションである門脈～ SMV が自在に描出できるようにしましょう.
- スコープの十二指腸壁への軽い押しつけがきれいな像をつくり出します. 適度な押しつけの感覚を身につけましょう.

観察ターゲット

スタート：門脈・SpA・SMV・主膵管

ゴール：胆管

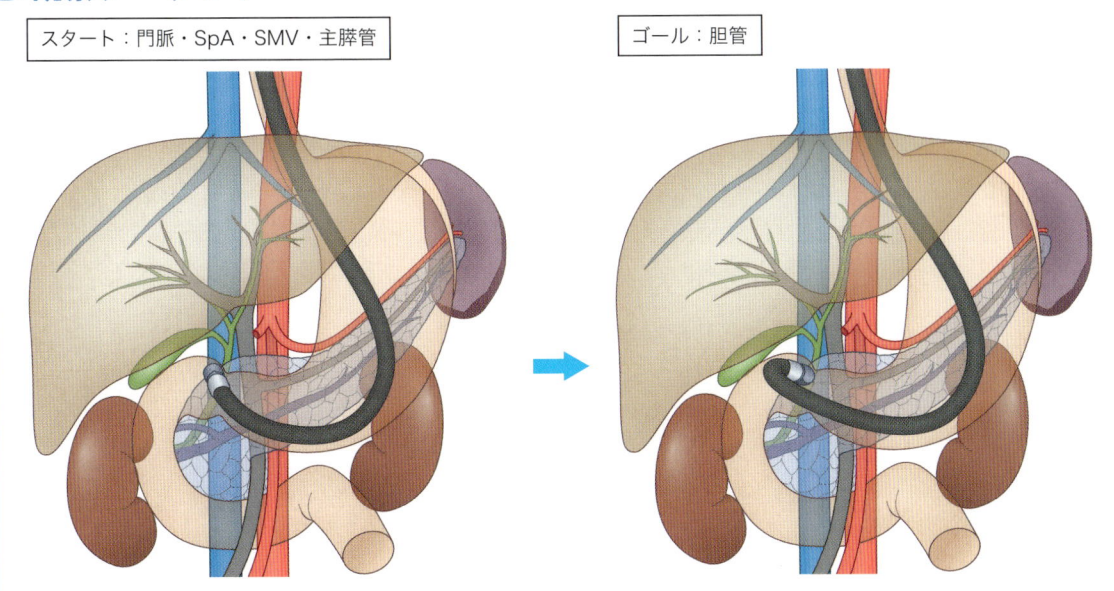

観察の範囲

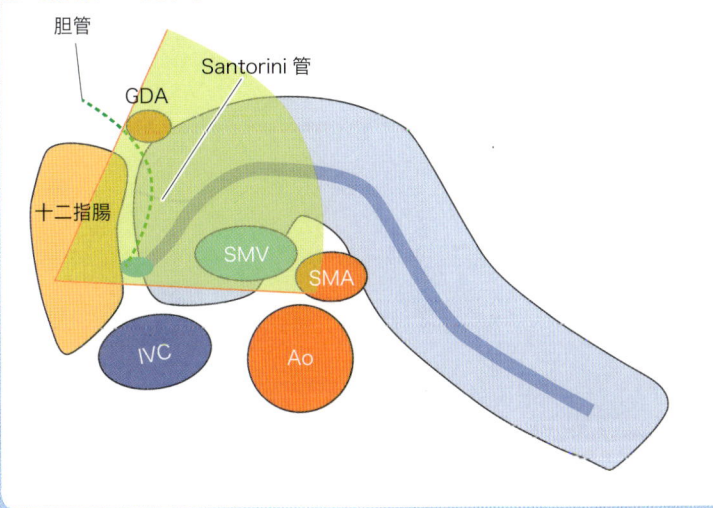

胆管

Santorini 管

GDA

十二指腸

SMV

SMA

IVC

Ao

1 門脈・SpV・SMV・主膵管
↓
2 膵頭部主膵管～乳頭部
↓
3 Santorini 管
↓
4 SMA
↓
5 膵頭体移行部
↓
6 胆管

1 ホームベースポジション（門脈・SpV・SMV・主膵管）

　D1走査のホームベースポジションは門脈〜上腸間膜静脈（SMV）を長軸に描出する形になります（図1）．コンフルエンスとは「合流点」の意味で，SpVとSMVが合流して，1本の門脈となる部位をいいます．コンベックスEUSでコンフルエンスといえばこの部分を指しますので，覚えておきましょう．ここで，**門脈・脾静脈（SpV）・SMV・主膵管**が描出されていることを確認します．

ⓐ EUS 像　movie ❶-5

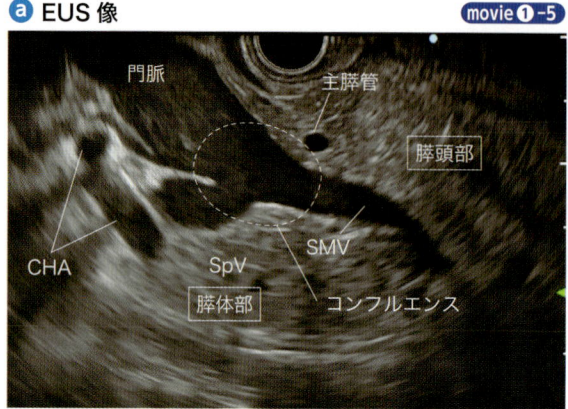

ⓑ CT

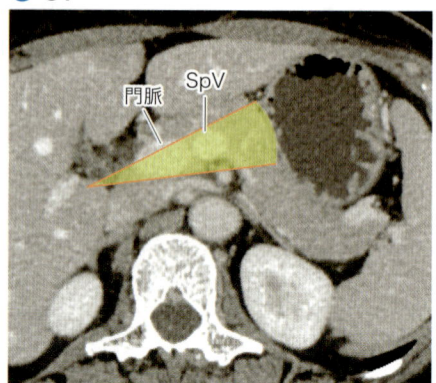

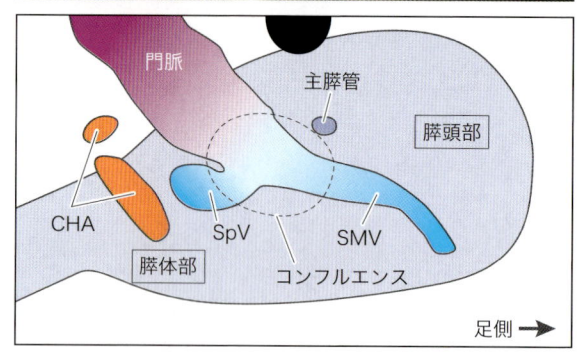

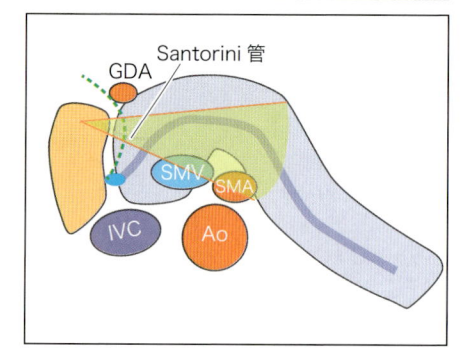

ⓒ CT 再構築像

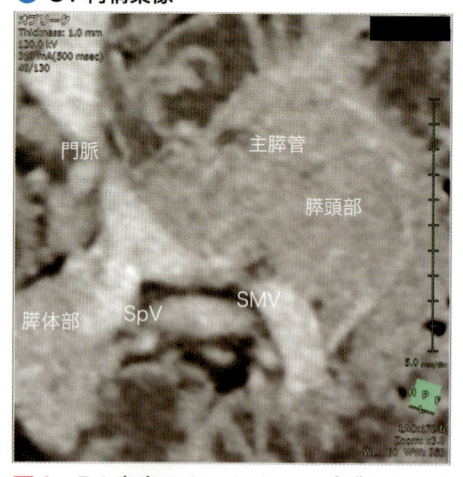

図1　D1走査のホームベースポジション

2 膵頭部主膵管〜乳頭部

　ここからは，**主膵管**をメルクマールにします．

　まず，主膵管を乳頭部側に追っていくために時計回転を加えます．**十二指腸筋層**が確認できますので，乳頭部に近い部分まで主膵管を追えていることがわかります（図2）．

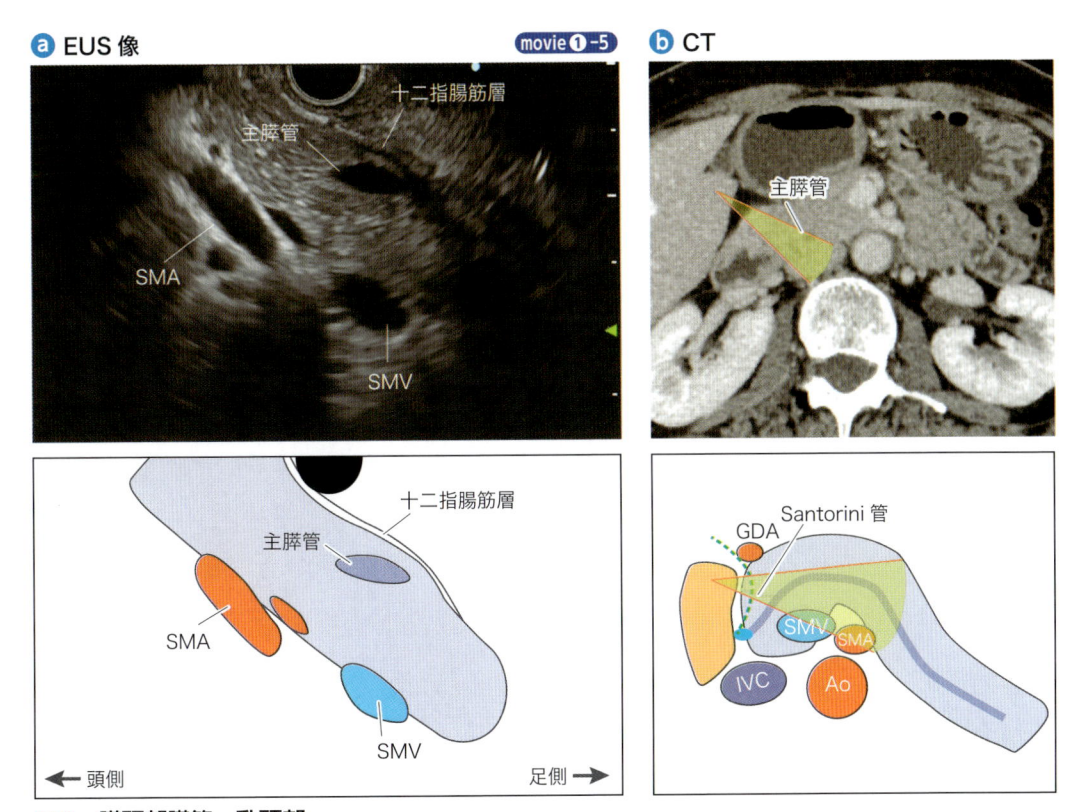

図2　膵頭部膵管〜乳頭部

3 Santorini 管

少し反時計方向の回転を加えると，**Santorini 管**が主膵管に合流しているのがわかります（図3）．D1からの走査でのSantorini領域は，画面右上の1〜3時方向に存在します．

ⓐ EUS 像

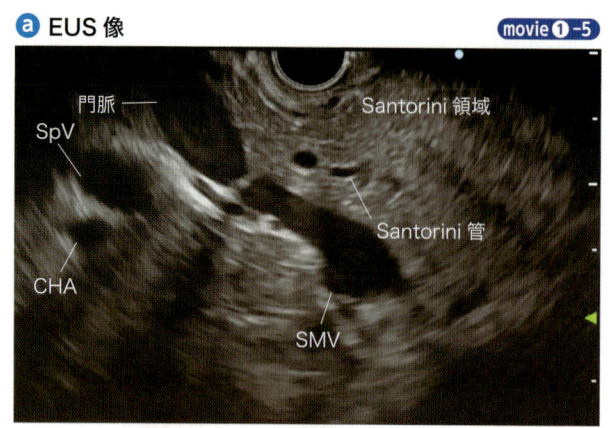

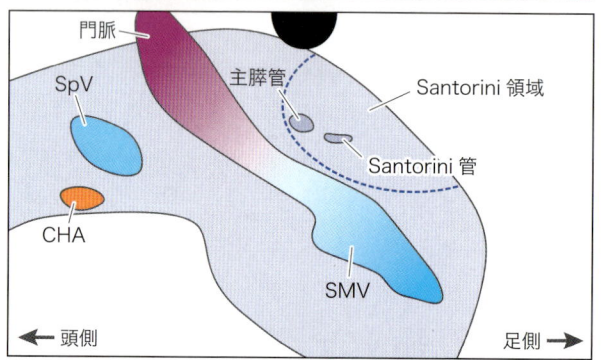

ⓑ CT

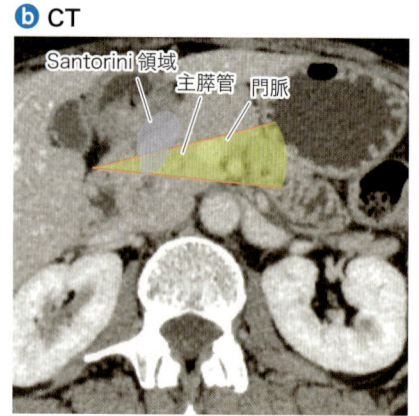

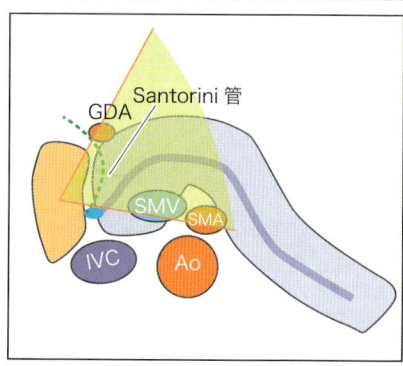

ⓒ CT 再構築像

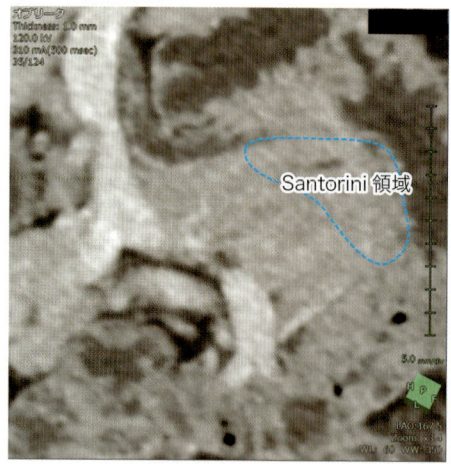

図3　Santorini 領域

4 SMA

　さらに時計回転を加え，膵背側〜膵鉤部のメルクマールである**上腸間膜動脈（SMA）**までしっかり描出することが大切です（図4）．

ⓐ EUS像 movie ❶-5

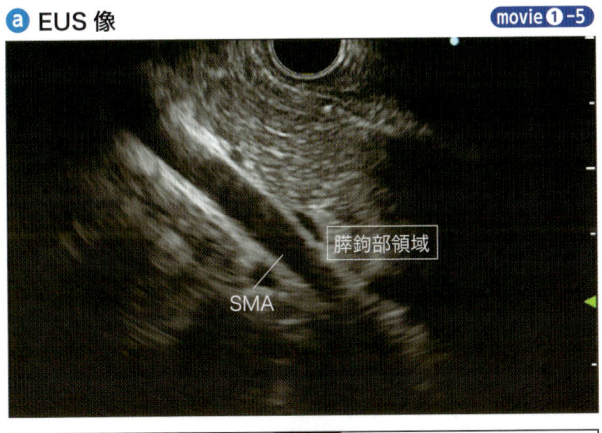

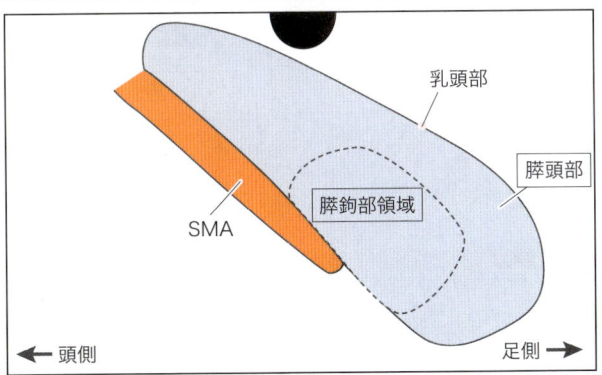

ⓑ CT

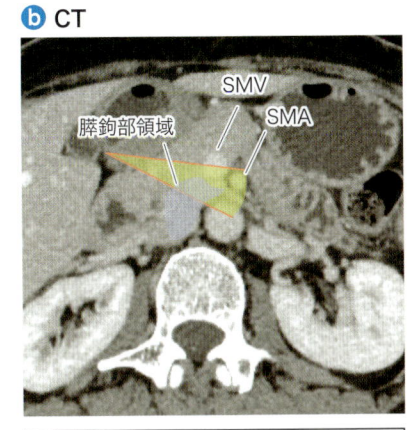

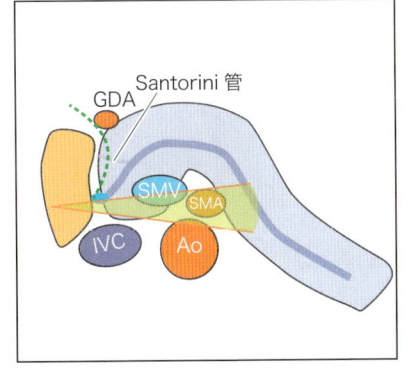

ⓒ CT再構築像

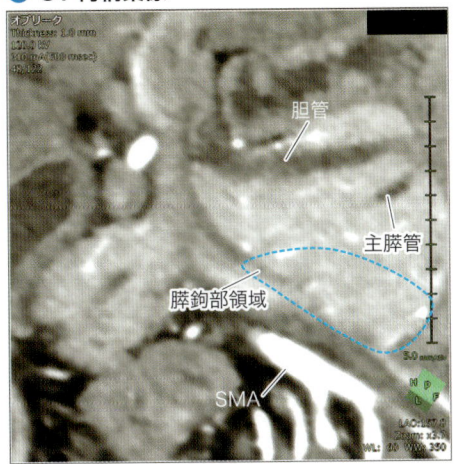

図4　SMAは膵背側〜膵鉤部のメルクマール

続いて，再び主膵管を，乳頭部から膵体部方向に追いかけます．

反時計回転をかけながらホームベースポジションに戻り，さらに反時計回転を加えると，SMVを越えて膵体部の主膵管に移行する膵頭体移行部が観察できます（図5）．これが「逆SMV越え」です．

ⓐ **EUS 像**　movie❶-5

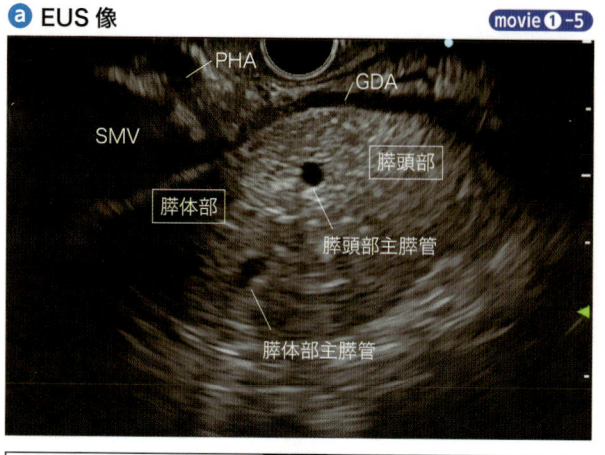

ⓑ **CT**

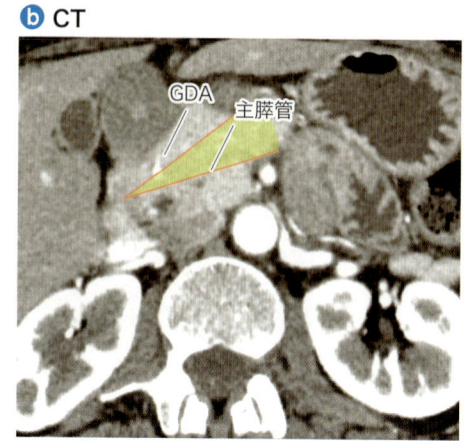

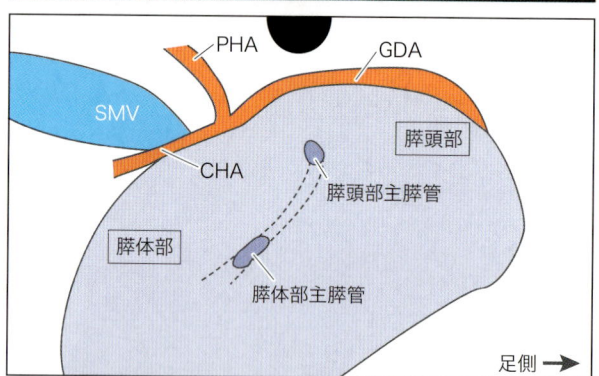

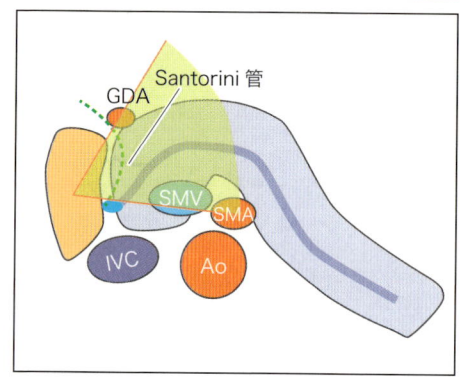

ⓒ **CT 再構築像**

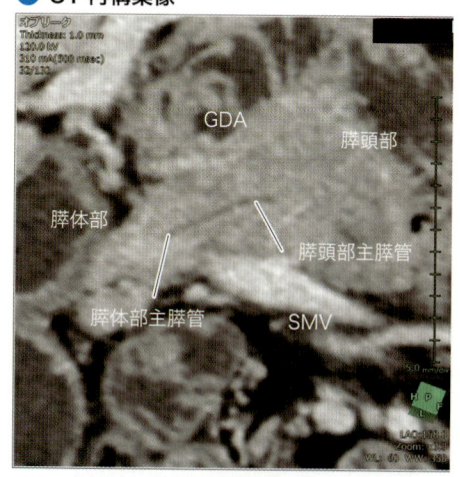

図5　逆SMV越えで膵頭体移行部の観察

このときに，膵腹側のメルクマールである，**胃十二指腸動脈（GDA）〜総肝動脈（CHA）**を確認することも大切です（図6）.

ⓐ EUS像　movie❶-5

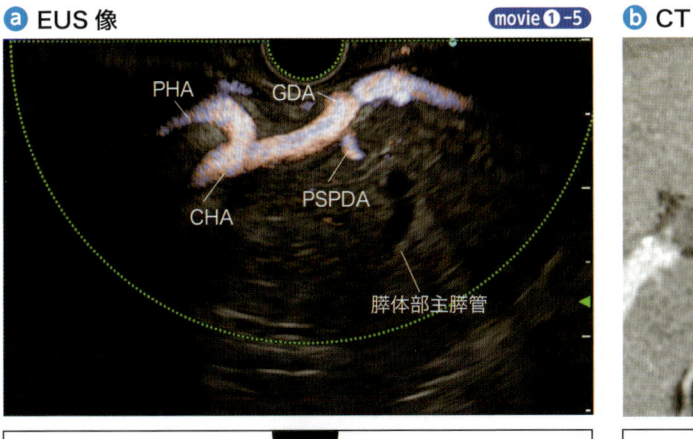

ⓑ CT

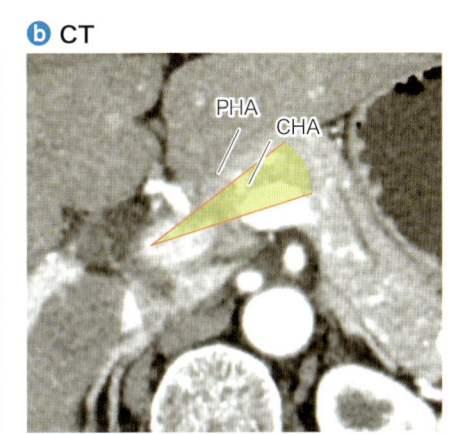

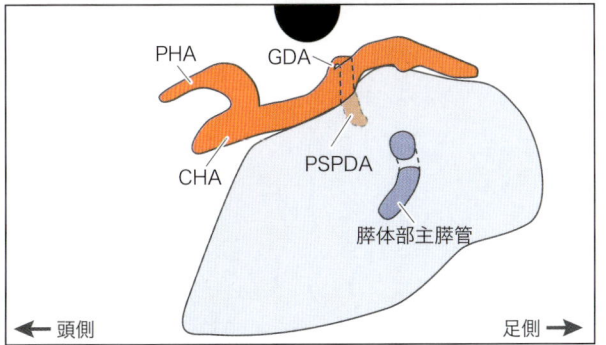

← 頭側　　足側 →

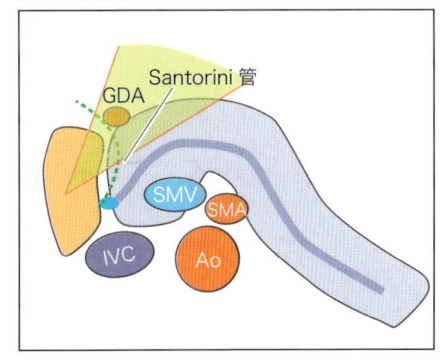

ⓒ CT再構築像

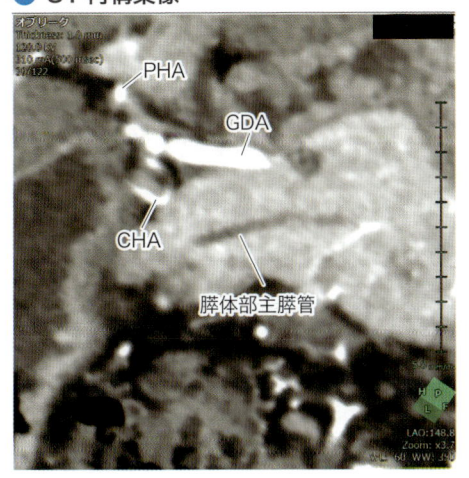

図6　GDA〜CHA

最後に**胆管**を描出しましょう.

ホームベースポジションから時計回転をかけ，背側方向に向かうと，プローブに近い位置に胆管を描出できます（図7）．十二指腸壁と近く，プローブのアングル操作で潰していることもありますので，見つかりにくい場合にはプローブをニュートラルにすることも大切です.

ⓐ EUS 像 movie❶-5

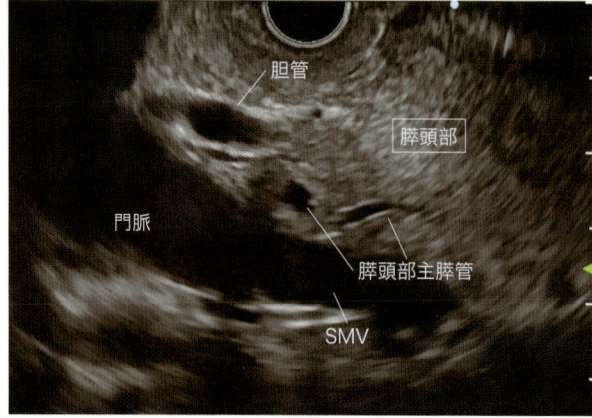

ⓑ CT

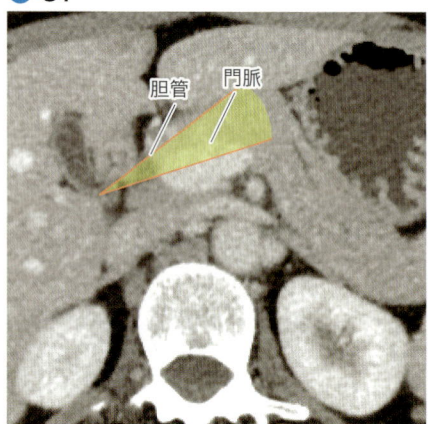

ⓒ CT 再構築像

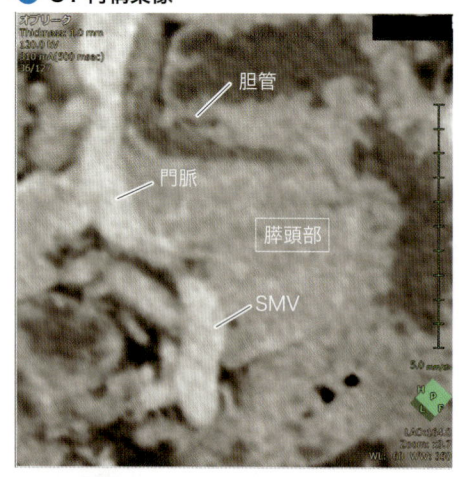

図7 胆管

胆管も主膵管同様に時計回転で**乳頭部**まで**観察**します（図8）.

　ただし，体型や乳頭部の位置によりそこまで観察することが難しい方もいます．無理な操作は穿孔の危険があります．乳頭部の詳細な精査は，D2からが一番きれいにわかりますので，抵抗があれば無理せず胆管の描出までにとどめましょう.

a EUS 像 movie ①-5

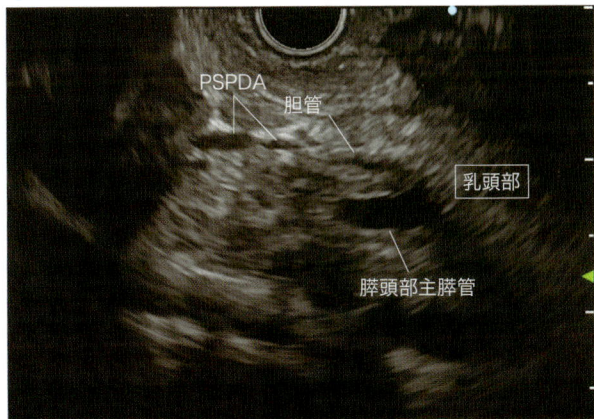

b CT

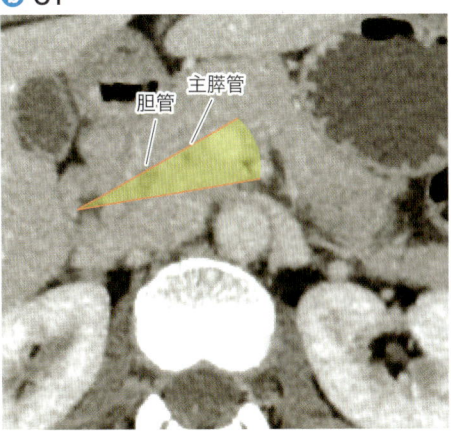

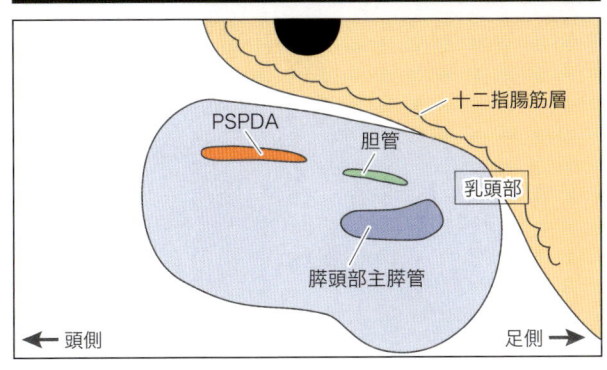

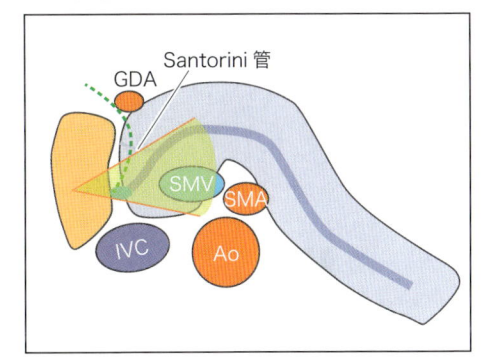

c CT 再構築像

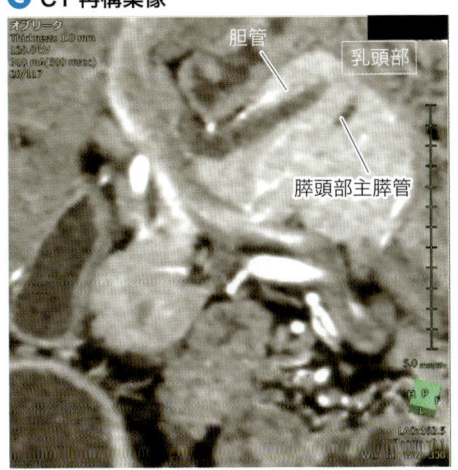

図8　胆管〜乳頭部

Ⓑ **D1からの観察**

3 胆管～胆嚢まで

movie

Summary

- 胆囊管は，USやCTでは評価が困難で部位ですので，EUSによる観察が非常に重要となってきます．
- 無石胆囊炎や無症候性胆囊腫大の診断は慎重に行う必要があり，胆囊管腫瘍の可能性を考慮してEUSによる胆囊管の評価を行うことが重要です．
- この稿は，CTではわかりにくい部位ですので，EUS像のみで解説します．

観察ターゲット

スタート：胆管

ゴール：胆囊底部

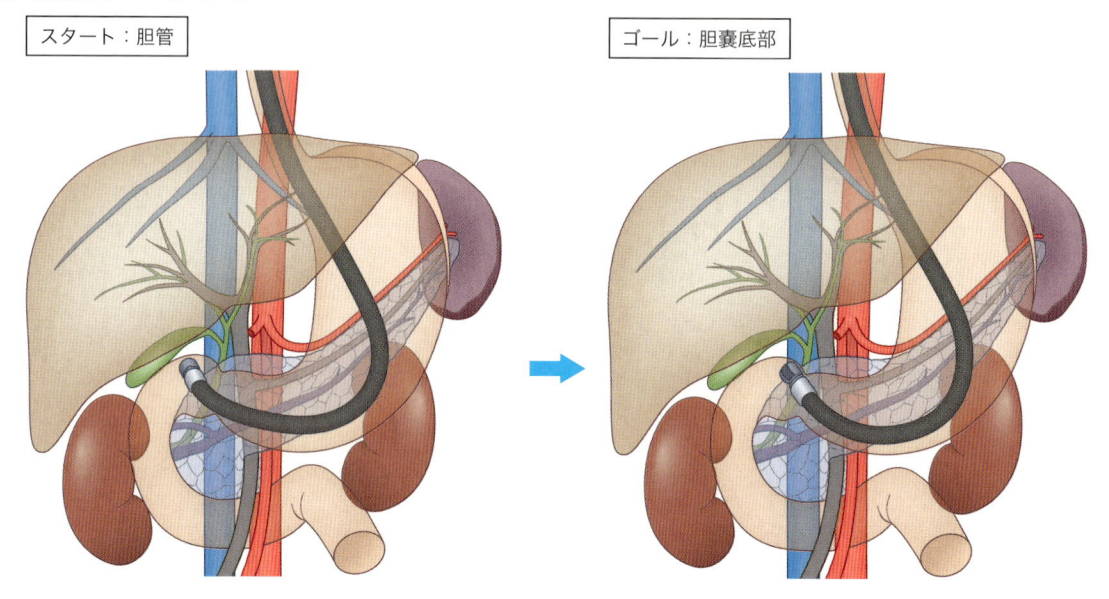

観察の順序

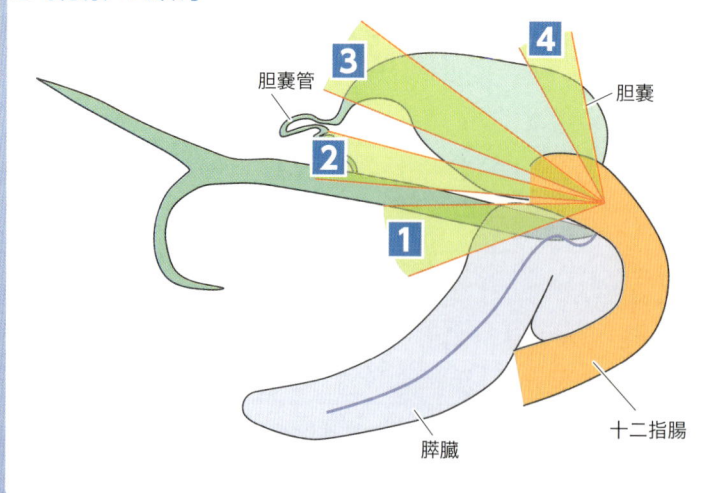

胆囊管 胆囊 胆囊 膵臓 十二指腸

1	胆管
↓ 2	胆囊管と胆管の合流部
↓ 3	胆囊管～胆囊頸部
↓ 4	胆囊体部・底部

1 胆管

まずは基本どおり胆管を描出し，肝門部方向にダウンアングルと押し操作，そしてわずかな反時計回転で，胆管を肝門部へ追いかけていきます．

すると，上部胆管とプローブの間にらせん状の構造をした**胆嚢管**が見えてきます（図1）.

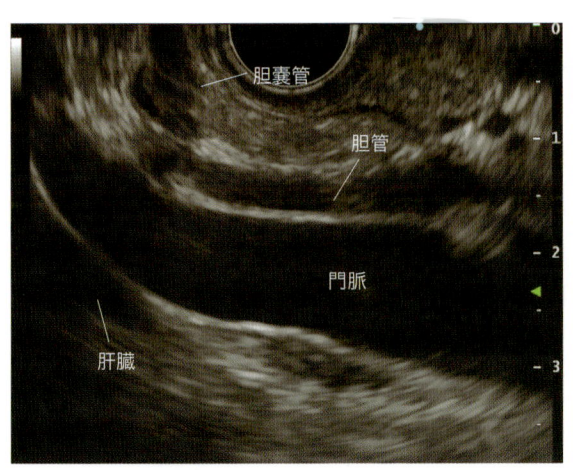
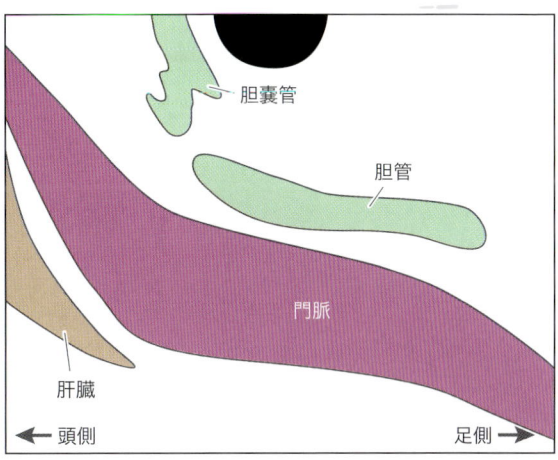

図1　胆管 movie❶-6

まずはこの**胆嚢管と胆管の合流部**を確認します（図2）.

図2では素直に胆管上部に合流していますが，症例によっては，胆管より下側（すなわち胆管の左側）に合流したり（図3a），膵内や膵上縁に合流したり（図3b）と，いろいろなバリエーションがありますので，時計回転・反時計回転を加えながらなるべく合流部分を確認するようにしましょう.

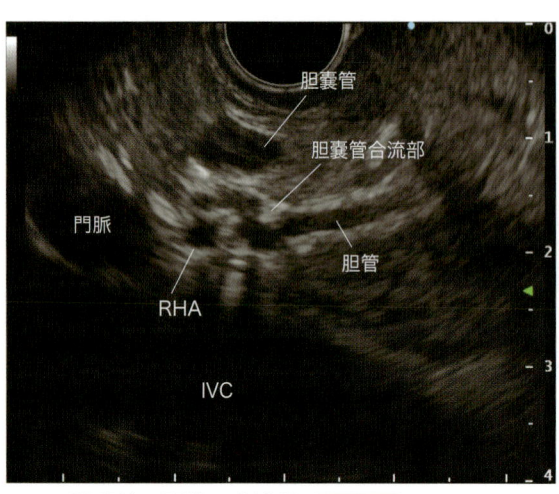
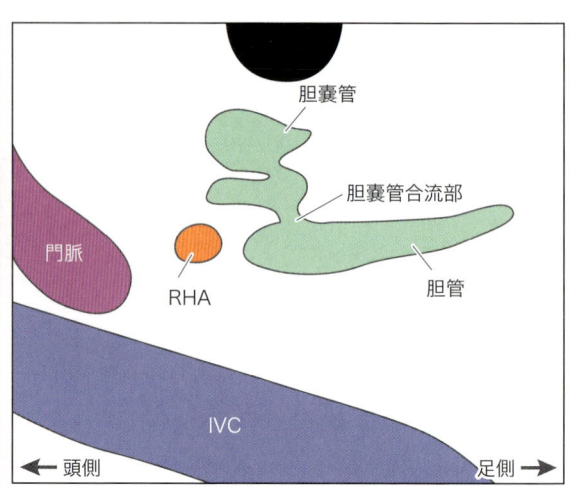

図2　胆嚢管と胆管の合流部 movie ❶-6
RHA：右肝動脈，IVC：下大静脈

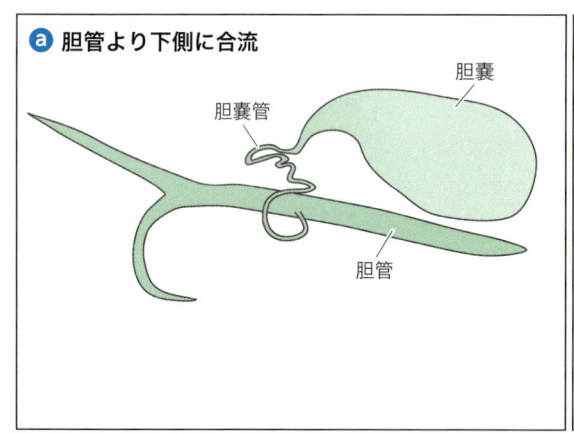
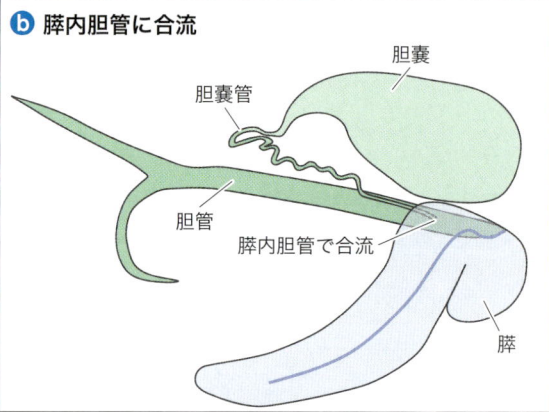

図3　胆嚢管と胆管の合流部の例

3 胆嚢管～胆嚢頸部

　胆嚢管から**胆嚢頸部**（図4）は，背側から腹側に向かうと見えてきますので，少しずつ引き操作と反時計回転で追っていきます．

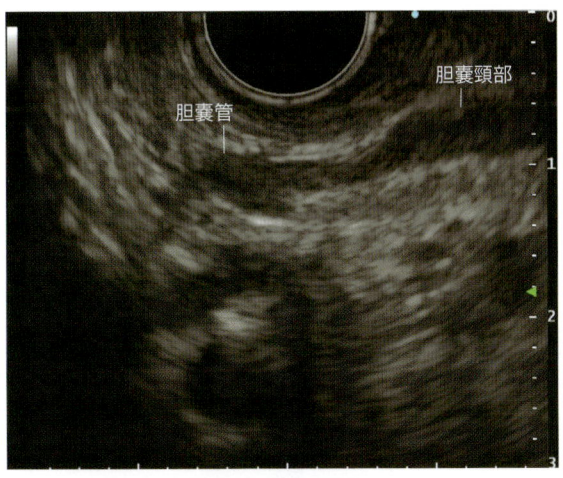

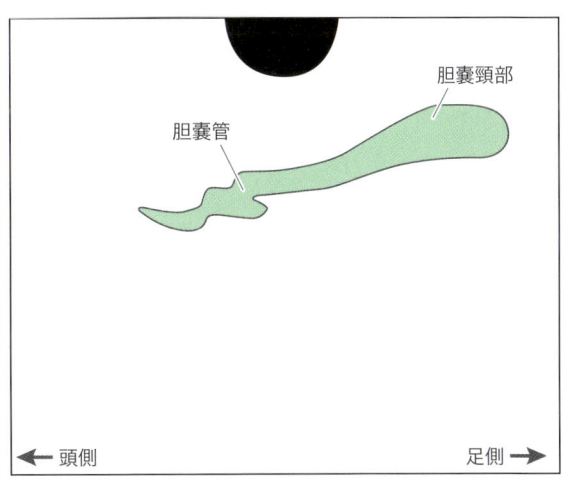

図4　**胆嚢管～胆嚢頸部** movie❶-6

　胆嚢頸部が見えたら，そこからは，大きく反時計回転を加えていき，**胆嚢体部**，そして**胆嚢底部**と見ていきます（図5，6）．

　また，可能であれば，胆嚢癌は底部で最も高頻度に生じるので，胆嚢底部は，胆嚢が消えるところまでしっかりと見ることが大切です（図7）．

　可能であれば，リバース操作で胆嚢底部⇒体部⇒頸部⇒胆嚢管⇒胆管と見ていき，胆嚢〜胆嚢管に見落としがないかを再確認しましょう．

　また，胆嚢〜胆管は胃内走査でも観察可能ですので（第1章A-4参照），多方面から観察することも重要です．

> ⚠️ **注 意**
>
> 　胆嚢底部を見るときは，かなり反時計回転が必要ですが，D1という小さな管腔内での操作なので無理は禁物です．
>
> 　胆嚢は位置や形によっては，見えにくい場合や描出すらできない場合もありますので，無理なスコープ操作はしないようにしましょう．安全第一が基本です．

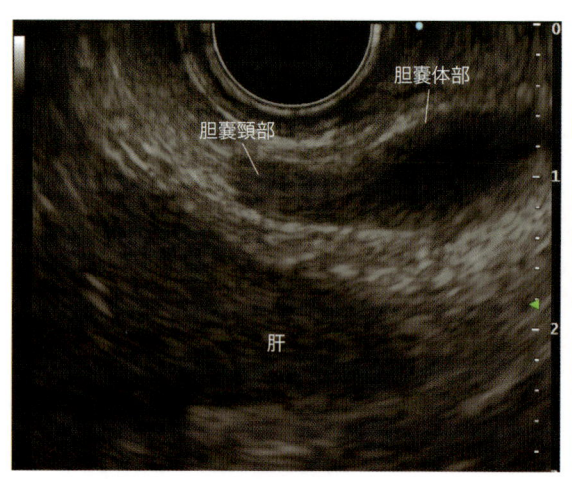
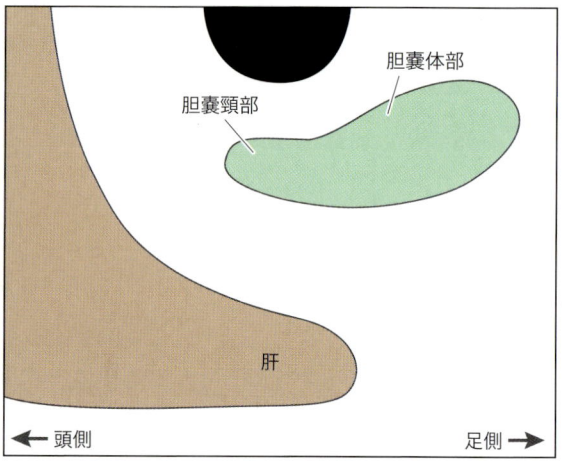

図5　**胆嚢頸部〜体部** `movie ❶-6`

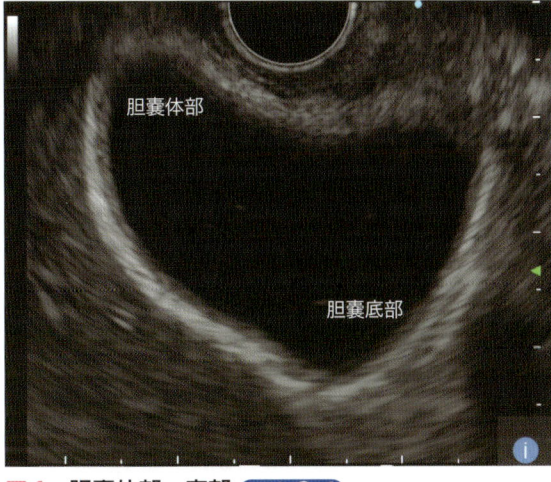
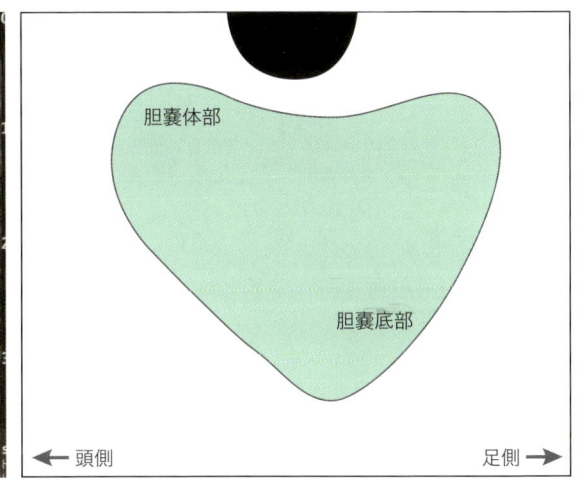

図6 胆嚢体部・底部 movie ①-6

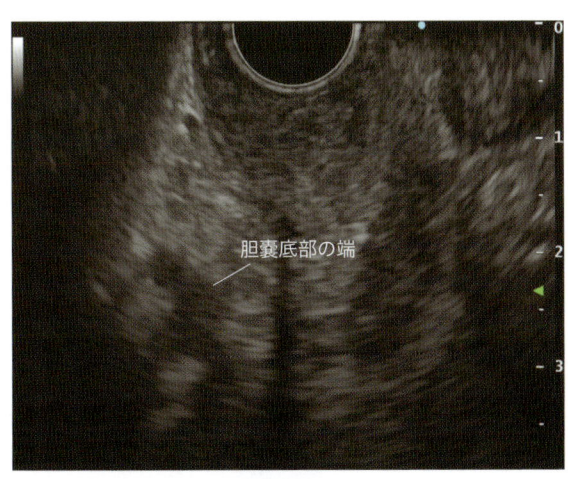
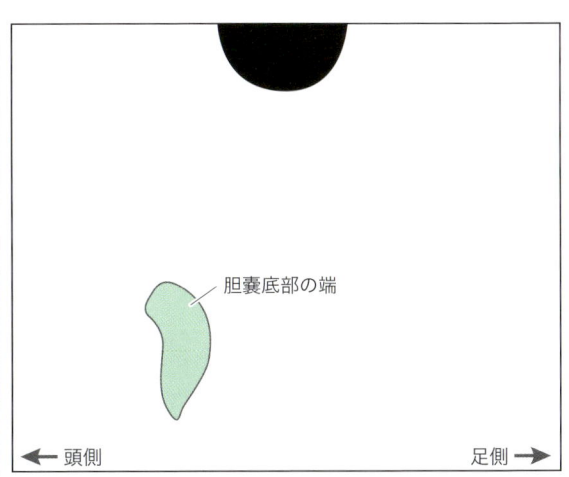

図7 胆嚢底部の端 movie ①-6

© D2からの観察

1 ホームベースポジションとスコープの動き

Summary

- D2の動きは，胃内走査と似ている！ 右手をスコープと見立てて走査をイメージしよう．

1 EUSの動きをイメージできる方法

次に十二指腸下行脚（D2）からの走査に移ります．胃内走査とスコープの向きは同じですので，胃内走査と同様に，胃と膵臓の絵を反転します．

①通常の解剖を思い浮かべます（図1）．

②この絵を上下左右に反転します（図2）．

③そして，自分の右手を，胃内走査と同じようにコンベックスのスコープをに見立てます（図3）．

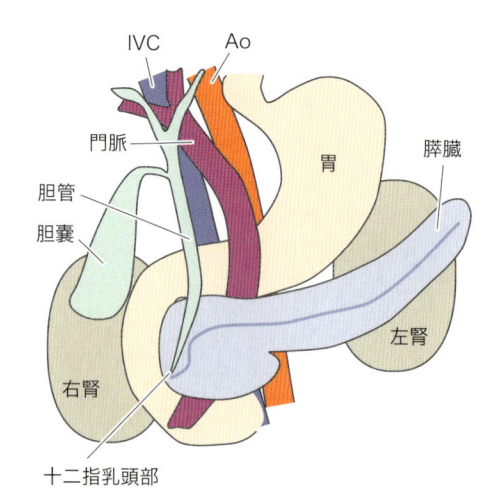

図1 通常の胃と膵臓と胆管と門脈像

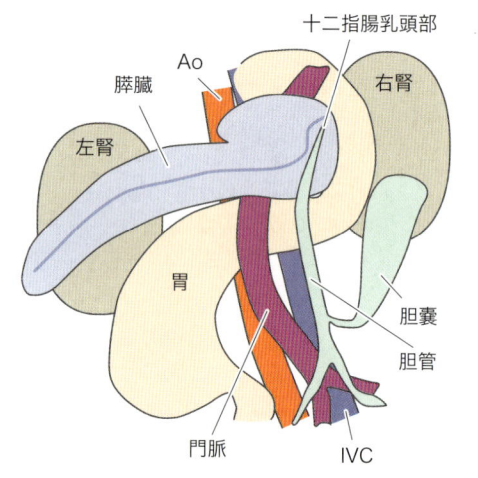

図2 胃と膵臓と胆管と門脈像の上下左右反転像

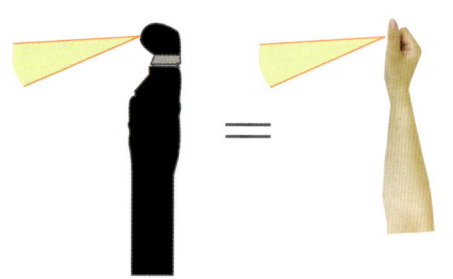

図3 右手をスコープと見立てる

④D2にスコープを挿入した状態です．大動脈（Ao）を描出します．これがD2でのホームベースポジションになります（図4a）．乳頭部上縁の高さから膵臓を見ているイメージです．

⑤ここから反時計回転を加えていくと，スコープは背中に向かいますので，IVC，右腎臓が見えます（図4b）．

⑥ここから時計回転を加えていき十二指腸水平脚（D3）・膵頭下部・乳頭部（胆管・主膵管）・上腸間膜静脈（SMV）・上腸間膜動脈（SMA）を観察していきます（図4c）．

　D2のホームベースポジションはAoですが，D2へのスコープの落とし方によっては，観察開始時にSMA・SMVが最初に見えることもあります．この場合，スコープは膵臓腹側を向いていますので，一度ホームベースポジションのAo・IVCに戻るのではなく，反時計回転を加えSMV・SMA⇒D3⇒Ao・IVCと背側まで見ていきましょう．ただし，SMV・SMAのさらに腹側の膵実質を見ることは忘れないようにしましょう．

　このように，どちらに回転を加えると何が描出されるのかをしっかり頭にたたき込んでおくことで，無駄な動きの少ないEUSを行うことができるようになります．

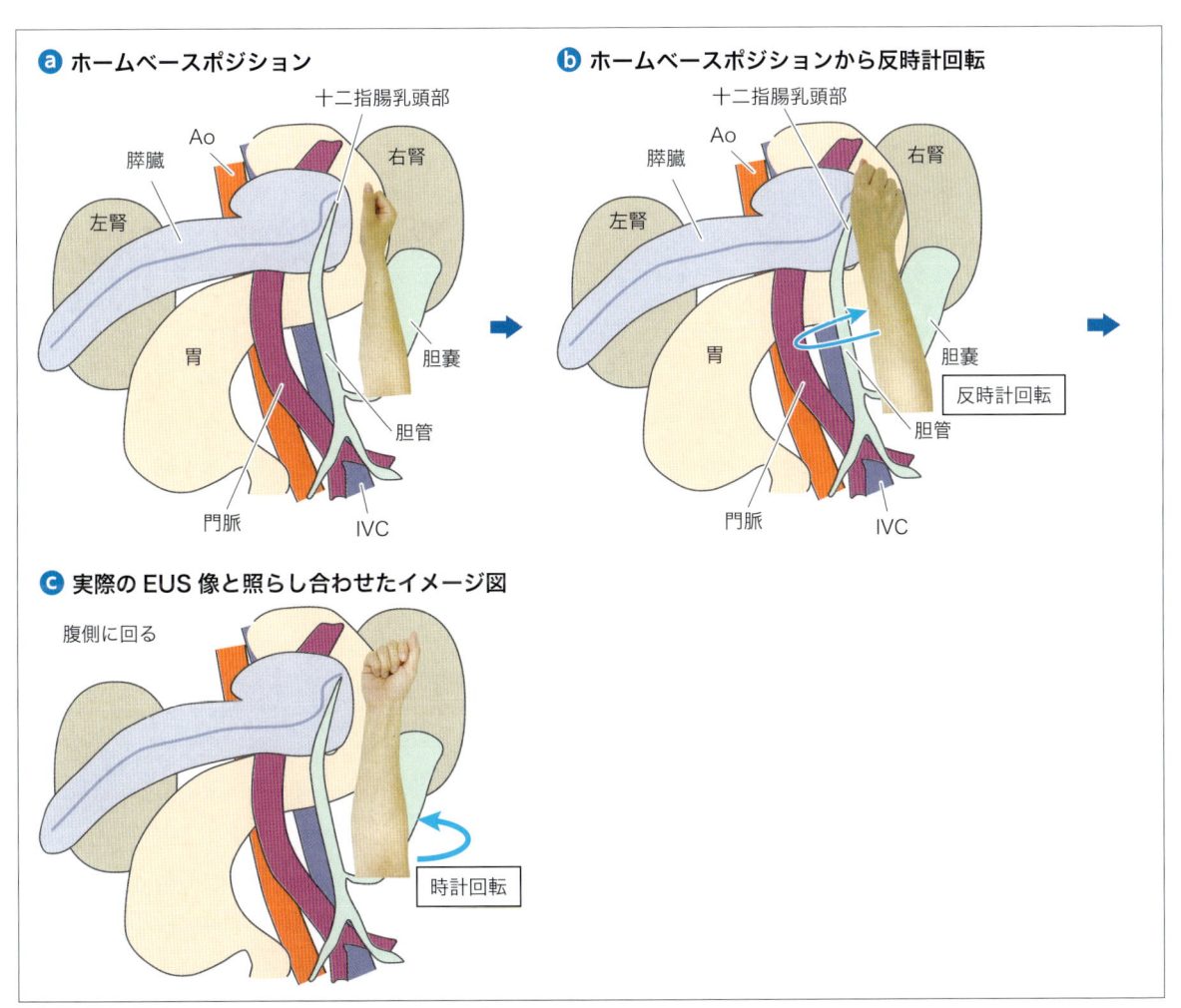

ⓐ ホームベースポジション

十二指腸乳頭部
膵臓
Ao
左腎
右腎
胃
胆嚢
胆管
門脈
IVC

ⓑ ホームベースポジションから反時計回転

十二指腸乳頭部
膵臓
Ao
左腎
右腎
胃
胆嚢
反時計回転
胆管
門脈
IVC

ⓒ 実際のEUS像と照らし合わせたイメージ図

腹側に回る
時計回転

図4　D2走査でのスコープの動きのイメージ

続いて，実際のEUS像の見かたに移ります．実際のEUS像は，左右も上下も反転する必要がありません．

図5が，D2から見えている実際のEUS像の全体を俯瞰したイメージ図になります．

①私は大動脈（Ao）が見える位置がホームベースポジションと考えています．それより反時計回転を加えると，さらに背側なので，下大動脈（IVC）・右腎臓が見えます．第2章A-1で解説しているように，膵背側のメルクマールはIVCです（図6）．右腎臓もしくはIVCまで確認するように心がけましょう．

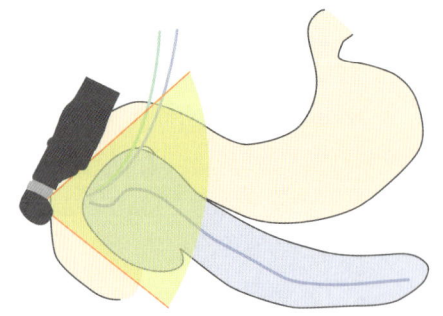

図5 **EUSでD2から見えている範囲・俯瞰図**

②続いてホームベースポジションのAoから時計回転を加えて膵下縁を見ます．ここではD3を意識して描出することで，膵下縁をしっかり認識できます（図7）．ここは膵鉤部や膵頭下部領域の膵実質になり，通常エコー輝度が高い（白い）です．

ⓐ 膵背側はIVC～Ao

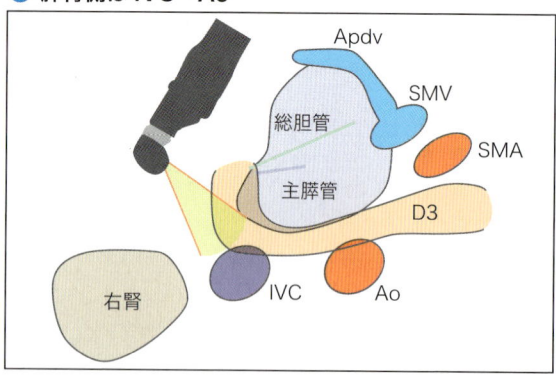

ⓑ 最も背側（左回転）

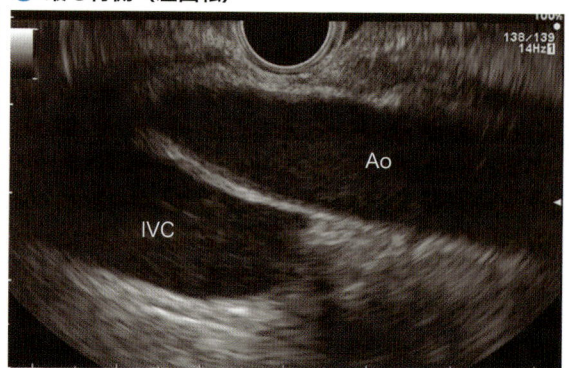

図6 **D2におけるホームベースポジションはIVC～Ao**

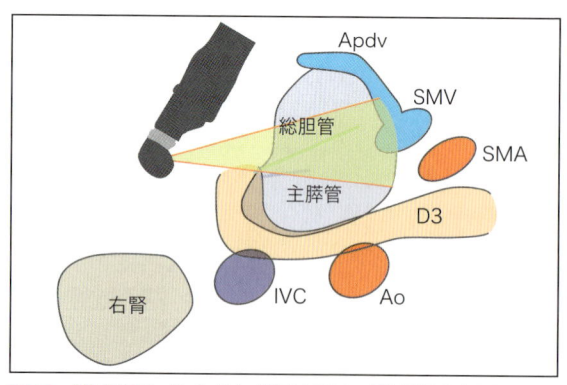

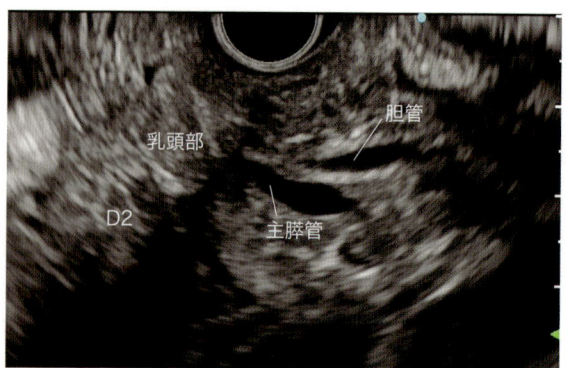

図7 **膵下縁からさらに時計回転で乳頭部を観察**

③さらに時計回転（と少しのスコープ引き操作）を加えると，乳頭部が見えます．乳頭部の認識は，胆膵管から乳頭部を探すか，乳頭部は膵頭下部領域の膵実質よりもエコー輝度が黒いので，エコー輝度の違いから探します（図8）．

④乳頭部からさらに時計回転を加えSMV・SMAを観察します（図9）．

⑤SMV・SMAからさらに時計回転を加え，膵腹側を観察します．

⑥膵腹側のメルクマールは，前膵十二指腸静脈（Apdv，第2章D-1参照）です．SMVを見て終わりにする先生も多いですが，SMVより腹側にはまだ膵実質はたくさんありますから，もっと時計回転を加えてApdvの枝まで見ることが大切です（図10）．

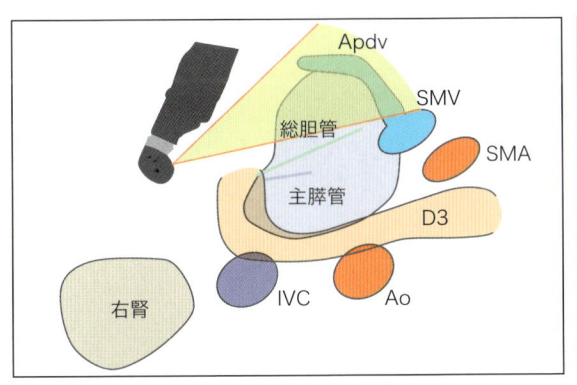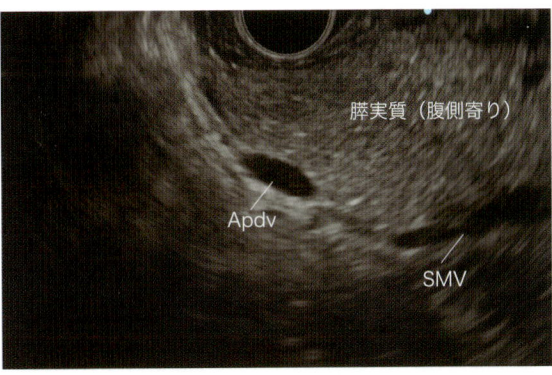

図8　乳頭部からさらに時計回転で膵腹側を観察

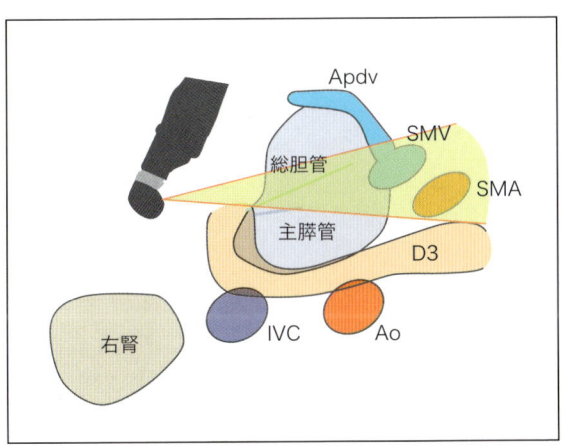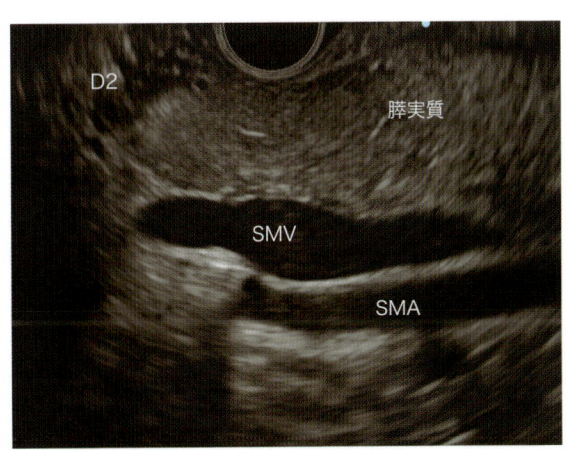

図9　SMV・SMAの観察

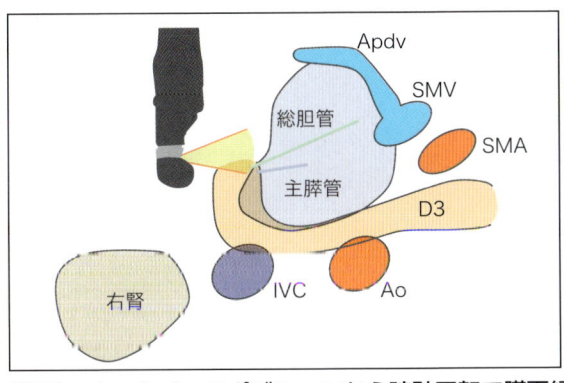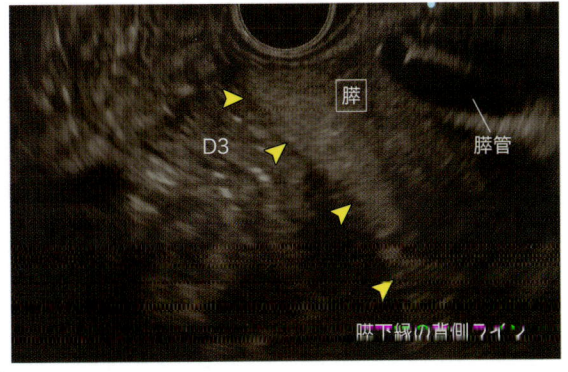

図10　ホームベースポジションから時計回転で膵下縁

最後に，D2から見るべき対象の一覧を提示します（表1）．

表1　D2走査で見るべき対象の一覧

D2走査で観察する箇所	本書での解説箇所
・右腎臓 ・IVC ・Ao ・D2〜D3（膵下縁） ・SMA ・SMV ・膵頭下部	第1章C-2
・Papilla（総胆管〜主膵管）	第1章C-3
・Apdv ・GDA	第2章D-1

ⓒ D2からの観察

2 膵下縁の背側～腹側まで

movie

Summary

- 膵頭下部から膵下縁は辺縁を見落としやすい領域です．膵頭下部のメルクマールを意識し，特に腹側・背側を意識することが大切です．
- 最背側である右腎臓もしくはIVCから，時計回転をかけて膵下縁の腹側を見ましょう．
- 途中に乳頭部の胆膵管が見えることもありますが，まずは膵下縁をしっかり見てから乳頭部観察に移りましょう．

観察ターゲット

スタート：右腎臓

ゴール：乳頭部

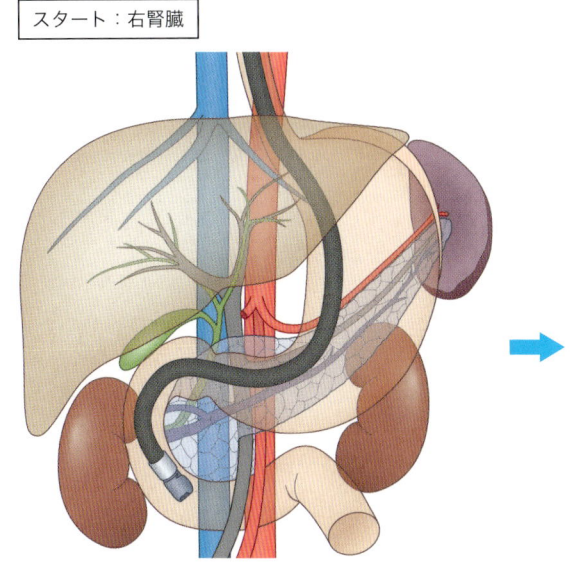
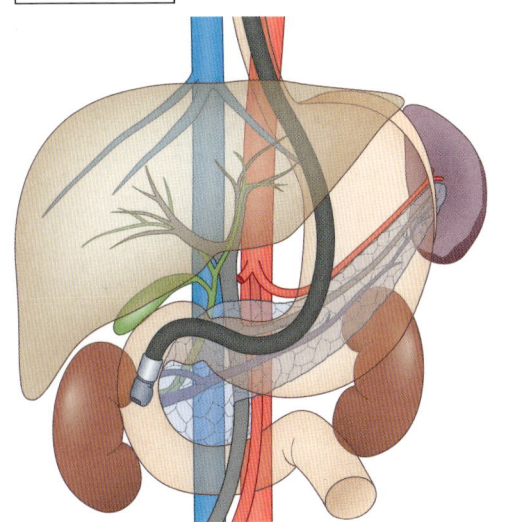

観察の順序

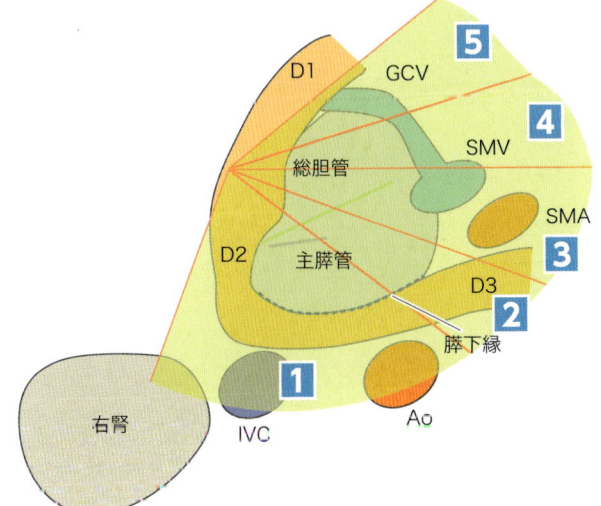

1 右腎臓～ Ao・D3

↓

2 D3～膵下縁背側

↓

3 膵下縁背側～ SMV・SMA

↓

4 SMV・SMA～ Apdv

↓

5 膵下縁腹側～ Ao・乳頭部

十二指腸の落とし方 movie❶-7

　まず，D2にスコープを落とす際は，ERCPと同じではいけません．

　EUSでは，ERCPのようにD2の深くまで落とす必要も，強い時計回転を加える必要もありません（図1）．これはERCPの側視鏡は後方斜視，EUSは前方斜視ですので，見えている視野が違うからです．自然にスコープを落とすと，通常は，**右腎臓もしくはIVC付近の膵下縁の背側**が見えます．ですので，下行脚のホームベースポジションは，IVC〜Aoであり，この位置から観察をはじめます．なるべく無駄な動きを省いて，よりスマートなEUSをめざしましょう．

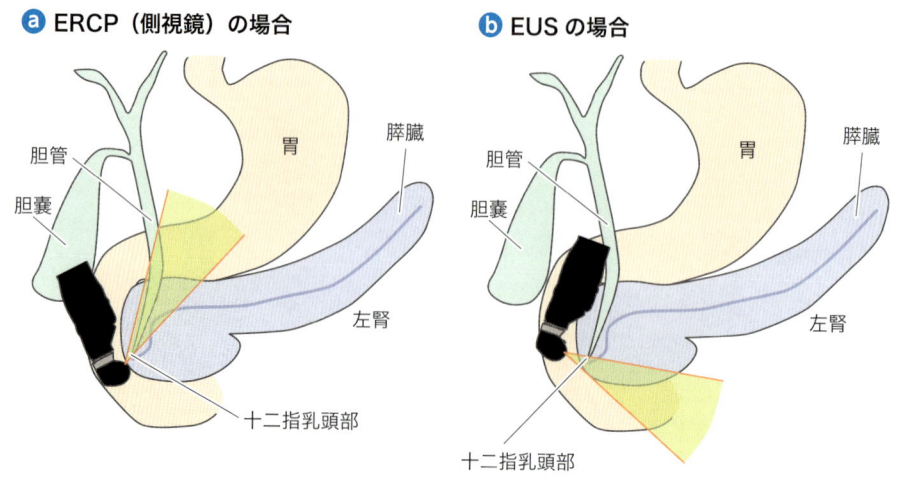

a ERCP（側視鏡）の場合　　　**b** EUSの場合

図1　ERCPとEUSのスコープ位置 movie❶-7

a）側視鏡の場合は乳頭よりも深部に入れる必要あり．
b）EUSスコープの場合は乳頭よりも口側でOK．

1 右腎臓〜Ao・D3

　D2のホームベースポジションである，右腎臓（図2）もしくはIVC・Ao（図3, 4）から観察をはじめます．

　このIVC・Aoは，膵頭下部の最背面のメルクマールになりますね．右腎臓は見えにくい場合がありますので，IVCの確認でも問題ありません．右腎臓の観察後，時計回転にてスコープを腹側に動かし，右腎臓⇒IVC⇒Aoと観察していきます．Aoのレベルになると，D3や膵実質が見えはじめてきます．ここが膵頭下部の最背面になります．膵癌であっても，早期の場合は主膵管に変化をきたしにくい場所でありますので，見落としがないようにしっかり観察しましょう．

ⓐ EUS像 movie❶-8

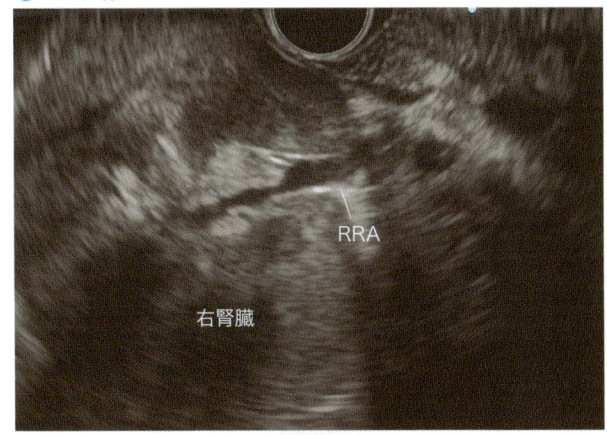

ⓑ CT

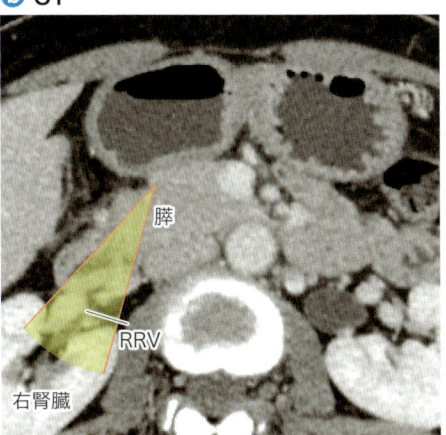

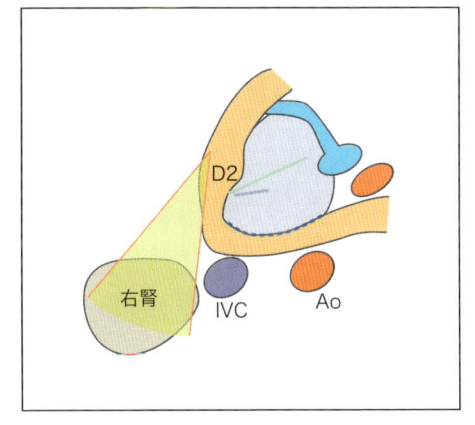

ⓒ CT再構築像

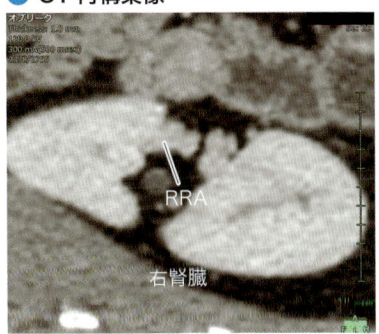

図2　**右腎臓**

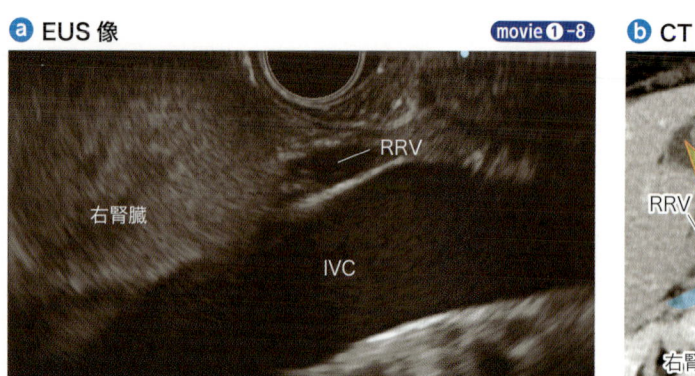

ⓐ EUS 像 `movie ❶-8`

RRV

右腎臓

IVC

ⓑ CT

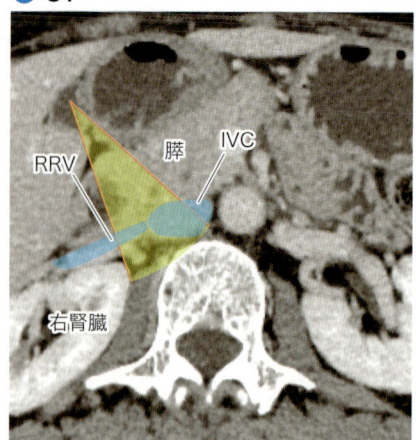

RRV　膵　IVC

右腎臓

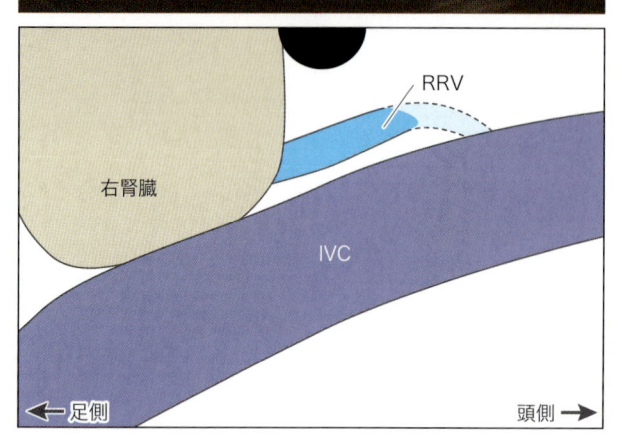

RRV

右腎臓

IVC

←足側　　　頭側→

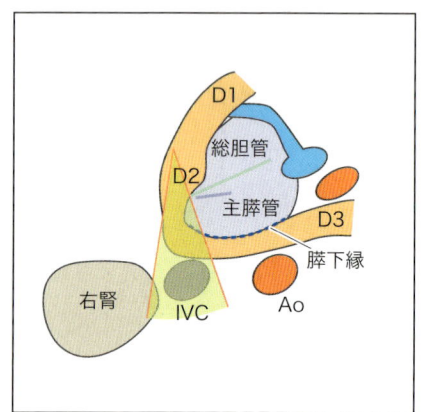

D1

総胆管

D2

主膵管

D3

膵下縁

右腎

IVC　Ao

ⓒ CT 再構築像

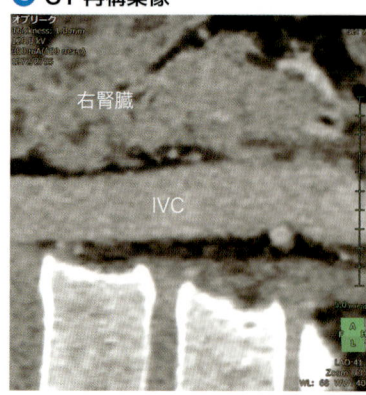

右腎臓

IVC

図3　右腎臓〜IVC

ⓐ EUS 像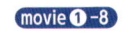

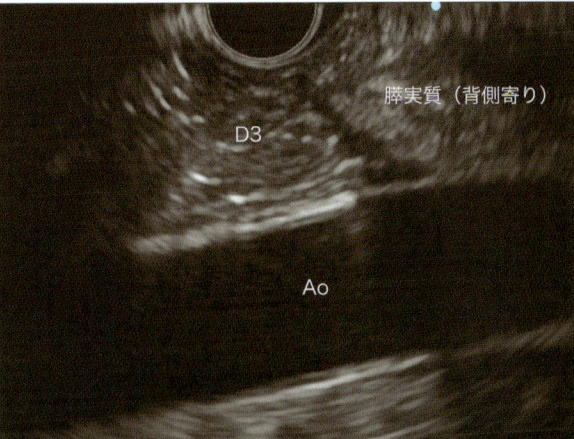

ⓑ CT

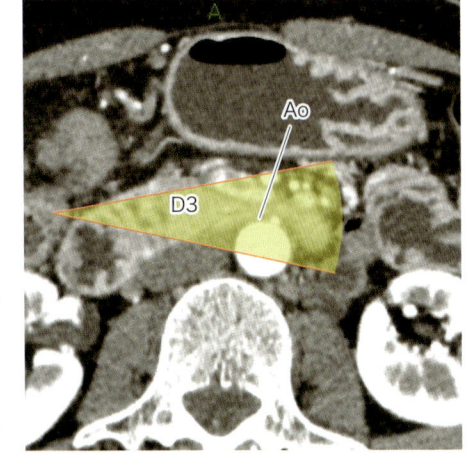

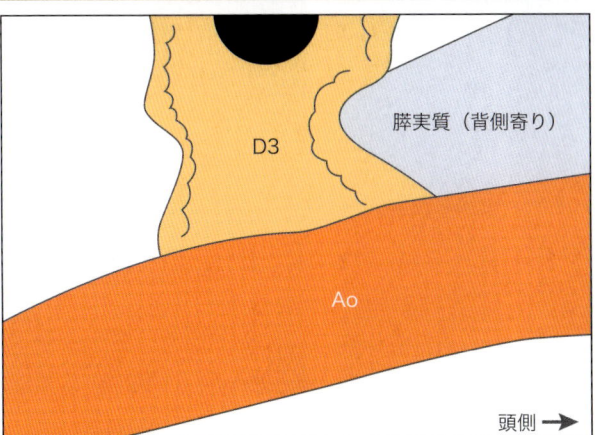

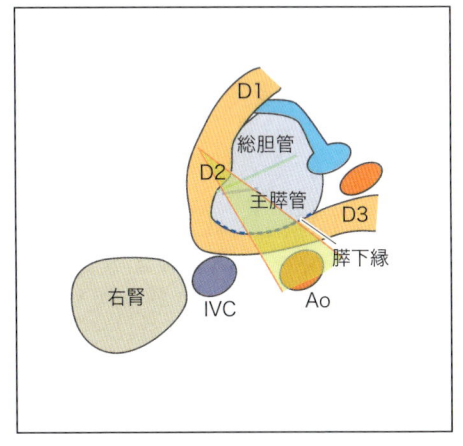

ⓒ CT 再構築像

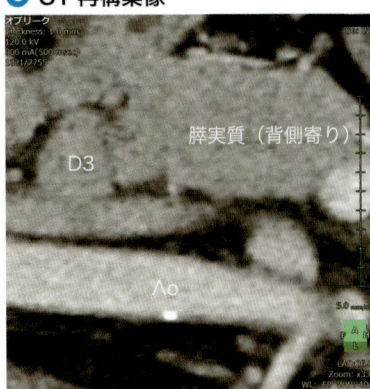

図4　Ao・D3

　さらに時計回転にて，スコープを腹側に動かしていくと，D3が長軸に観察できます（図5）．このときに膵実質も観察できますので，この境界ラインが，**膵下縁背側の辺縁**になります．右下のより遠い所（膵鉤部方向）までしっかり確認しましょう．この，膵下縁とD3のくっきりとした境界ラインの撮影は，膵頭下部の足側が見たという証拠写真ですので，重要です．この時，乳頭部の主膵管が見えていますね．ここで初心者はつい，「よし，主膵管が出た！」と思ってすぐにそちらに意識が移りがちですが，そこは我慢です．

　まだまだ，膵頭下部は，腹側側の観察が残っています．まずは，**しっかり膵下縁を見てからにしましょう**．

ⓐ EUS像

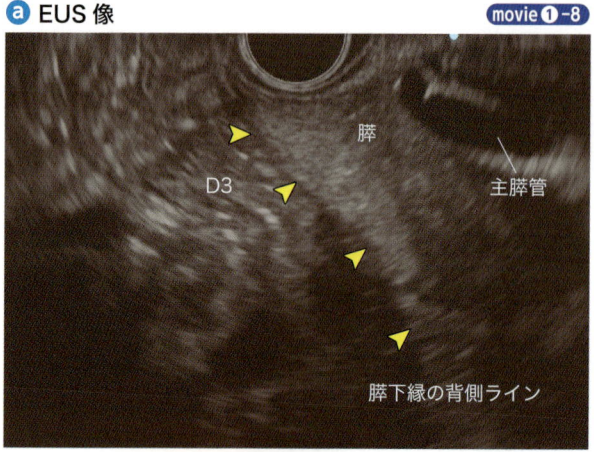

ⓑ CT

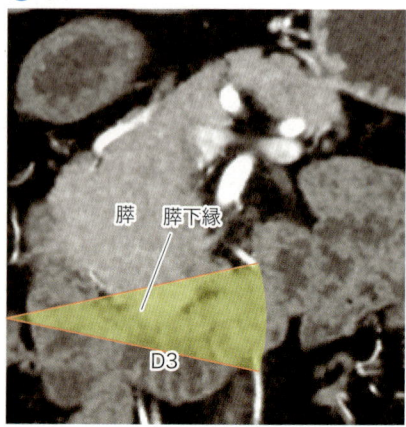

ⓒ CT 再構築像

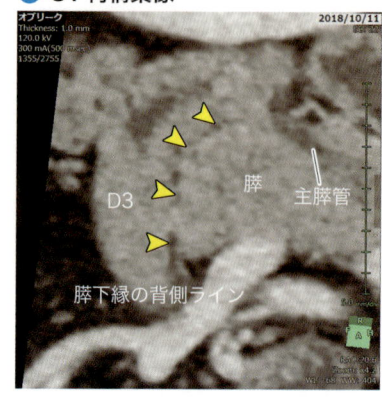

図5 **D3と膵下縁背側**

3　膵下縁背側〜SMV・SMA

　D3と膵下縁の観察からさらに時計回転を加えると，**SMV**と**SMA**が見えてきます（**図6**）．プローブに近い方がSMVで，遠い方がSMAになります．膵頭下部を見る時，このSMVまでの観察で終わる人がいますが，膵頭下部の実質はまだまだ終わりではありません．さらに腹側に膵実質がありますので，さらに時計回転を加えることが必要です．

　膵腹側のメルクマールとして，「これ！」という血管はありませんが，**前膵十二指腸静脈（Apdv）のいずれか**（第2章D-1参照）を確認することにしています．血管がわかりにくい方もいますので，膵実質が認識できれば，膵実質が消えるところまでプローブを時計回転するようにします．

ⓐ EUS像　movie❶-8

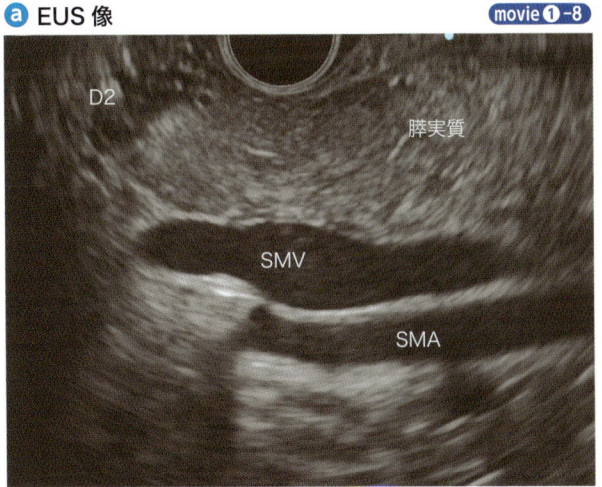

ⓑ CT

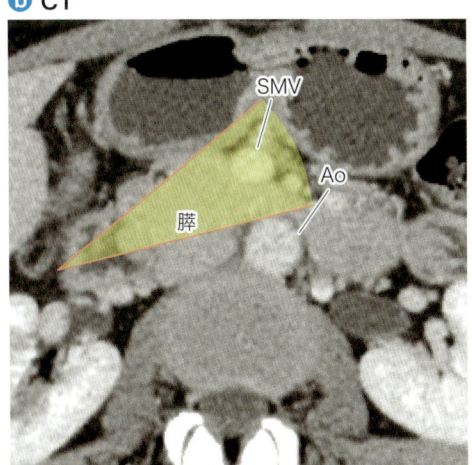

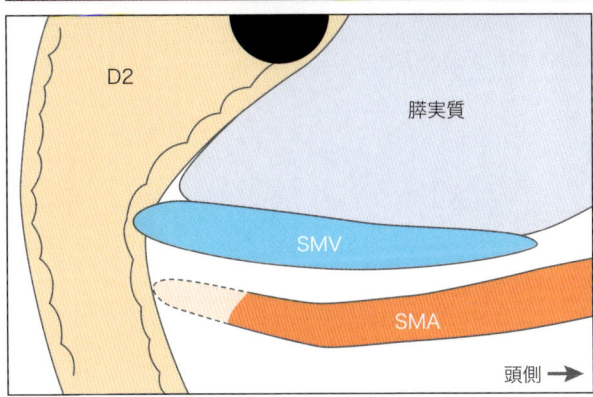

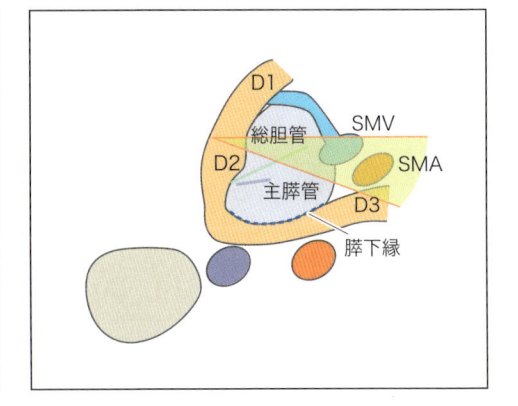

ⓒ CT再構築像

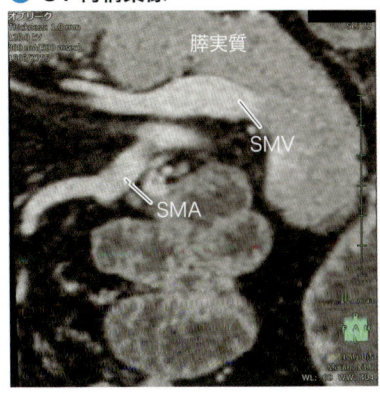

図6　膵下縁背側〜SMV・SMA

　SMVからさらに時計回転を加えて腹側を観察すると，Apdvがプローブに近づいてくるにつれ膵実質が見えなくなります（図7，8）.

　膵下縁の腹側を見るためには，ここまでプローブを時計回転させる必要があります.

　以上が，膵下縁の最背面から最腹側の観察になります.

　見てきたメルクマールを順にならべると，右腎臓⇒IVC⇒Ao⇒D2⇒D3⇒SMV・SMA⇒Apdvとなります.

ⓐ EUS像 movie❶-8

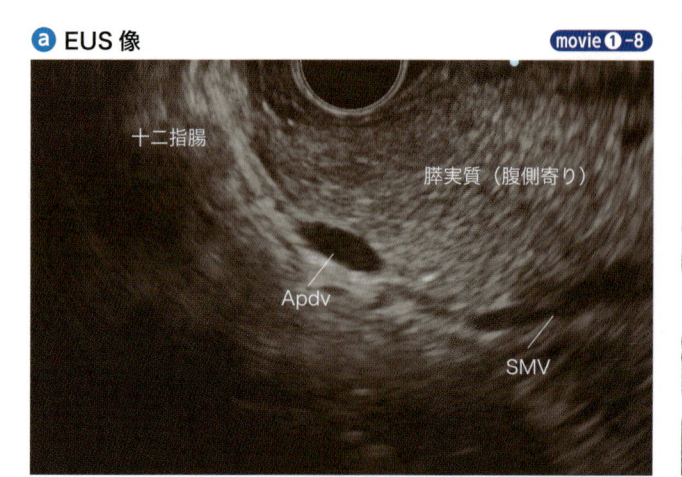

ⓑ CT

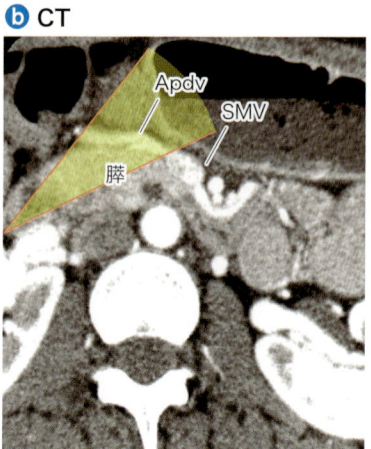

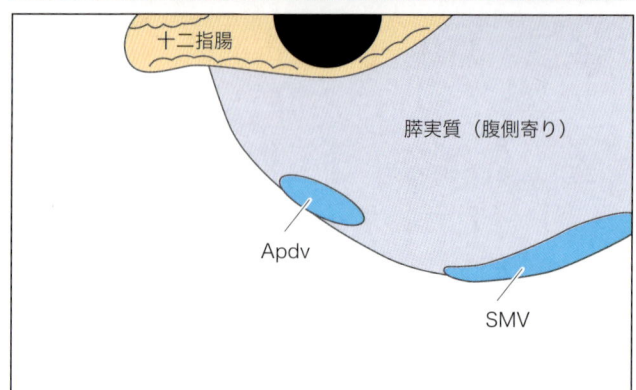

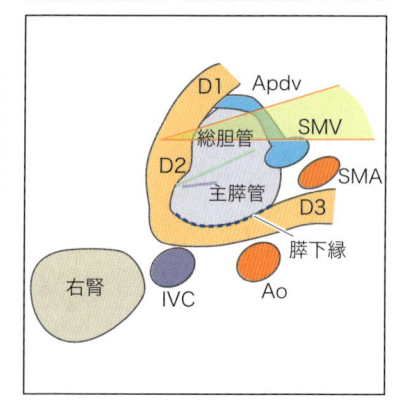

ⓒ CT再構築像

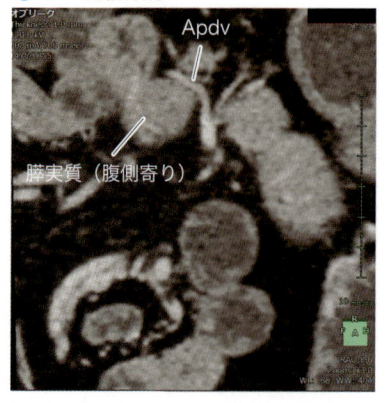

図7　Apdv

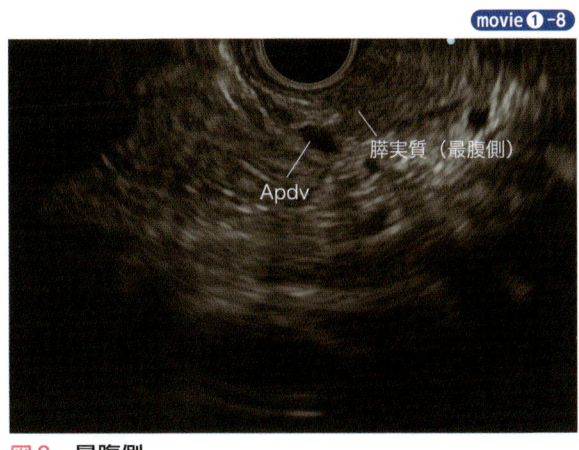

膵実質（最腹側）

Apdv

図8 最腹側

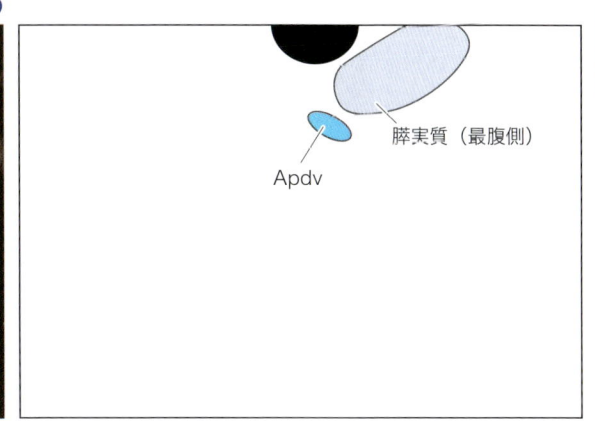

膵実質（最腹側）

Apdv

　膵下縁の最腹側を観察したら，ここからスコープに反時計回転を加え，リバースしていきます．ここでは，SMVに流入する**第1空腸静脈**（**1st Jv**）も確認しています（図9）．1st JVは，膵鉤部のメルクマールとして非常に重要な血管でしたね（1st JVの大切さは第2章A-1で記載していますので参照してください）．

ⓐ EUS像　　movie❶-8

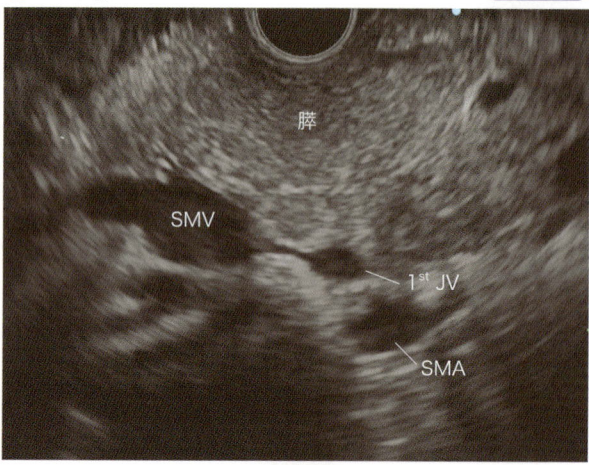

ⓑ CT

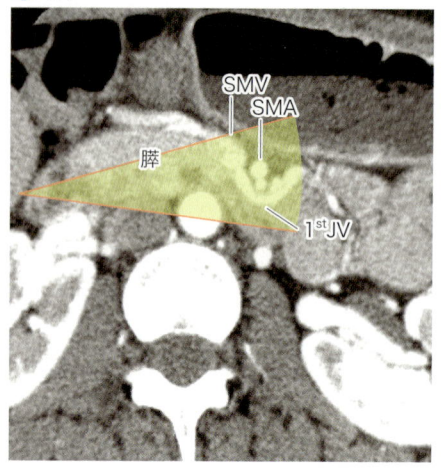

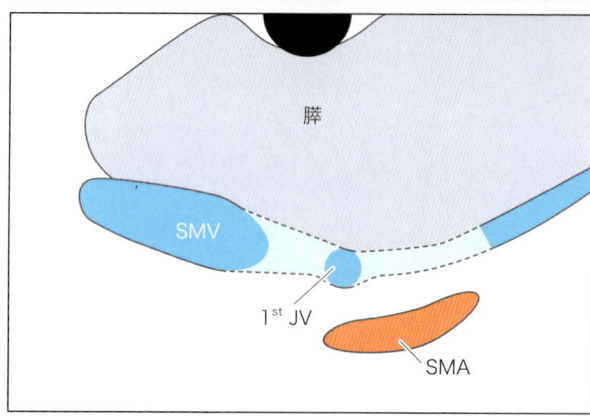

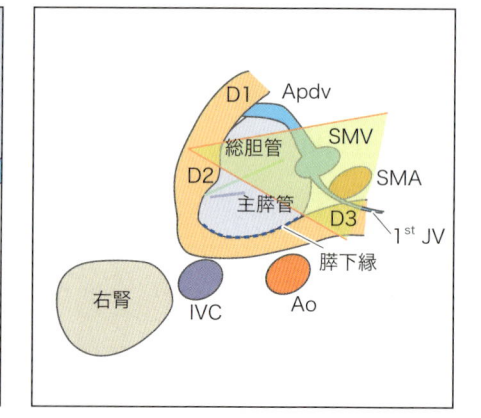

ⓒ CT再構築像

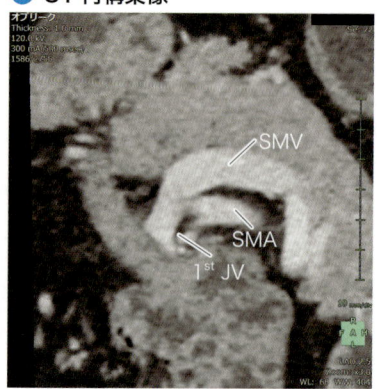

図9　1st JV

反時計回転で観察するメルクマールの順はApdv⇒SMV・SMA⇒1stJV⇒D3⇒Ao⇒乳頭部です．これらの観察を一往復で行ってようやく，乳頭部に移動します（図10）．

実際やってみて，いかがでしょうか？

意外と膵下縁の腹側を見るためには，思っている以上にスコープを時計回転させなければいけないことに気づくと思います．

ただし，無理をしない範囲で行うことが重要です．特に**腫瘍などが存在する場合は，穿孔の危険もあります**ので，抵抗があれば見える範囲に留めて，胃内走査など安全な部位からの観察で補完することも大切です．

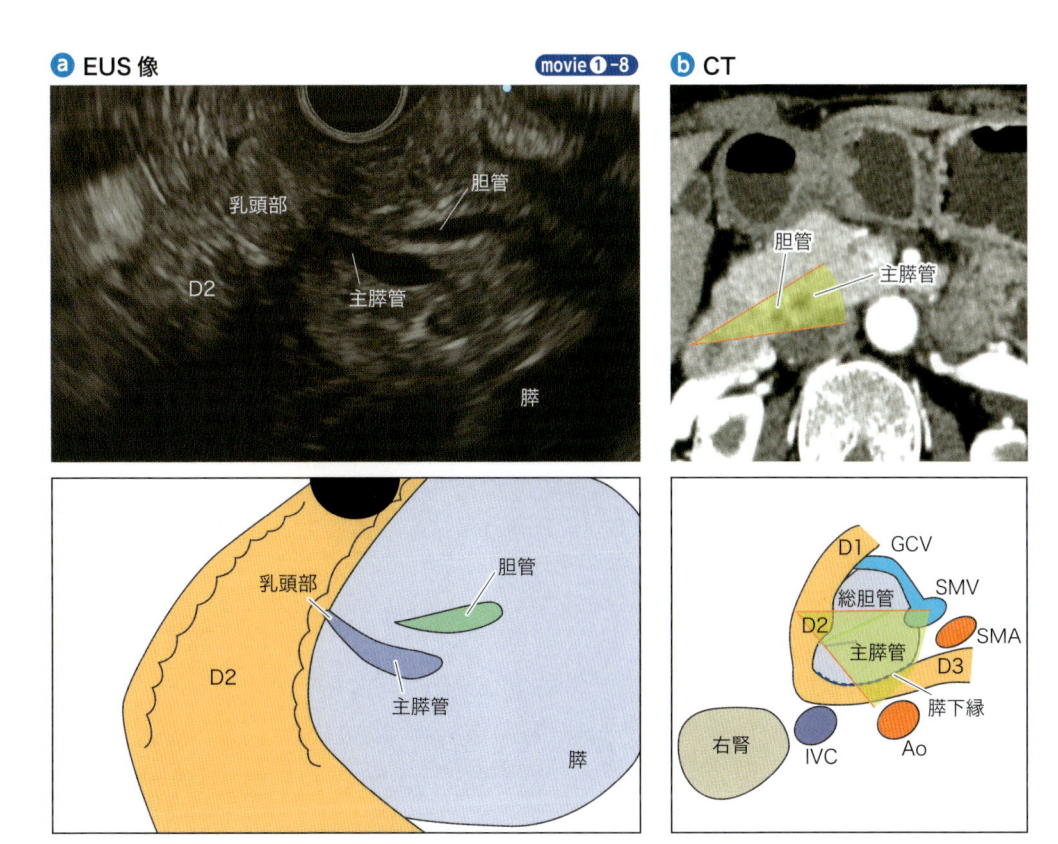

Ⓐ EUS像　movie❶-8

Ⓑ CT

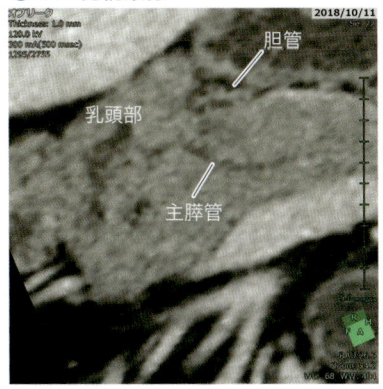

Ⓒ CT再構築像

図10　乳頭部

© D2からの観察

3 乳頭部の観察

movie

Summary

- 乳頭部は個人差があるので，ゆっくり探しましょう．胆管は主膵管のより背側（反時計回転），主膵管は胆管の腹側（時計回転）にあります．
- 乳頭部観察のポイントは，十二指腸筋層を意識して描出することです．
- この稿では乳頭部を中心に解説するので，EUS像のみ掲載しています．

1 乳頭部の探し方

D2走査で，膵頭下部を観察した後，乳頭部の観察に移ります．

慣れてくると，すぐに見つけることが可能ですが，人によって乳頭の位置（高さや前後壁へのより方）が微妙に違いますので，その場合は少し探す走査が必要になります．

乳頭部は通常は膵頭下部の観察から3〜4 cmスコープを引いた位置にありますが，ほぼ膵頭下部の高さに開口している人もいますので，スコープをゆっくり引いてくることが大切です．

また，乳頭部の前壁・後壁の目安ですが，通常はAoからSMVの間に描出されます（図1）．乳頭部を探すメルクマールとしては，この血管の間にある，**低エコー領域を探すか，胆管か主膵管のduct を見つける**かになります．

人によっては，Aoよりももっと後壁側のIVCが見える位置でようやく乳頭部が見えることもありますので，見つからないときにはさらに**反時計回転をかけて**探すのもコツです．

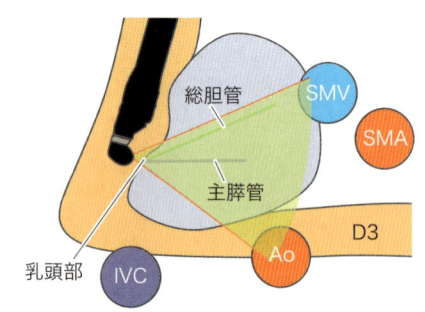

図1　乳頭部はAoとSMVの間にある

2 胆管・主膵管の認識のしかた

　　主膵管は胆管よりも腹側にありますので，胆管が先に見えたら，腹側に時計回転させると主膵管を確認できます（図2）．逆に，主膵管が先に見えたら，背側に反時計回転させると，胆管が確認できます（図3）．どちらが主膵管か胆管かわからないときにも，**時計回転（腹側側）でプローブより遠くに描出される方が主膵管，反時計回転（背側）でプローブに近い方に描出される方が胆管**になります．

　　最初は頭で覚える必要がありますが，慣れるのに時間はかかりません．

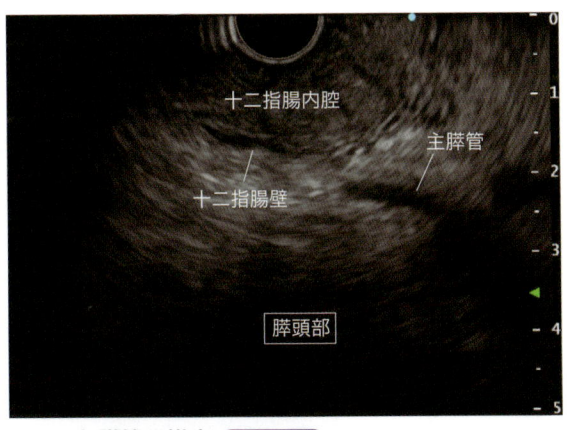
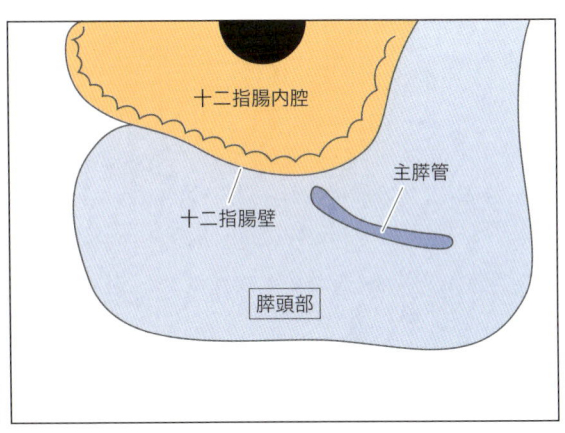

図2　主膵管の描出　movie❶-9

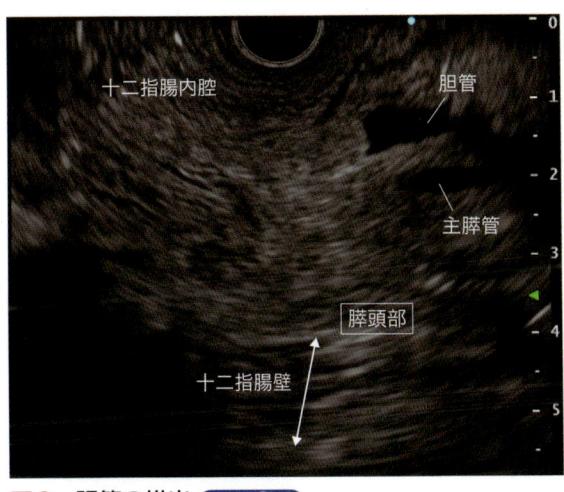
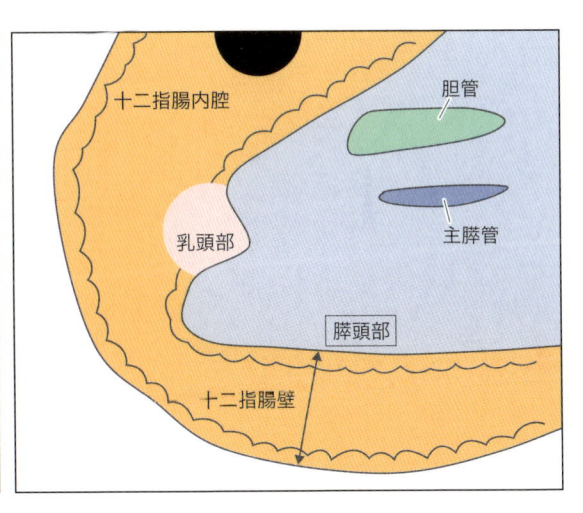

図3　胆管の描出　movie❶-9

　乳頭部に異常所見や，閉塞機転が明らかでない胆膵管の拡張を認めた場合には，**乳頭部の精査**が必要です．乳頭部をEUSで観察することも重要ですが，なによりカメラ（十二指腸内視鏡）で乳頭自体を確認することも重要です．必要な症例は，厭わずにEUS終了後にスコープを入れ換えて観察しましょう．

　通常のスクリーニングで，胆膵管の拡張や，乳頭部に腫瘍などが観察されなければ十二指腸内視鏡での確認は必要はありません．

　ここでは，胆管拡張のある症例で見てみましょう．

　EUSで胆管拡張があり明らかな閉塞部位がなく乳頭部に腫瘤を認めました．

　十二指腸内視鏡でも腺腫または腺癌を疑う内視鏡像になります（図4）．

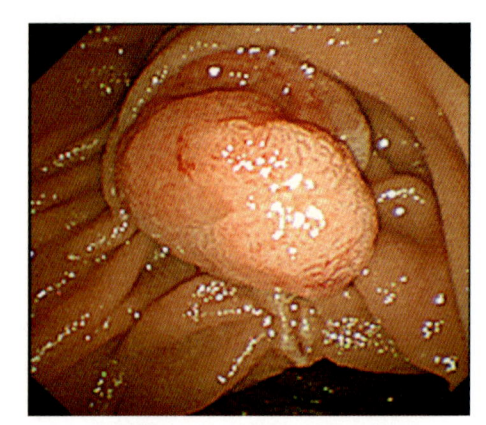

図4　内視鏡（十二指腸内視鏡）像
movie ❶ -9

通常のスクリーニングでは必要ありませんが，詳細に乳頭部をEUSで観察する場合は，**脱気水の注入**をおすすめします．乳頭部および十二指腸筋層が明瞭になります（図5, 6）．

図4の症例では，胆管内に腫瘍の進展を認めますが腫瘍の明らかな十二指腸筋層は保たれており，膵浸潤は認めませんでした（図7）．

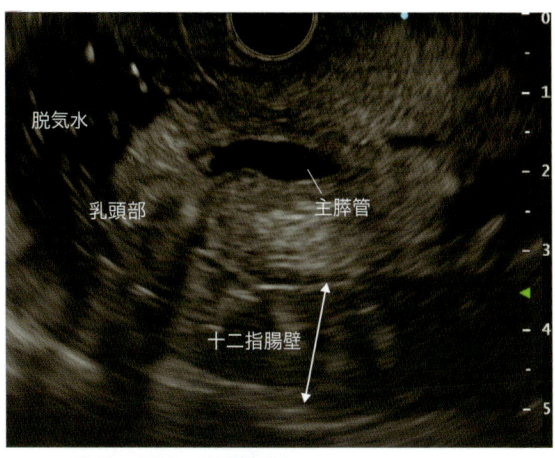
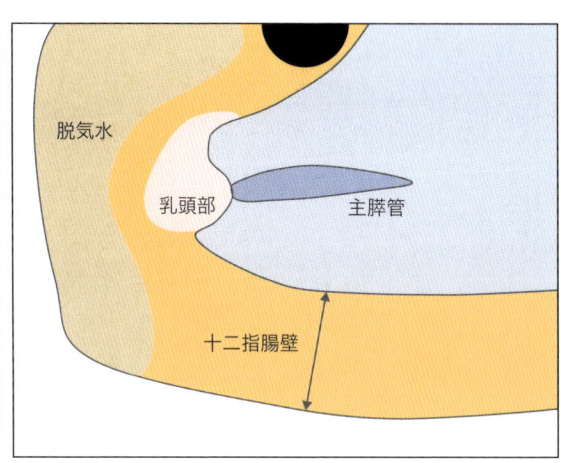

図5　膵管の描出 movie❶-9

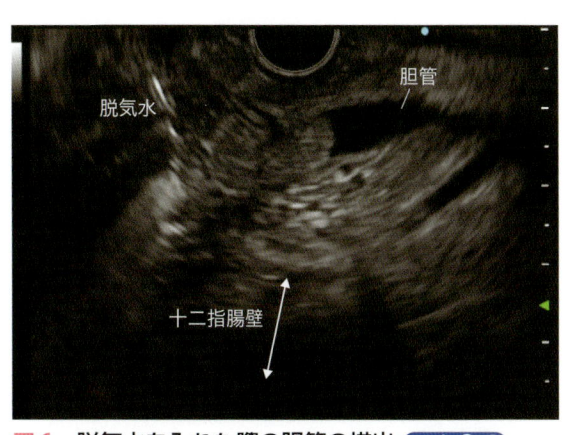
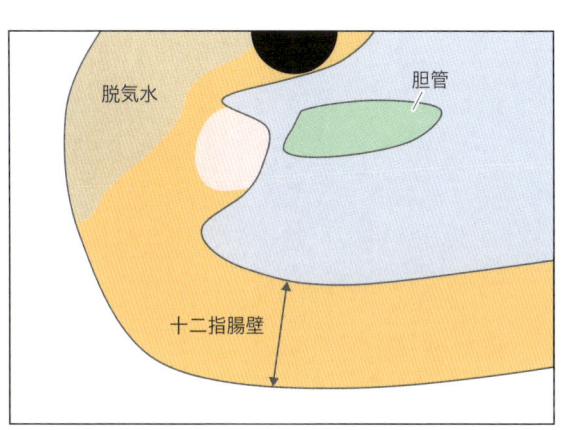

図6　脱気水を入れた際の胆管の描出 movie❶-9

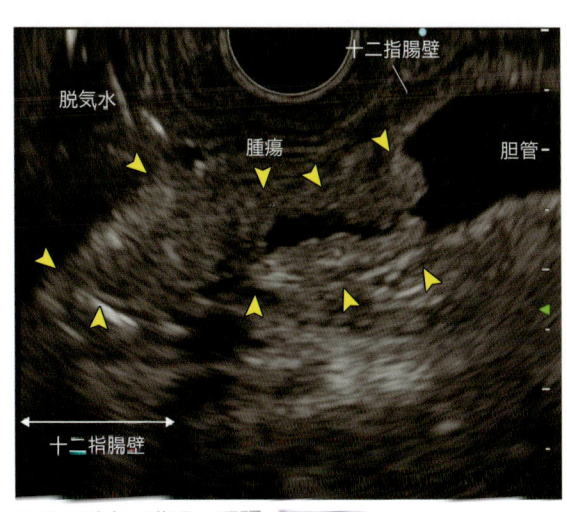
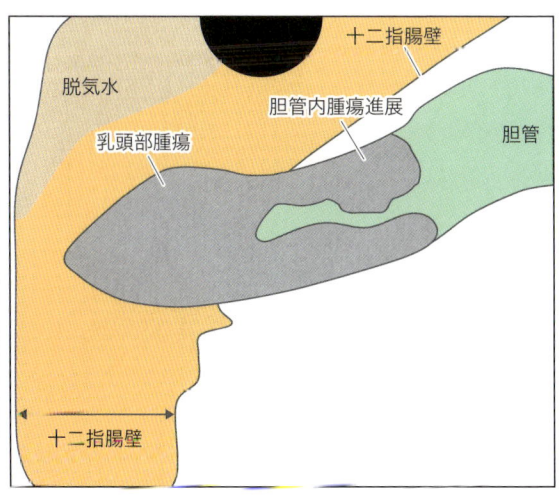

図7　腫瘍の進展の確認 movie❶-9

© D2からの観察

4 主（副）膵管・胆管を見る

`movie`

Summary

- 乳頭から胆膵管を同時に見るには，時計・反時計回転と交互に動かしながらスコープを引いていく方法もありますが，ここでは，主膵管・胆管をそれぞれ連続で見る方法を解説します．
- 乳頭部から主膵管を追う走査は，時計回転が中心です．逆に乳頭部から胆管を追う走査は，反時計回転になります．
- 膵体部へは時計回転，肝門部へは反時計回転と覚えましょう！

観察ターゲット

スタート：乳頭部　　　　　ゴール：肝門部胆管

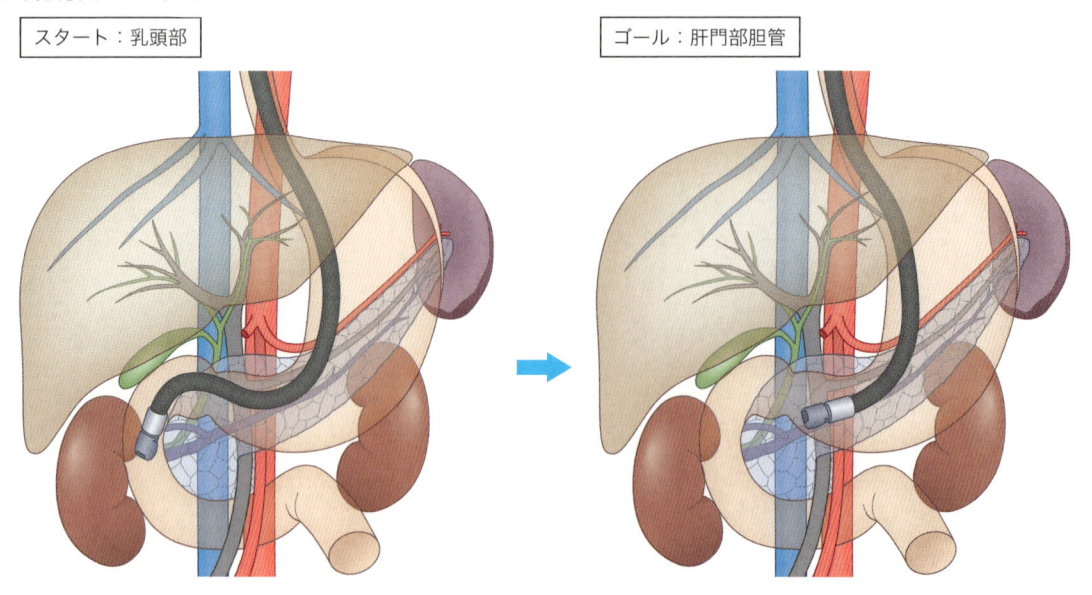

観察の順序

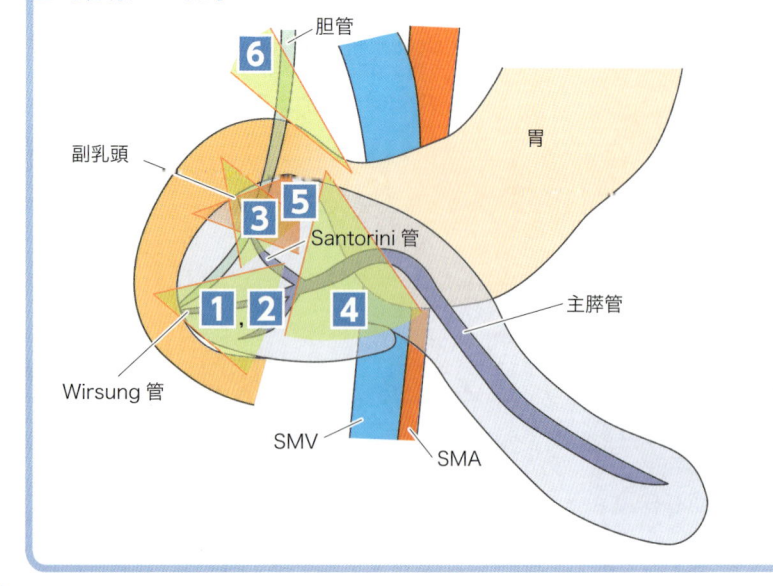

1 乳頭部
↓
2 乳頭部主膵管
↓
3 主膵管〜
　Santorini 管
↓
4 膵頭体移行部の
　主膵管
↓
5 乳頭部〜膵内胆管
↓
6 膵内胆管〜
　肝門部胆管

　乳頭部の主膵管は胆管よりも腹側にありますので，胆管が先に見えたら，腹側に時計回転させると主膵管を確認できます（図1）．主膵管と胆管の見分け方は⑤を参照してください．

ⓐ EUS 像　`movie ❶-10`

ⓑ CT

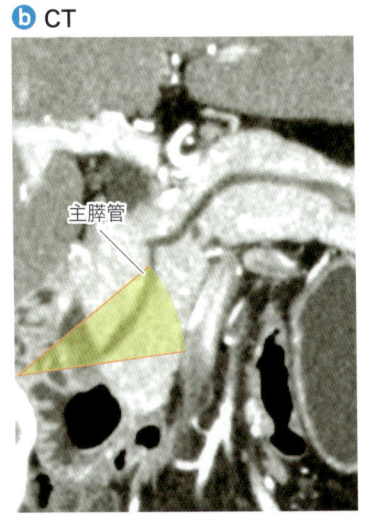

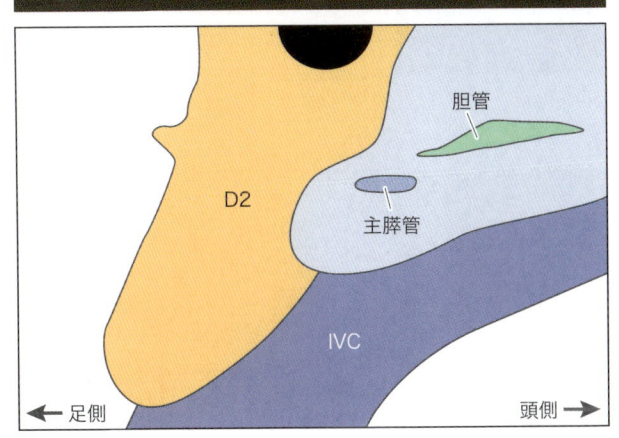

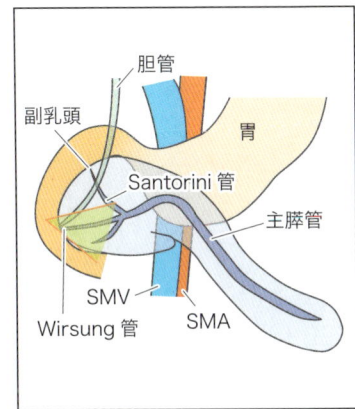

ⓒ CT 再構築像

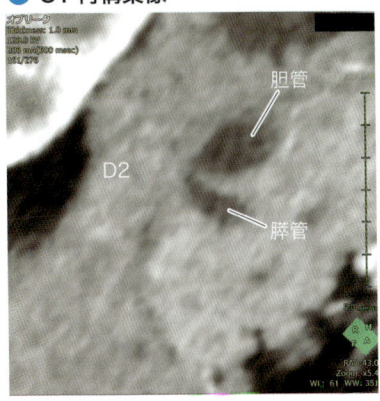

図1　乳頭部の胆管・膵管

2 乳頭部主膵管

主膵管と十二指腸筋層を意識して描出をします（図2）.

乳頭部を詳細に見たい場合は，D2内をある程度満たすために，20 mL位脱気水をいれることをおすすめします（図3）. 乳頭部がより鮮明に描出されます.

ただし，スコープが抜けやすくなるので**一度観察をしてから，最後に脱気水を入れるほうがよい**でしょう.

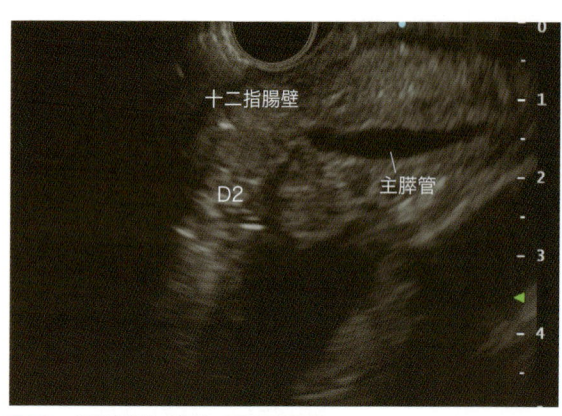 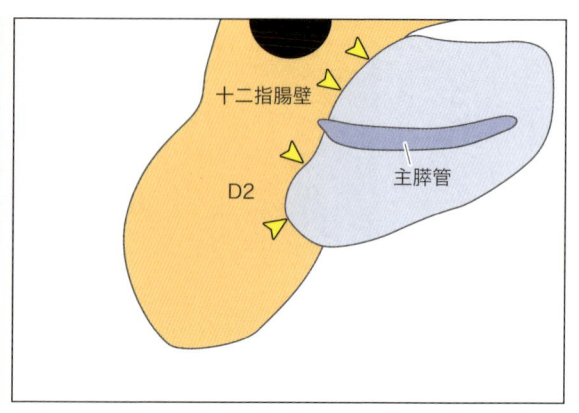

図2 乳頭部主膵管 movie❶-10

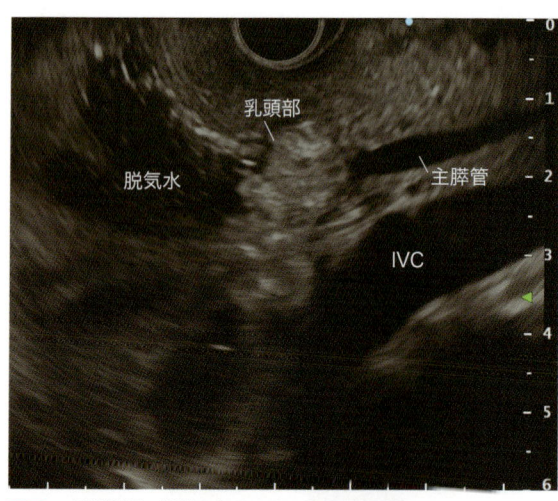 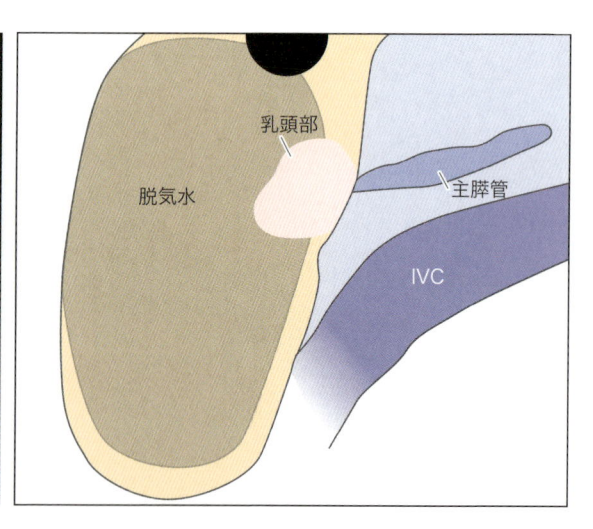

図3 乳頭部（脱気水あり） movie❶-10

3 主膵管〜Santorini管

　主膵管を追うには，そのままわずかに時計回転をかけながら，少しずつスコープを引いてきます（図4）．

　スコープが抜けないように，スコープにアップアングル走査を加えたり，軽くバルーンをinflateすると抜けにくくなります．主膵管を追っていくと，プローブ側に向かってくる**Santorini管**を認識できることがあります（図5）．

　Santorini管は腹側に向かいますので，主膵管が見えてからさらに時計回転をかけると，副乳頭に向かうSantorini管を確認できます．図5のSantorini管は細くてわかりにくいので，Santorini管に分枝型IPMNを有する症例の膵管操作を第4章-1で詳しく解説しますので参照ください．

ⓐ EUS像　movie❶-10

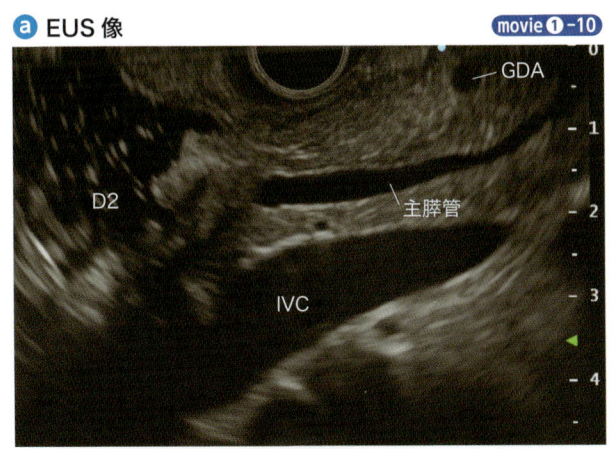

ⓑ CT

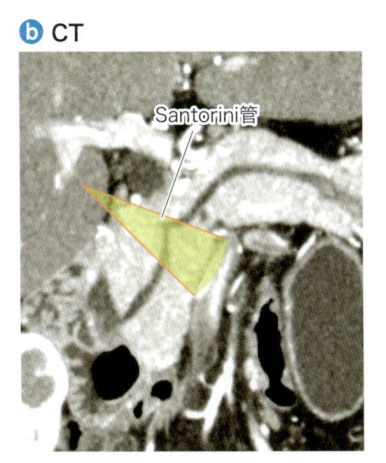

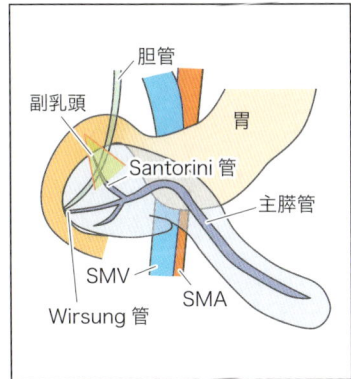

ⓒ CT再構築像

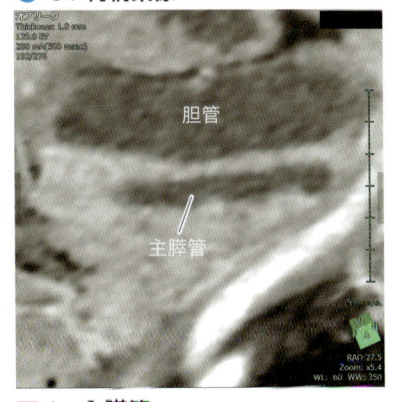

図4　主膵管

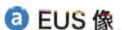 **EUS 像** movie ❶-10　　**ⓑ CT**

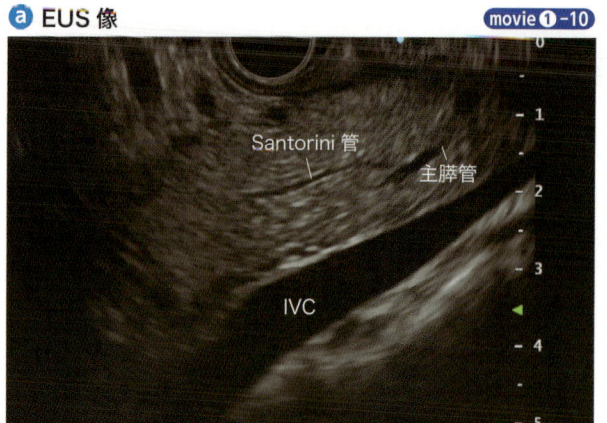

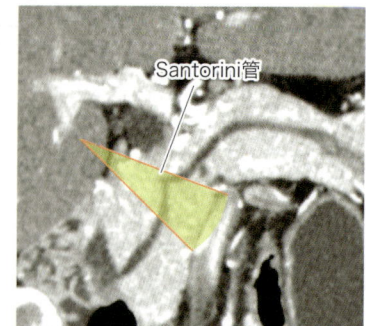

ⓒ CT 再構築像

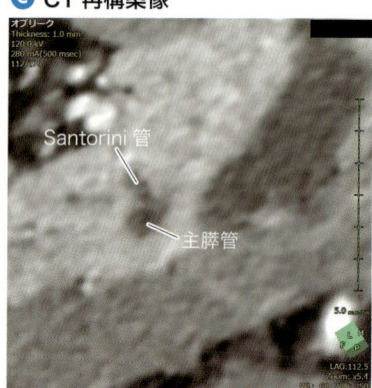

図5　Santorini 管

4 膵頭体移行部の主膵管（逆SMV越え）

　さらにわずかに時計回転をかけ，少しずつスコープを引きながら主膵管を追っていくとSMVをまたぐ部位にさしかかります（図6）．膵頭体移行部の主膵管を観察する形になります．

　ちょうど，胃内走査で膵体部から頭部に主膵管を追うときの走査を「SMV越え」と説明しましたが，ここは逆向きになるので，「逆SMV越え」になります．

　この時スコープ先端はちょうどD1〜幽門部にさしかかっています．

　十二指腸の形によっては抜けやすく観察が難しい場合がありますので，この場合も胃内走査で補完することが大切です．

　以上のように，乳頭部から膵頭部・膵体部にかけて主膵管を追うには，ひたすら時計回転になります．

ⓐ EUS像 movie❶-10

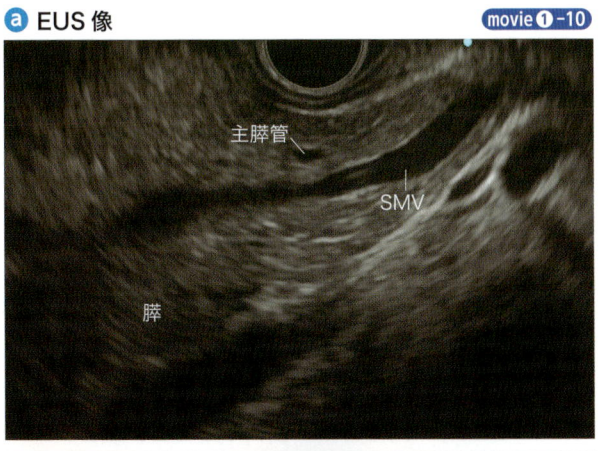

ⓑ CT

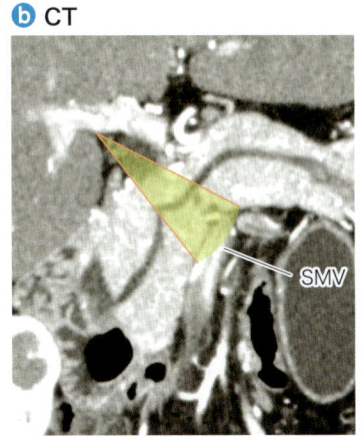

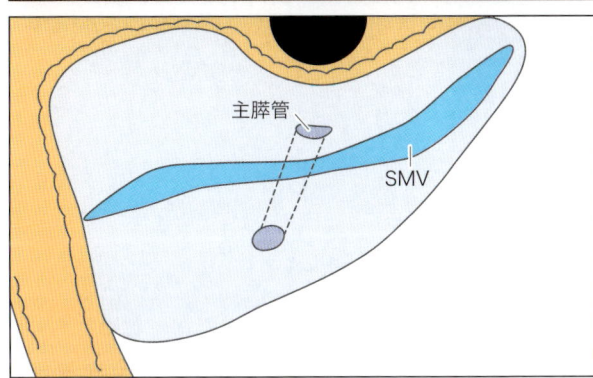

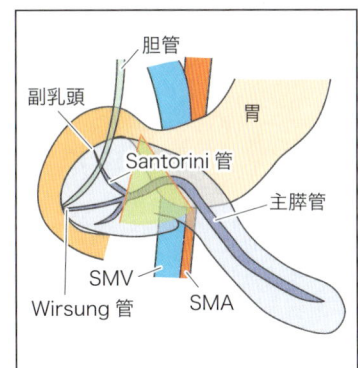

ⓒ CT再構築像

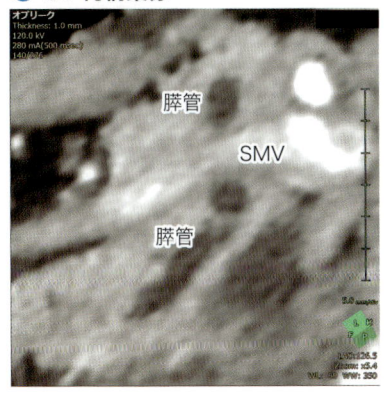

図6　逆SMV越え

続いて胆管を観察しましょう.

胆管は乳頭から背側に向かいますので,乳頭部から胆管を連続で見るには,反時計回転が中心となります.

D2で胆管と主膵管がわからなくなって,迷子になったら,見分け方を2通り覚えておきましょう.

①プローブに近い方が胆管,遠い方が主膵管.

②Ao・IVCから時計回転で最初にでるのが胆管,さらに時計回転で描出できるのが主膵管(SMVから反時計回転で最初にでるのが膵管,より反時計回転で描出できるのが主膵管).

さて,いずれかの方法で胆管を同定し,少しずつスコープを引きつつ軽い反時計回転をかけると,スコープと胆管軸が合い長軸で描出が可能となります(図7).

ⓐ EUS 像 `movie ❶-10`

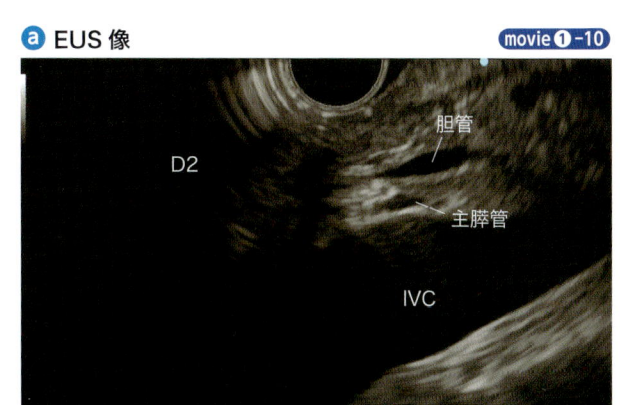

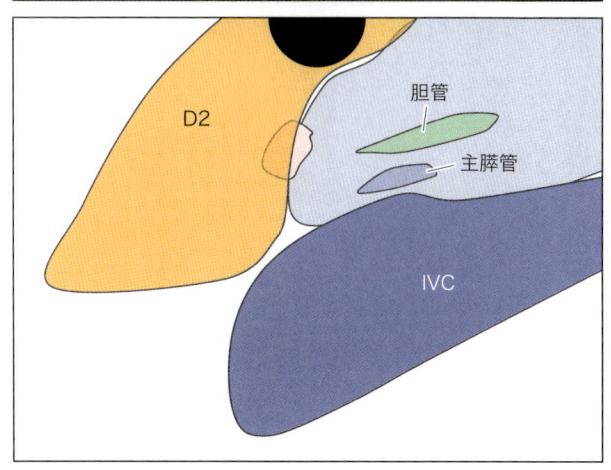

D2
胆管
主膵管
IVC

ⓑ CT

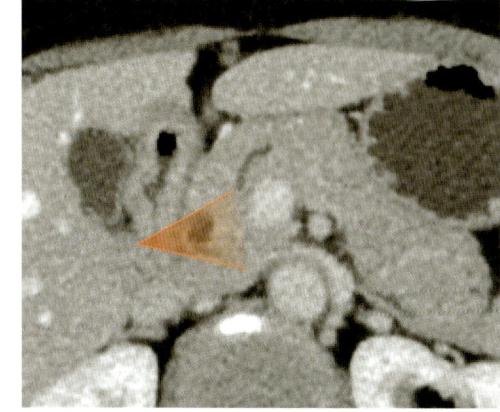

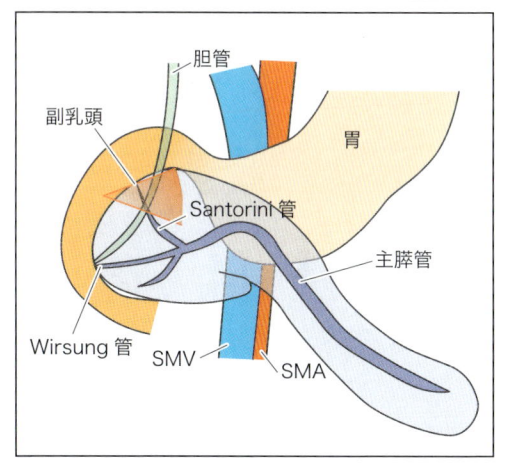

胆管
副乳頭
胃
Santorini 管
主膵管
Wirsung 管
SMV
SMA

ⓒ CT 再構築像

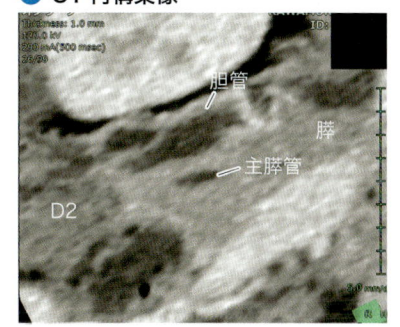

胆管
膵
主膵管
D2

図7 胆管の描出

あとは胆管軸にあわせながら反時計回転とスコープを引きながら，胆管を肝門方向に見ていきます．

膵内から膵外胆管に出る付近で，通常，スコープはD2からD1もしくは幽門部まで抜けています（図8）．

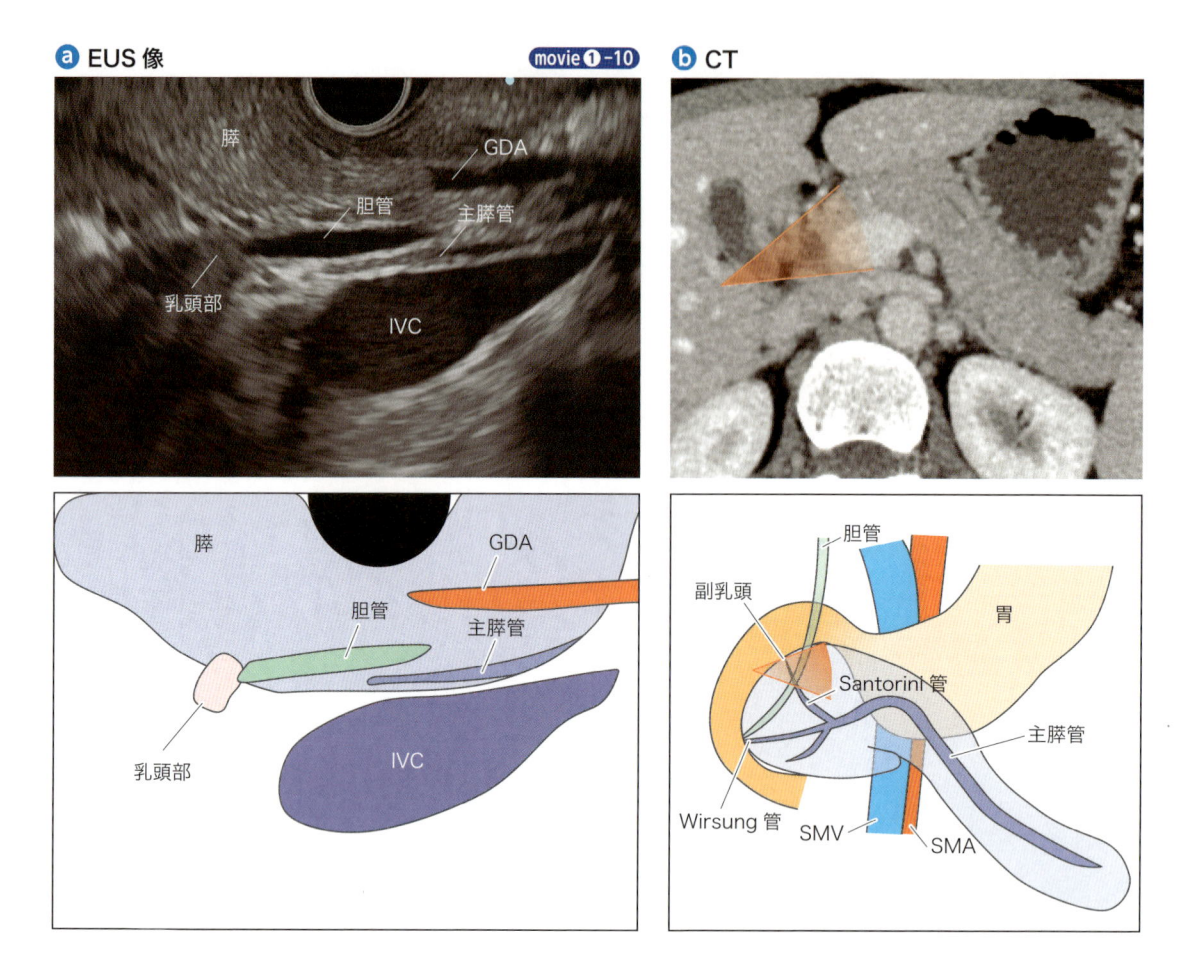

ⓐ EUS像 movie❶-10

膵　GDA　胆管　主膵管　乳頭部　IVC

ⓑ CT

胆管　副乳頭　Santorini管　胃　主膵管　Wirsung管　SMV　SMA

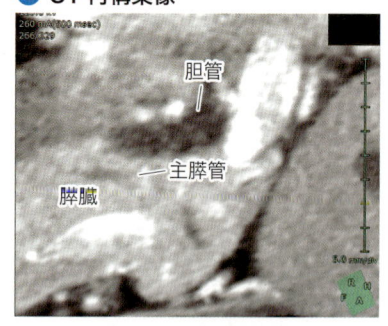

ⓒ CT再構築像

胆管　主膵管　膵臓

図8　胆管を肝門方向に見る

6 膵内胆管〜肝門部胆管

　膵内胆管の時点で，スコープはすでにD1か幽門部ですが，気にせず，胆管軸にあわせながら，さらにスコープを反時計回転と引き走査を加えていくと，肝門部胆管に到達します（図9）．

　ここは，胃内から胆管を見るビューと同じになります（第2章B-4参照）．

ⓐ EUS像

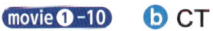

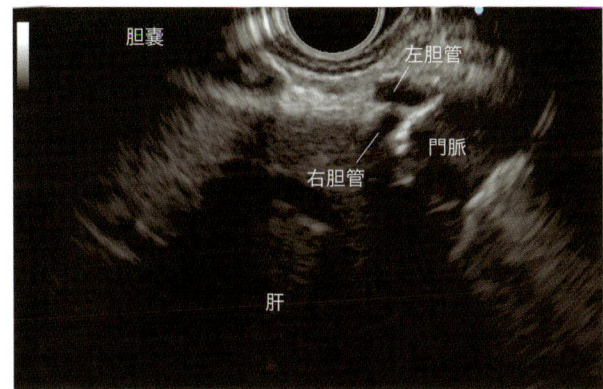

ⓑ CT

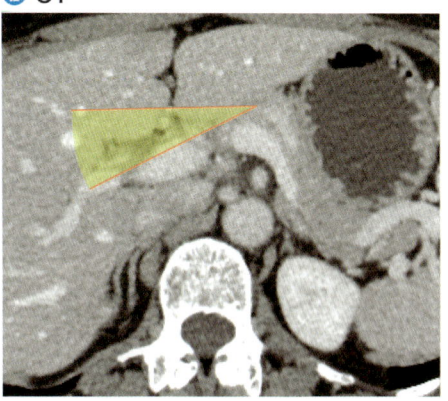

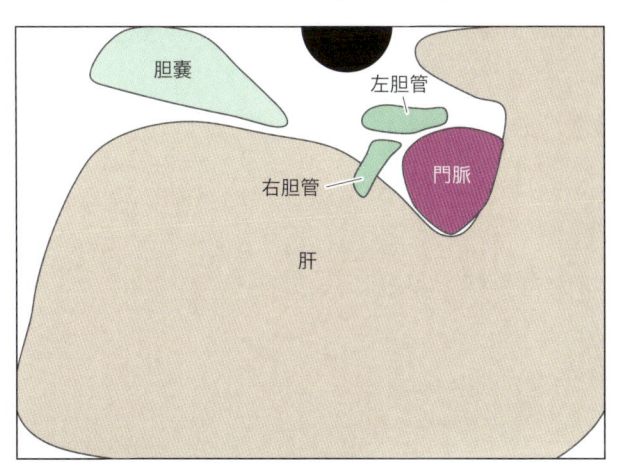

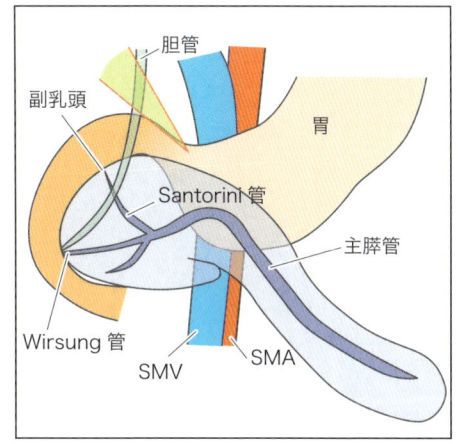

ⓒ CT再構築像

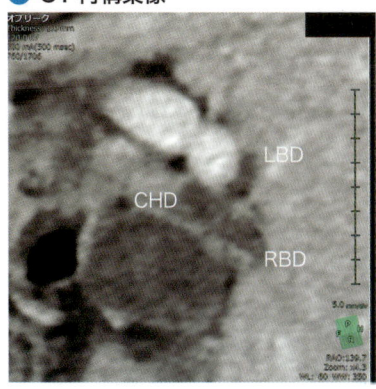

図9 肝門部胆管

Ⓐ 精査の目的

1 なぜ血管走査が必要なのか？

Summary

- コンベックス EUS スクリーニングにおいて，腹腔内血管の解剖を理解することは，①スクリーニングのメルクマールとして，②術前の血管浸潤の評価のため，③EUS–FNA をより安全に行うために重要！
- 余裕が出てきたら，主要血管はルーチンで認識する習慣をつけておくことがポイント．

1 メルクマールとしての血管

　膵臓は EUS では隈なく見えると言ってはいるものの，意外にも死角が多く，膵辺縁の病変は見落としていることがあります．病変を見落とさないためのポイントの1つ目は，第1章 A-3 に述べた appearance，disappearance を意識すること，2つ目が，膵辺縁を通る血管（と十二指腸）をメルクマールとして意識することです（図1）．すなわち，メルクマールとなる血管をしっかり認識・描出することで，その領域辺縁の膵実質を辺縁までしっかり見たという証拠となります．

　具体的なメルクマールとしては，下記の4つが挙げられます．

①胃十二指腸動脈（GDA）：膵頭上部腹側
②胃結腸静脈（GCV）：膵頭下部腹側
③第一空腸動静脈（1st JA・1st JV）：膵鉤部
④D2・D3：膵下縁

　これらの描出を順に可及的に行い，膵辺縁を確認することで，なるべく膵頭部の死角を少なくすることができます．

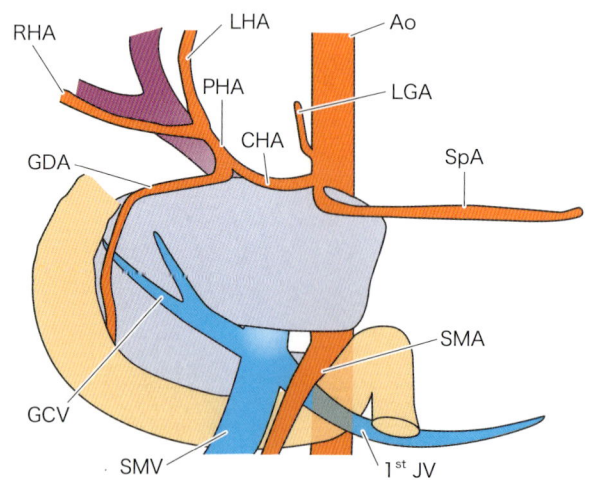
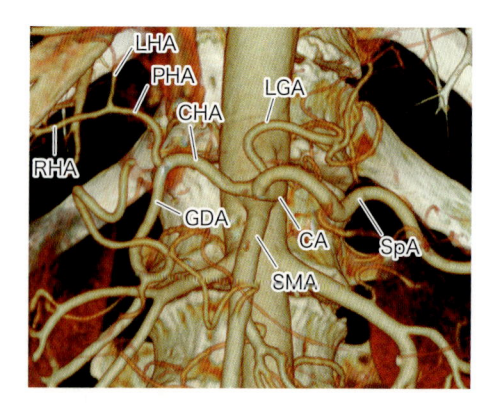

図1　膵頭部周囲のメルクマールとなる血管

2　術前の血管浸潤の評価

　胆管癌症例においては右肝動脈（RHA）〜総肝動脈（CHA），膵癌症例においては腹腔動脈系（第2章 B-2 観察の順序参照）・SMA の評価が重要です．

　特に膵癌は，近年，血管浸潤を伴う局所進行膵癌に対して切除可能境界膵癌（borderline resectable 膵癌：BR-PC）という概念がとり入れられ，治療方針決定のためには詳細な血管浸潤の評価がより重要となっています．造影 CT での評価が基本ですが，EUS でも CHA・GDA・SMA・SMV などの血管浸潤評価を CT 同様，詳細に行うことが可能であり，治療方針決定のオプションとして重要なツールとなっています．

3　EUS-FNA 時の安全性の担保

　EUS-FNA を安全に行うには，出血を避けることが重要です．

　FNA 時に見えている血管が何の血管かを認識することはもちろんのこと，血管を避けるためには，どこのスコープポジションがよいかとか，もう少し時計回転を加えたら〜血管が出てくる，逆に反時計回転では〜静脈が出るからこの位置で，など意識することが重要です．

Ⓑ 胃内からの観察

1　肝右葉の見かた

`movie`

Summary

- 肝右葉も胃内から観察可能です.
- 肝内門脈の走行がイメージできるようにしましょう.

観察の順序

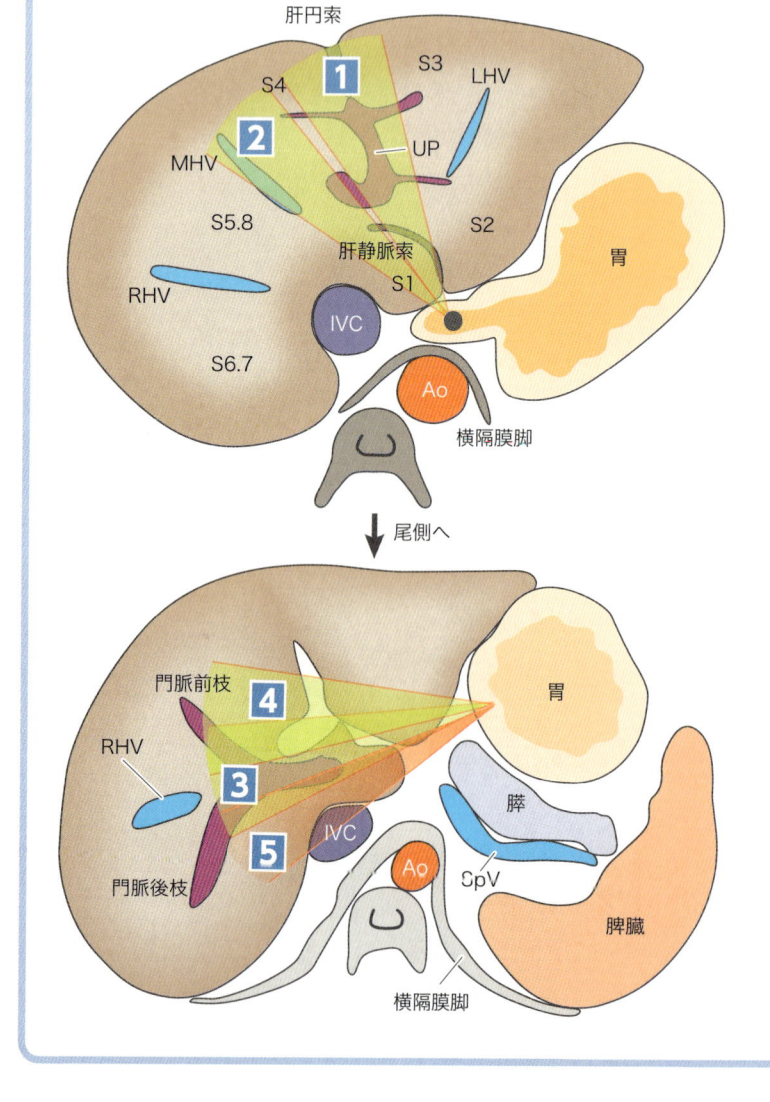

1	**門脈臍部（UP）**
↓	
2	**左門脈，肝外門脈**
↓	
3	**肝右門脈**
↓	
4	**門脈前枝**
↓	
5	**門脈後枝**

● 観察ターゲット

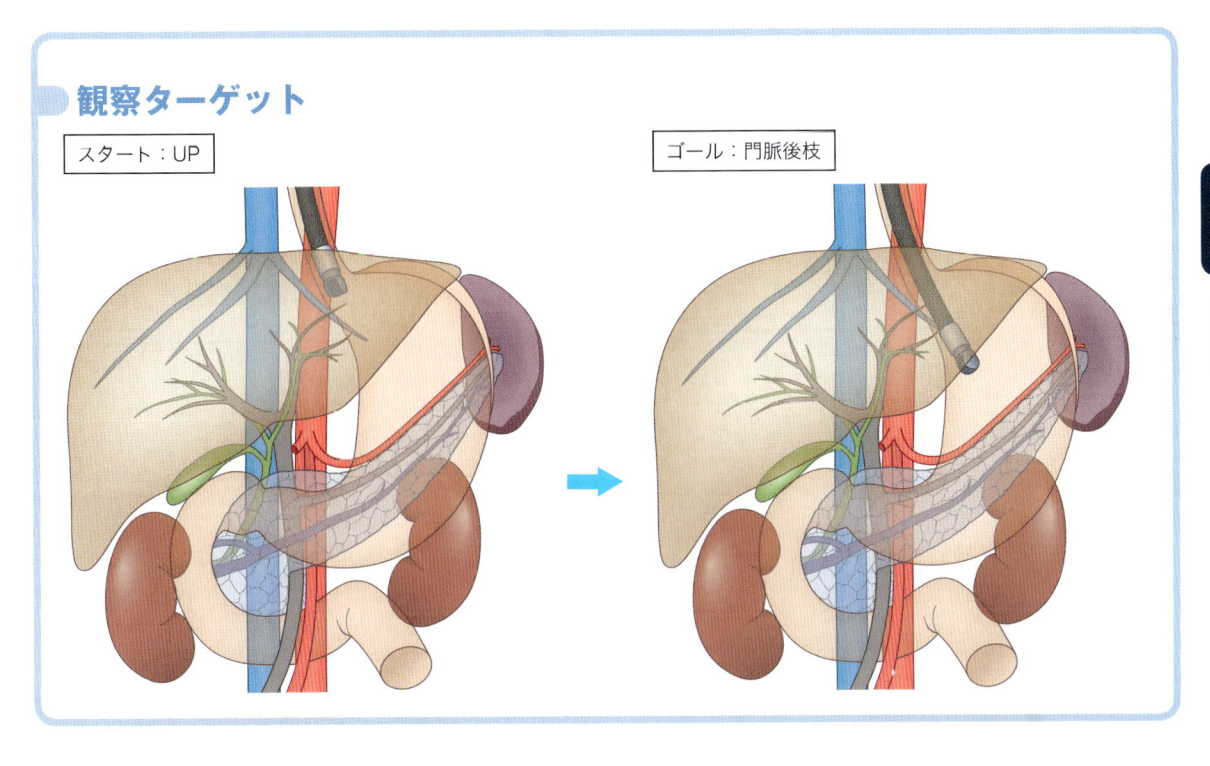

スタート：UP

ゴール：門脈後枝

　胃内から見た肝内門脈の走行を観察の順序でイメージしましょう．肝内の位置関係は門脈を追うのがわかりやすいです（図1）．

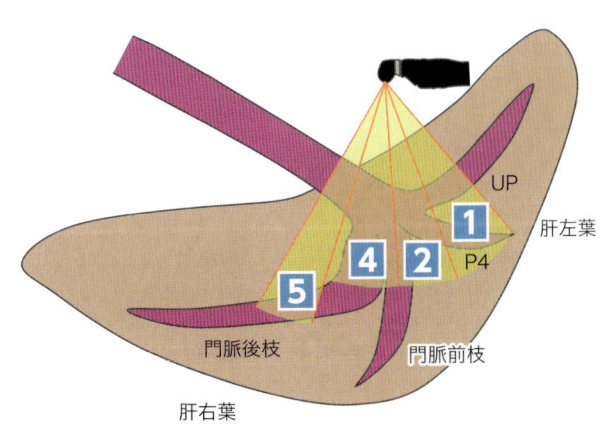

図1　**胃内から見た肝内門脈の走行をイメージしよう**

1 門脈臍部

門脈臍部（UP）からスコープを時計回転させると，まず最初にP4が見えます（図2）．P4は，プローブから遠ざかる方向です．

a EUS 像 movie ❷-1

b CT

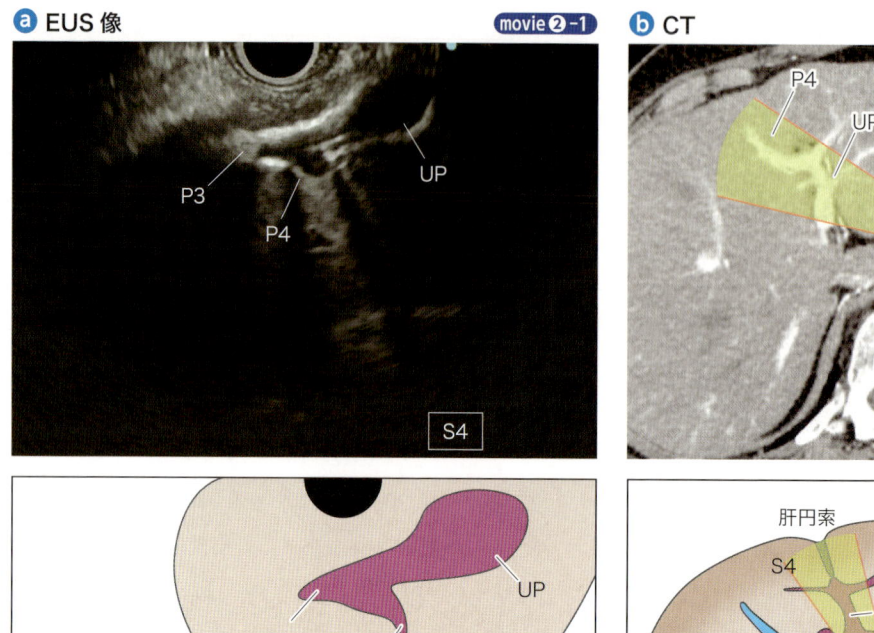

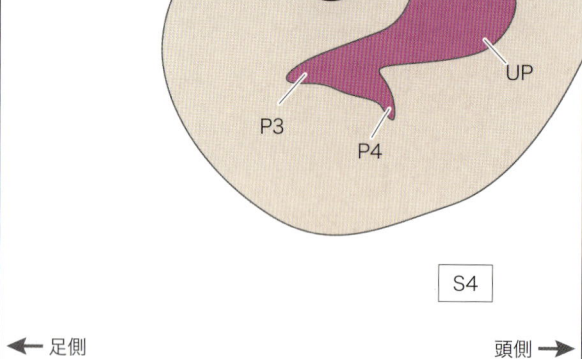

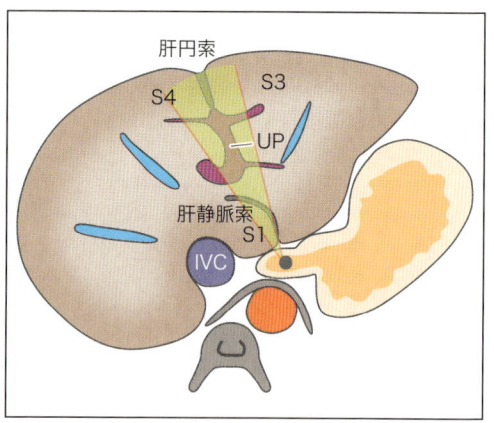

c CT 再構築像

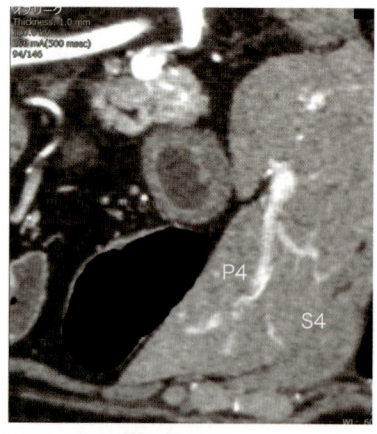

図2 肝左葉の見かた

2 左門脈, 肝外門脈

さらにスコープを時計回転させると, 左門脈 (図3), 肝外門脈 (図4) と見えてきます. 常に見たい対象物を6時方向にもっていくことを忘れないでください.

ⓐ EUS像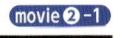

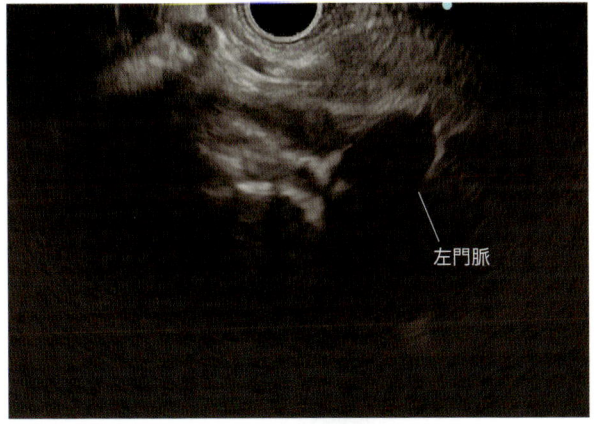

ⓑ CT

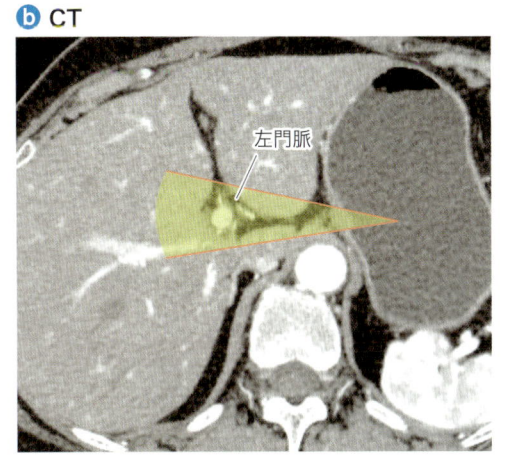

ⓒ CT 再構築像

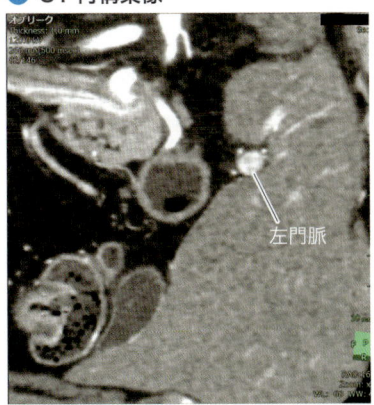

図3 左門脈

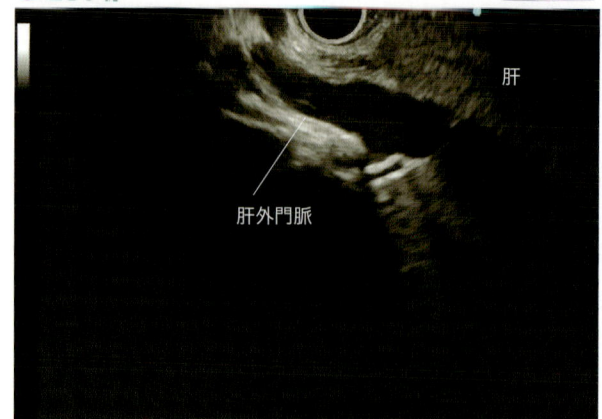

ⓐ EUS 像 movie ❷-1

肝

肝外門脈

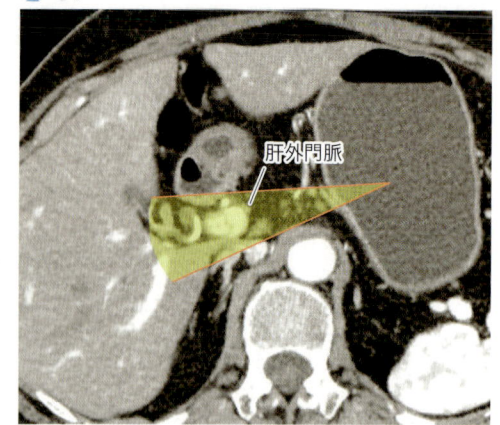

ⓑ CT

肝外門脈

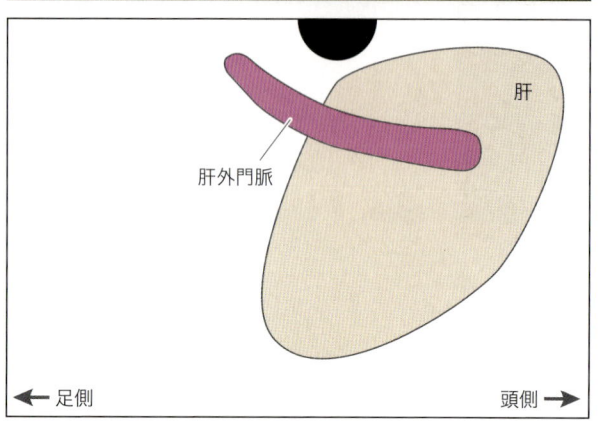

肝

肝外門脈

← 足側　　　　頭側 →

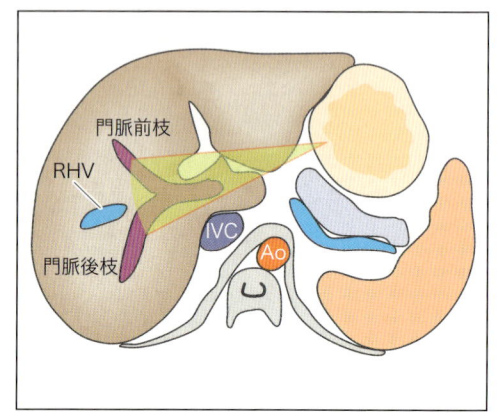

門脈前枝

RHV

門脈後枝

IVC

Ao

ⓒ CT 再構築像

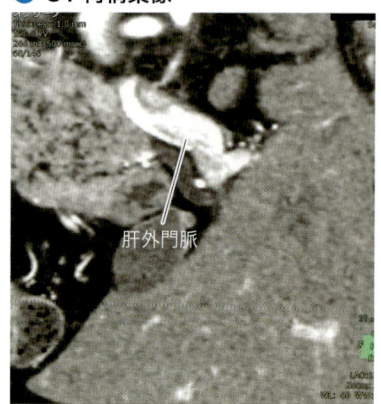

肝外門脈

図4　肝外門脈

3 肝右門脈

通常，胃内走査であれば，肝外門脈が見えてから IVC⇒大動脈（Ao）⇒膵臓といきますが，ここでは肝右葉（門脈）を見ていきます．

まず，右門脈を出すには，肝外門脈が出たら，スコープを時計回転させながら，わずかに引くと，P4 と同様に，プローブから遠ざかる方向に，肝右門脈（図5）が見えてきます．

ⓐ EUS 像 movie❷-1

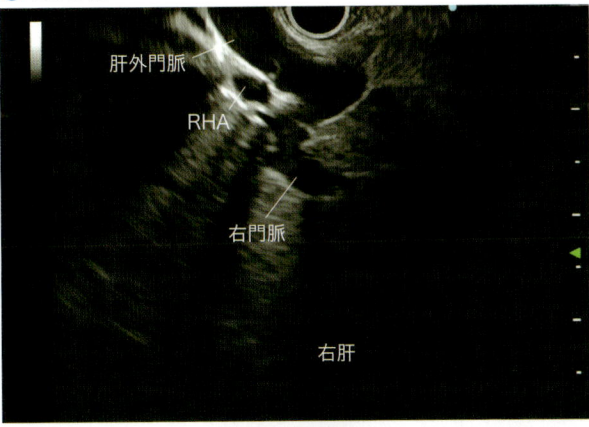

ⓑ CT

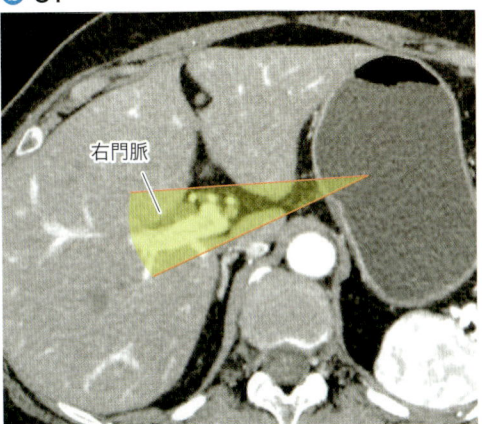

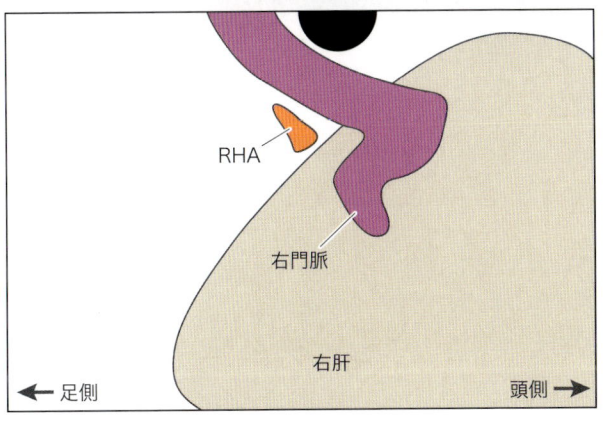

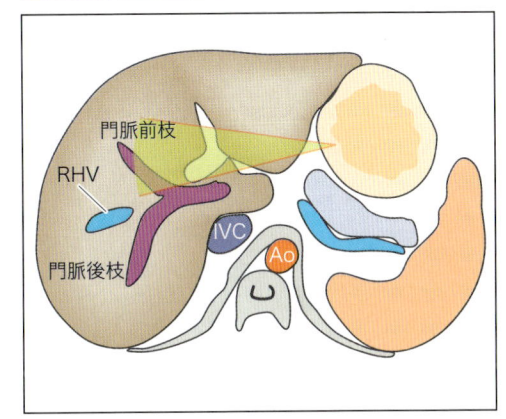

ⓒ CT 再構築像

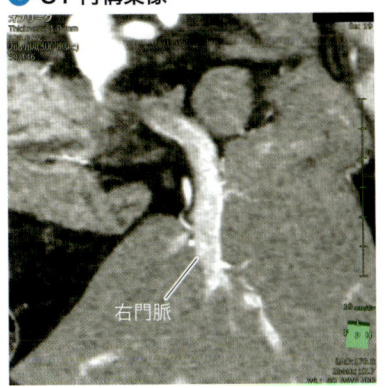

図5　肝右門脈

4 門脈前枝

この位置から，そのままスコープを引くと，門脈前枝（図6）が見えます．すなわち前区域です．

ⓐ EUS像

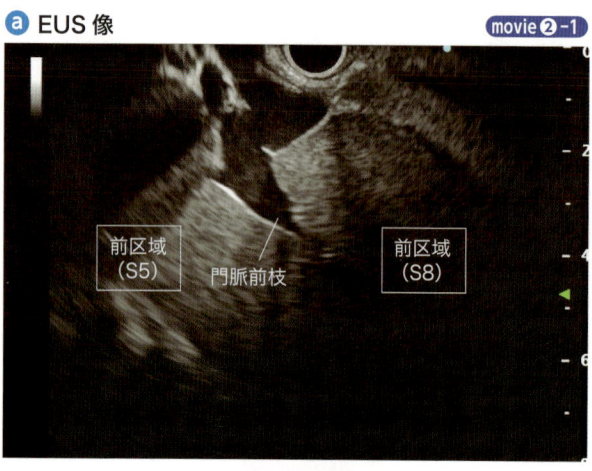

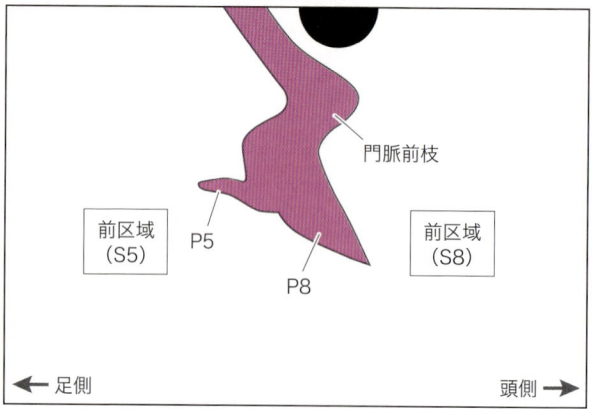

ⓑ CT

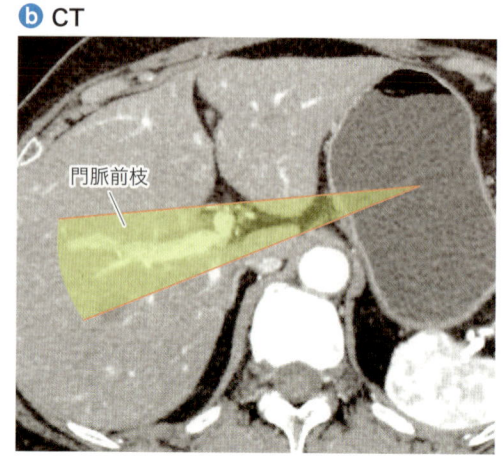

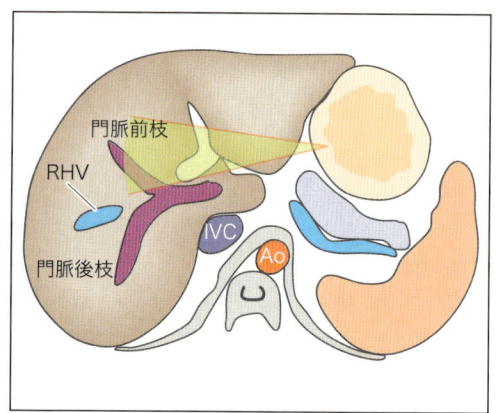

ⓒ CT再構築像

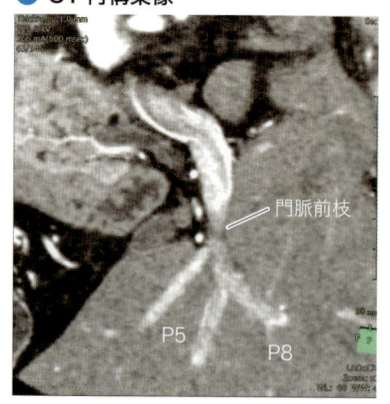

図6 門脈前枝

5 門脈後枝とその追いかた

そして図5の位置から，時計回転させると，門脈後枝（図7）が見えます．

門脈後枝の末梢を追うには，ひたすら時計回転です．すると IVC を跨いで，遠ざかっていく後区域（図7）を追いかけることができます．

動画では，UP→P4→左門脈→肝外門脈→右門脈→門脈前枝→門脈後枝→リバースで UP まで観察しています．

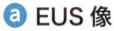 ⓐ EUS像 movie ❷-1

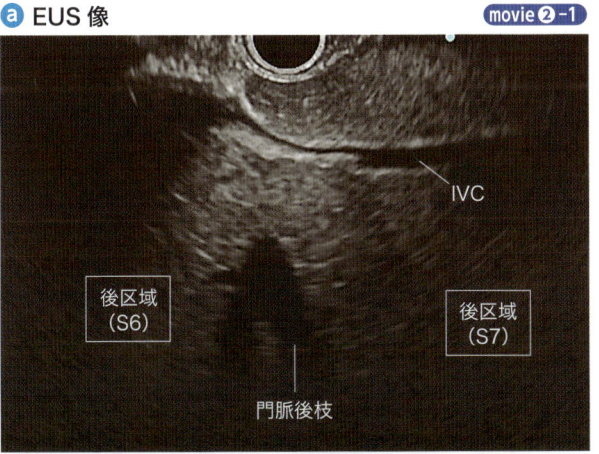

 ⓑ CT

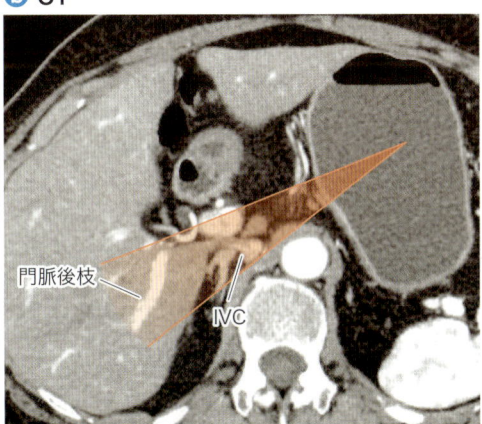

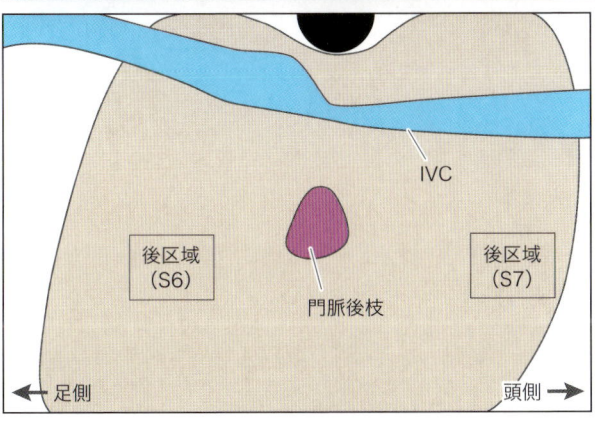

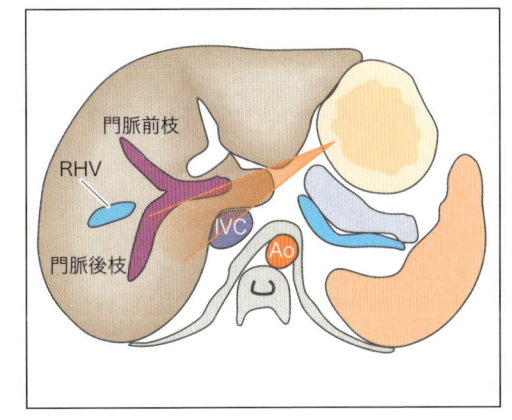

ⓒ CT再構築像

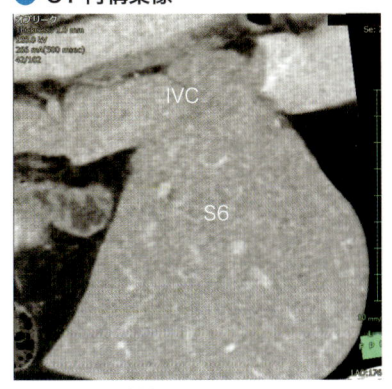

図7 後区域領域

Ⓑ 胃内からの観察

2 腹腔動脈系の追いかた

movie

Summary

- 腹腔動脈系は，CHA・GDA・PHA・LHA・RHA を見れるようにしましょう．
- 多少の破格はありますが，走査法を覚えたら大きな武器になります．
- 腹腔動脈系の血管はCTでは輪切りとなってしまいわかりにくいですので，この稿ではイメージ図で観察の順序を解説します．

血管の解剖

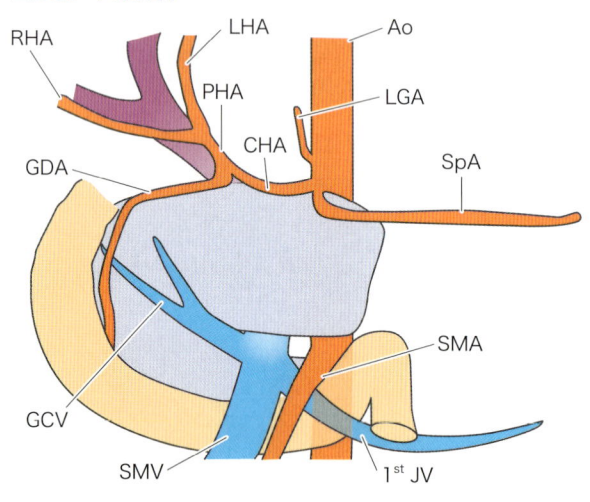

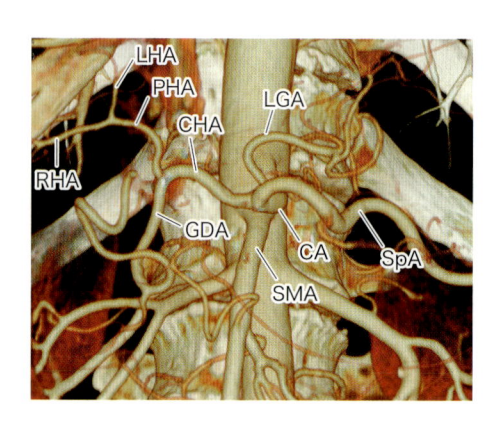

観察の順序

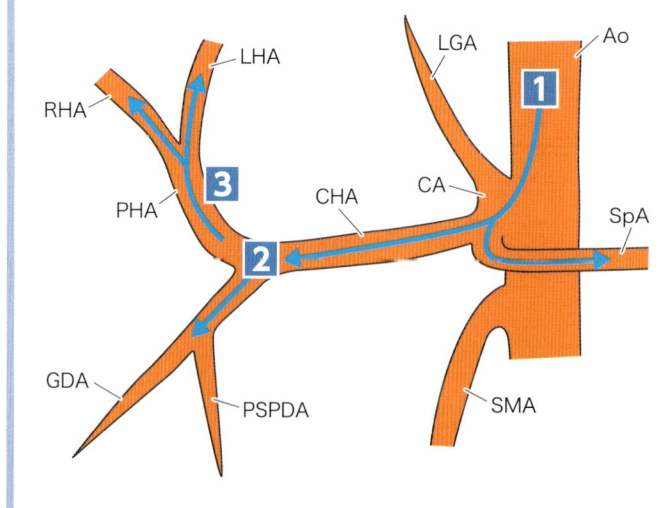

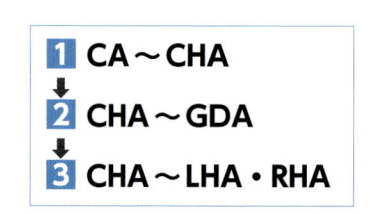

1 CA〜CHA
↓
2 CHA〜GDA
↓
3 CHA〜LHA・RHA

1 | CA 〜 CHA

それでは，実際のEUSの動きを腹腔動脈（CA）から見ていきます．

下行大動脈（Ao）から分岐したCAから最初に左胃動脈（LGA，図1）が分岐します．

ⓐ EUS 像　　movie ❷-2

ⓑ CT

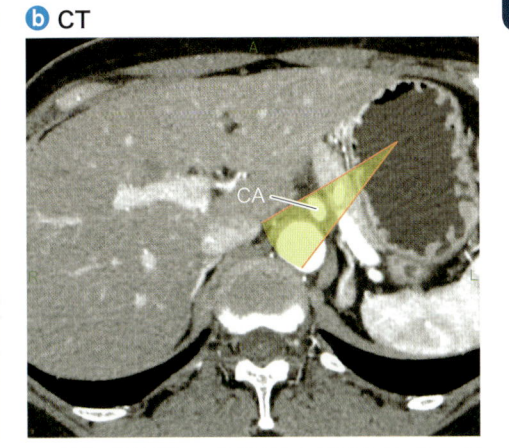

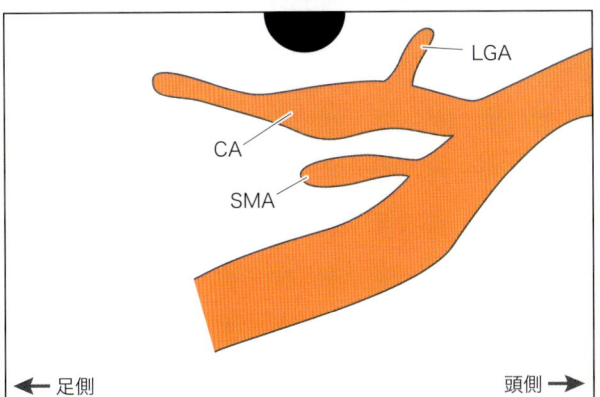

←足側　　　　頭側→

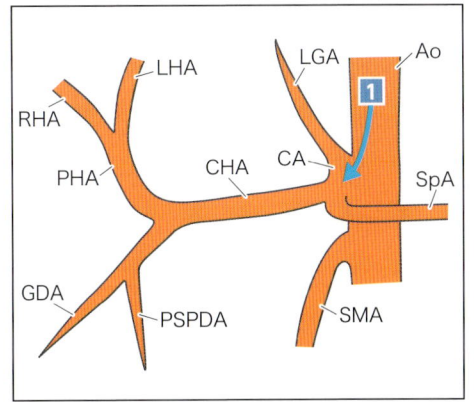

ⓒ CT 再構築像

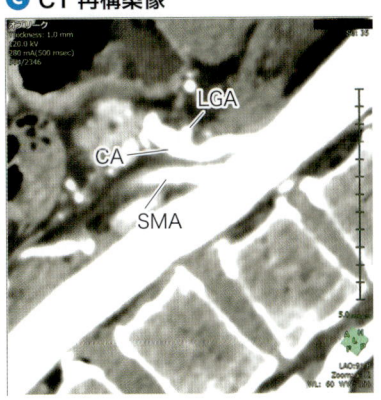

図1　LGA

スコープに押し操作を加えながらさらにCAを追従すると脾動脈（SpA）とCHAの分岐が出現します（図2）．SpAを見るには，そこから時計回転させることで末梢まで追うことができます（SpAの見かたは第1章A-3を参照）．

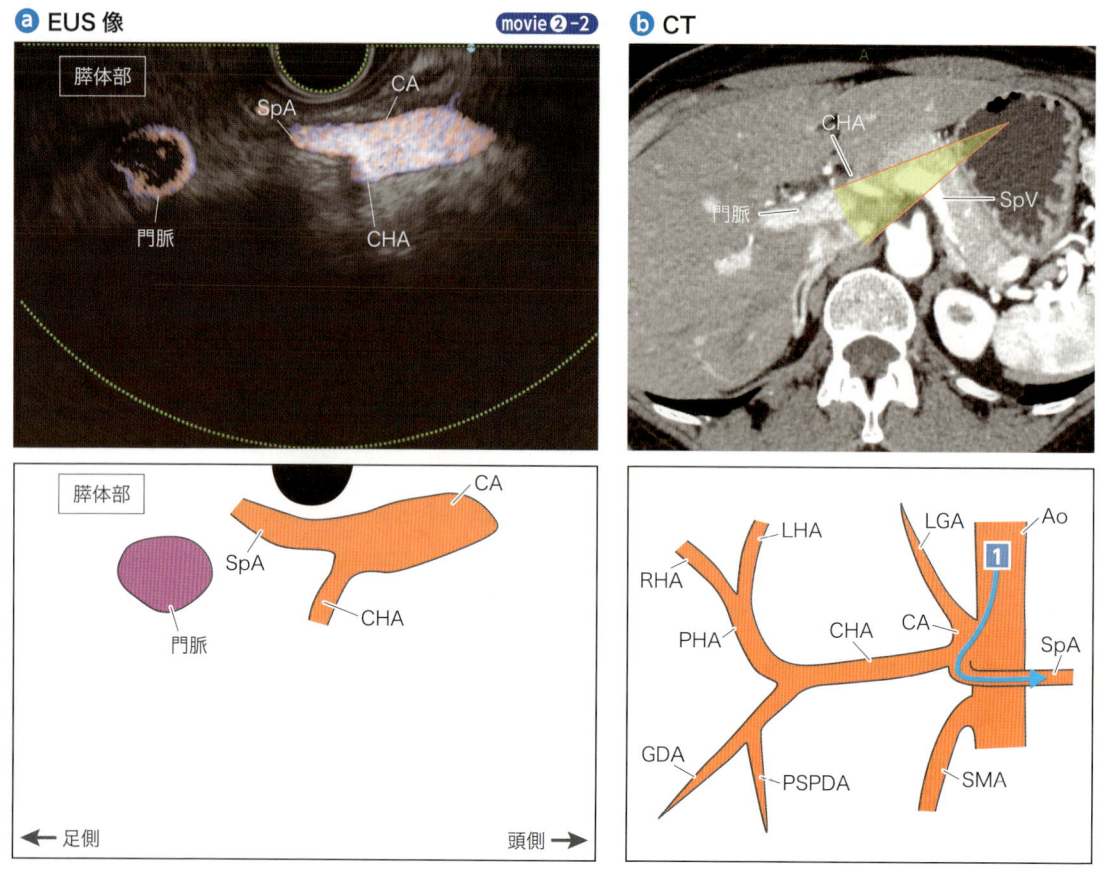

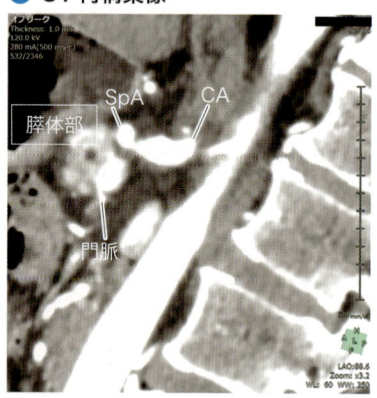

図2　SpAとCHAの分岐

CHAは，この分岐部（図2）からスコープを反時計回転させると描出されます（図3）．CHAを追うには，そのまま軽く反時計回転をかけ続けると追従できます．CHAは，門脈のすぐ腹側〜左側を走行しますので，門脈とは，図3のような位置関係で，ちょうどクロスするようなイメージになります．

ⓐ EUS像 movie ❷-2

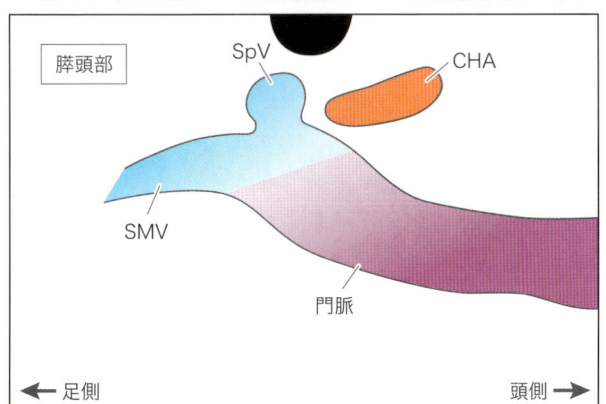

ⓑ CT

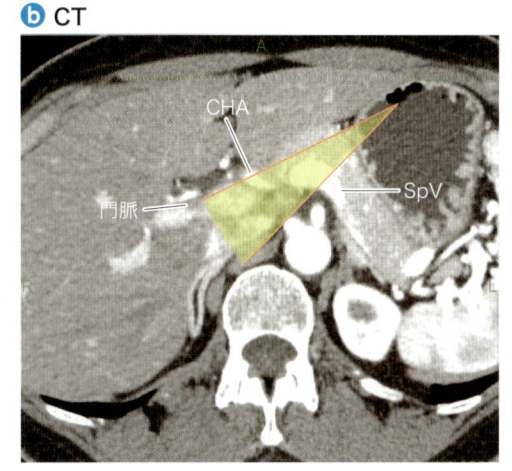

ⓒ CT再構築像

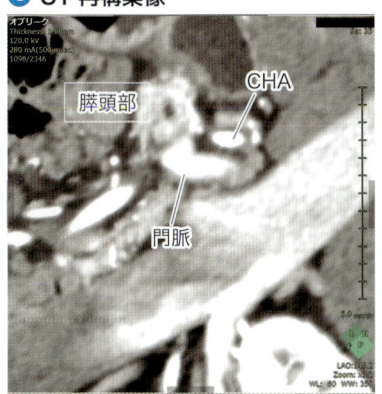

図3 CHA

さらにCHAを追従すると，「人」の字に似た像が現れます（図4）．

左払い（左方向）が胃十二指腸動脈（GDA），右払い（右方向）が固有肝動脈（PHA）になります．GDAを追うにはここから押しながら軽い時計回転，PHAを追従するには，スコープを引きながらさらに反時計回転させます．

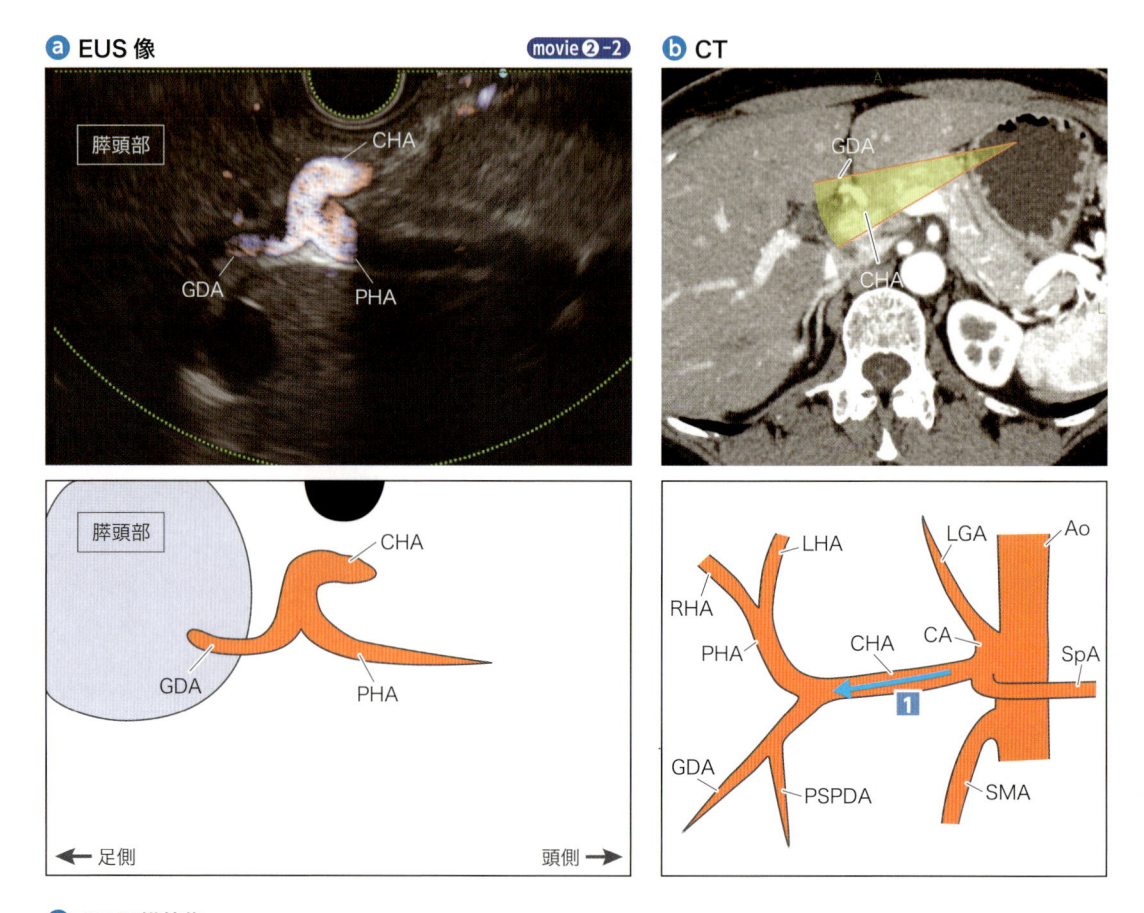

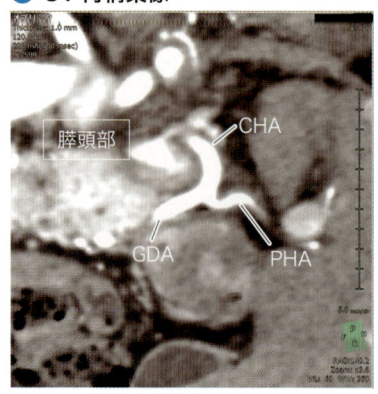

図4　GDAとPHA

図4から，GDAを追従します．

GDAは，膵臓の腹側を足側に下りていきますので，スコープの押し操作で，長軸に描出されます（図5）．多少の時計回転もしくは反時計回転が必要な場合もあります．

GDAは膵頭部腹側のメルクマールとして重要ですが，ここから分岐する後上膵十二指腸動脈（PSPDA）は，膵背側に向い，後上膵十二指腸静脈（PSPDV）とともに，胆管に沿って乳頭部へ向かいます．

GDAやPSPDAはEUS–FNAのときに認識し，穿刺を避けなければいけない血管ですので，走行を覚えておきましょう．

ⓐ EUS像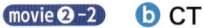

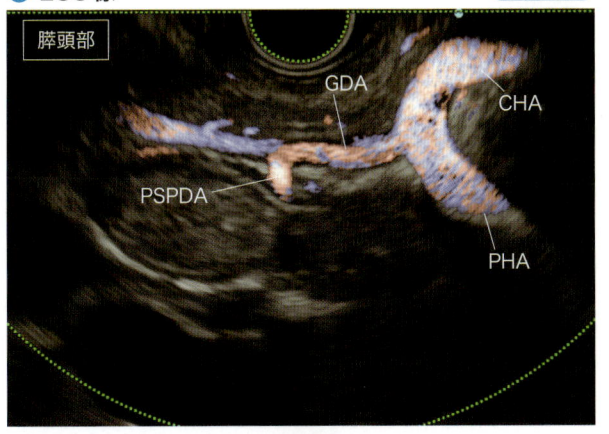

ⓑ CT

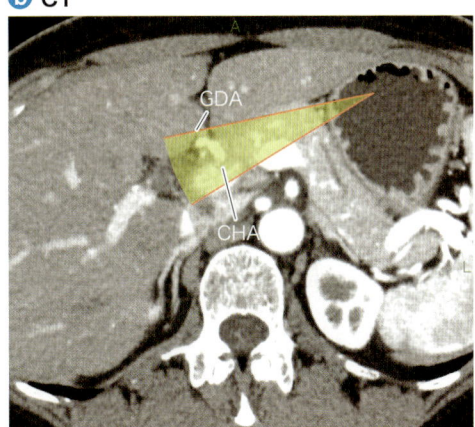

ⓒ CT再構築像

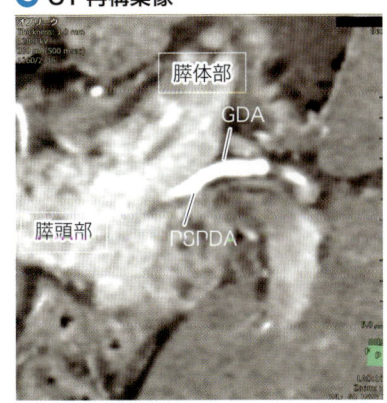

図5　GDAの追従

3 CHA ～ LHA・RHA

　GDAから「人」の字にもどり，PHAを追います（図6）．PHAを追うには反時計回転させながらスコープを引きます．すると，左右の肝動脈が描出されます（図7）．プローブに近い方が左肝動脈（LHA），プローブから遠ざかる方が，右肝動脈（RHA）になります．左右の動脈が同時に描出されることは少なく，しっかり時計回転・反時計回転を行い，左右の肝動脈を確認しましょう．

　左右の肝動脈は，時に破格がみられるため，正常とは違う走行をすることがあります．事前にCTで確認しておくことが重要です（replaced RHAについては第3章-4で解説します）．

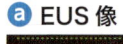 **ⓐ EUS 像** movie ❷-2

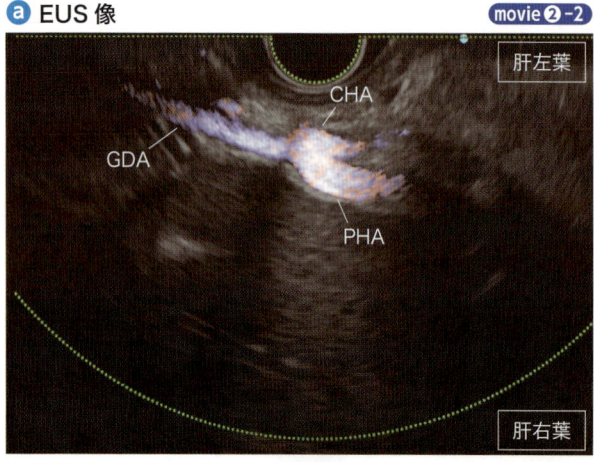

 ⓑ CT

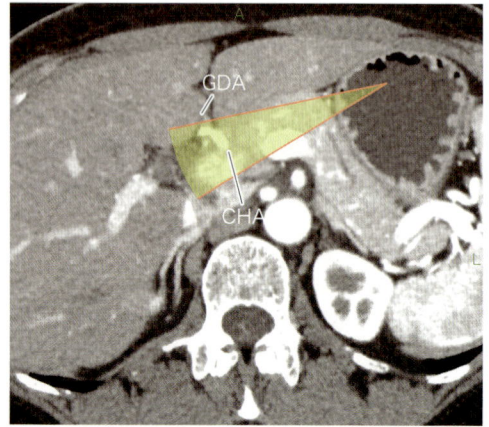

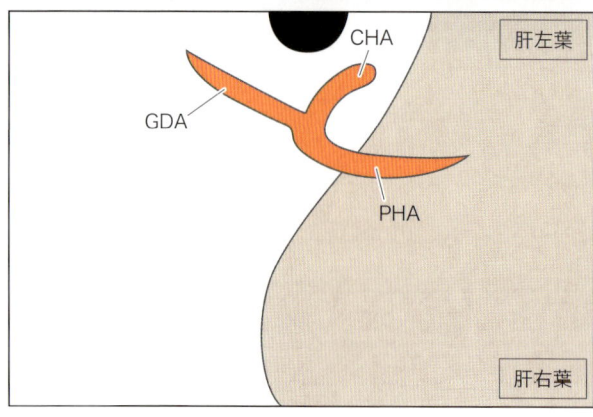

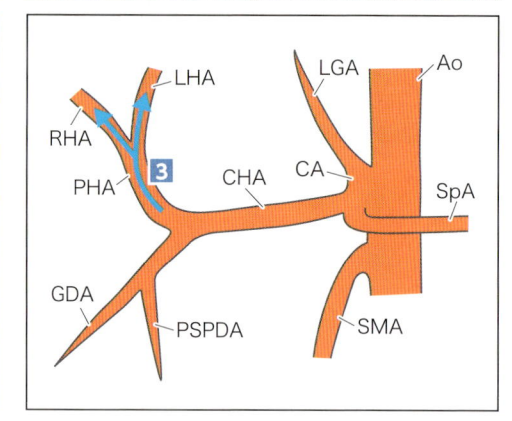

ⓒ CT 再構築像

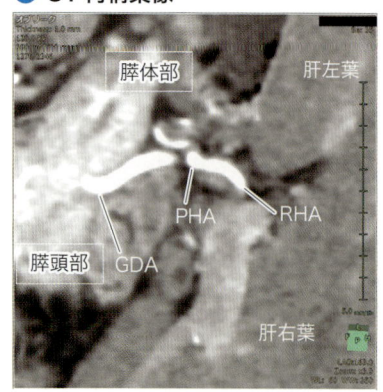

図6　PHA

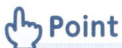 **Point**

動脈の破格とは？

　本来とは異なる部位から血管が分岐しているが，機能的には問題ない状態を指します．

　　例）

　　　・CHA が SMA から分岐

　　　・RHA が SMA から分岐

　　　・LHA が LGA から分岐

ⓐ EUS 像 movie ❷-2

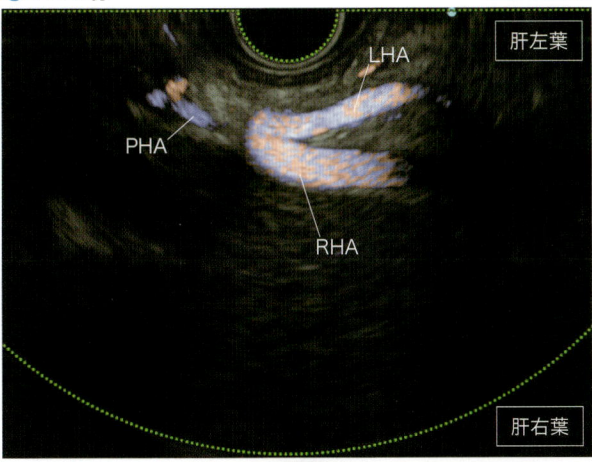

ⓑ CT

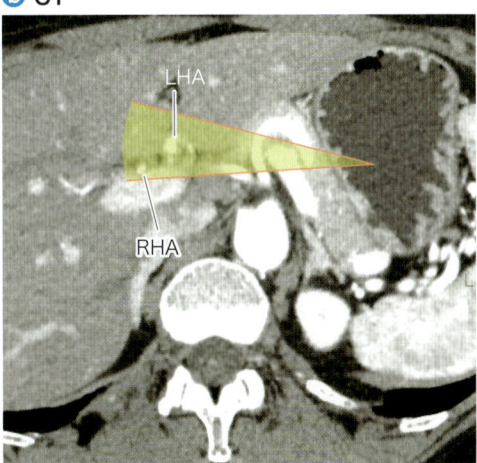

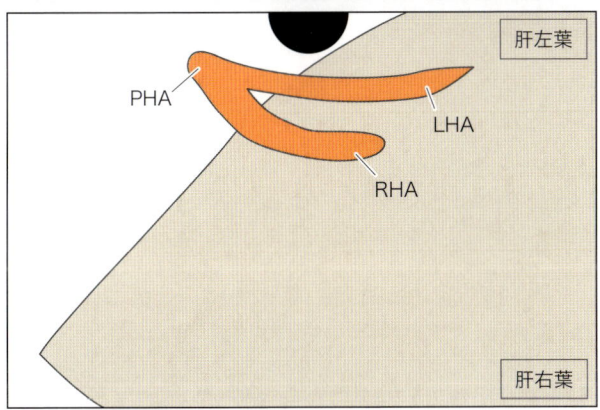

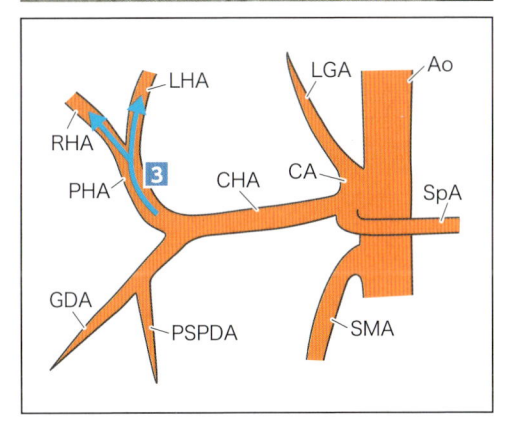

ⓒ CT 再構築像

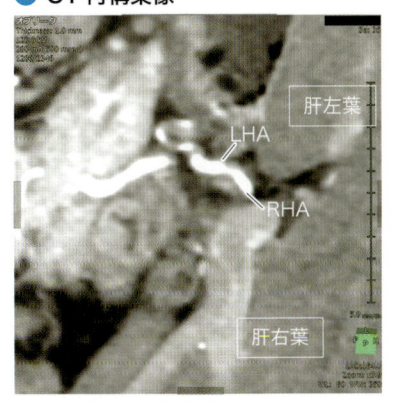

図7　左右の肝動脈

続いて，RHAを見るには，図7より時計回転を加えます．門脈と交叉して肝内に入っていきます（図8）．

　胆管癌のときには，腫瘍のRHAへの浸潤の有無をチェックすることが重要です．D1走査の方がより近く評価可能ですが，多方面から評価するという意味で，胃内走査で見ることも理解しておきましょう．

ⓐ EUS像 movie❷-2

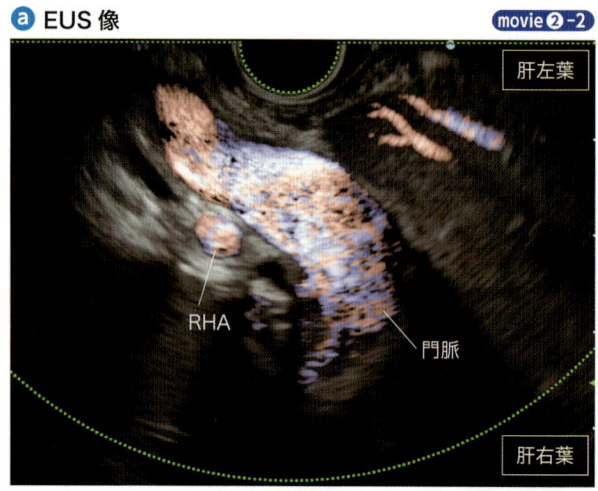

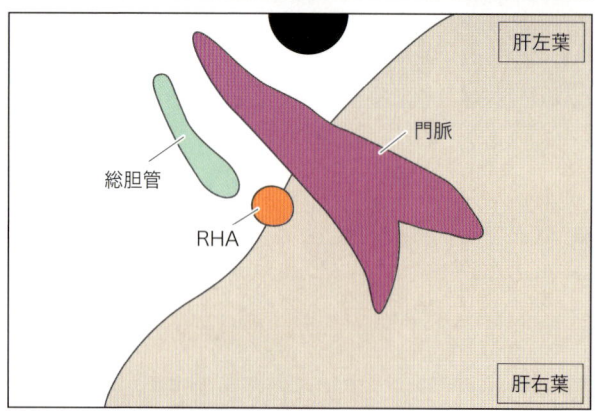

ⓑ CT

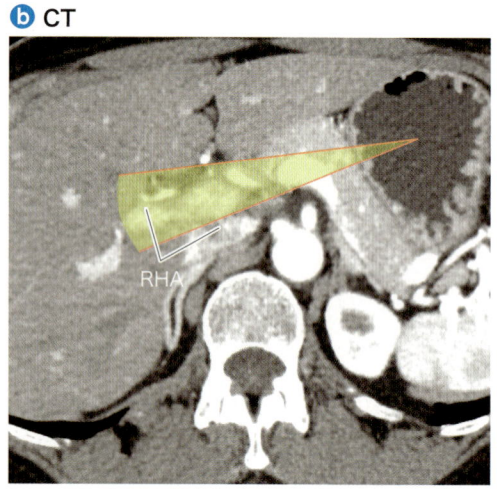

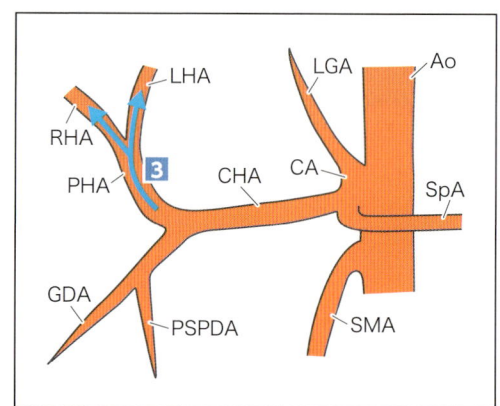

ⓒ CT再構築像

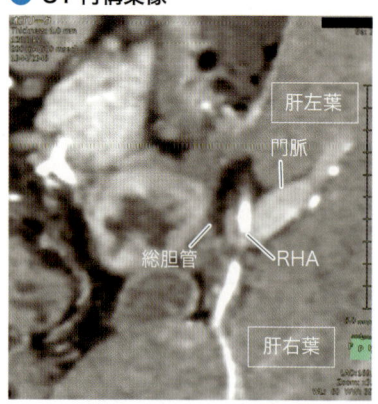

図8　RHA

RHAは，遠ざかっていきますので，スコープのアップアングルをかけて，できるだけプローブ近くで観察するようにするのがコツになります．

LHAを見るには，PHAから反時計回転で追従し観察可能です（図9）．

ⓐ EUS 像 movie ❷-2

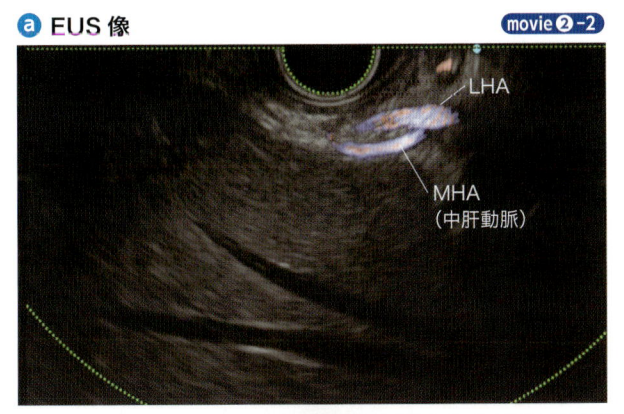

ⓑ CT

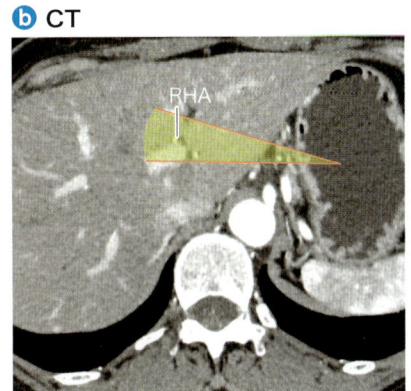

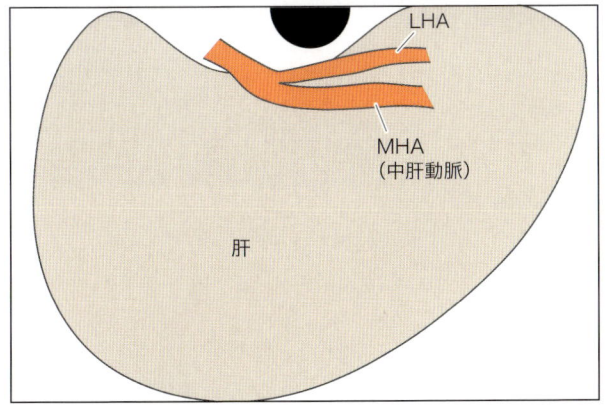

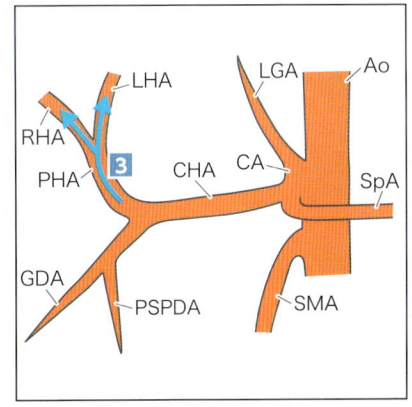

ⓒ CT 再構築像

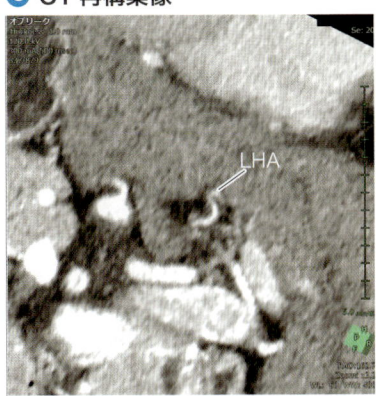

図9 LHA

Ⓑ 胃内からの観察

3 門脈系

`movie`

Summary

- 胃からの門脈系（GCV や 1st JV を含む）の観察は，胃内から膵臓を隈なく見る際，膵頭部の辺縁のメルクマールとして重要です．

門脈系の解剖

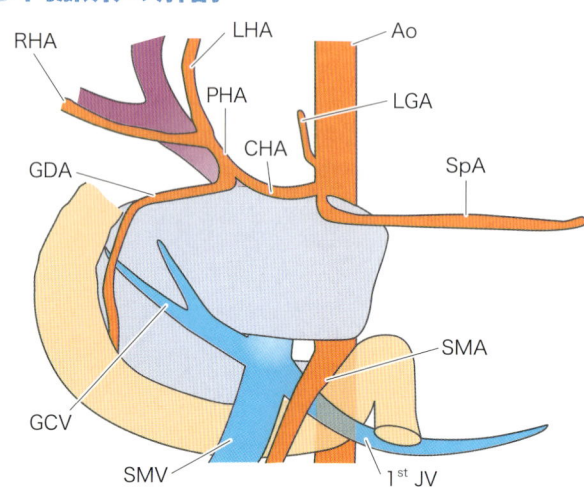

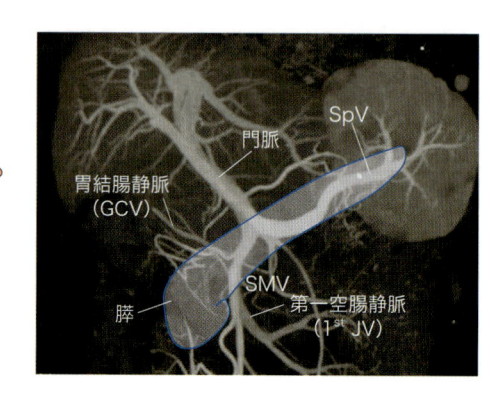

観察の順序

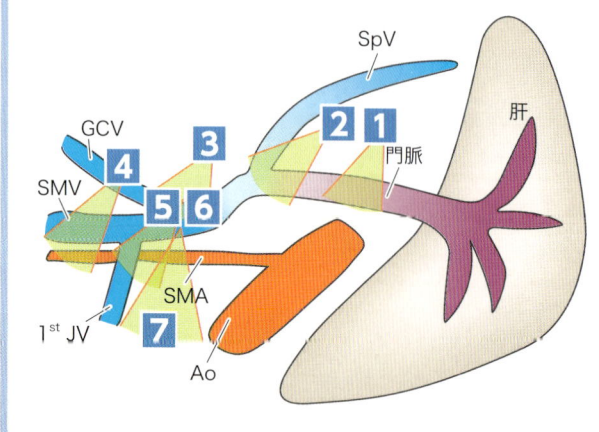

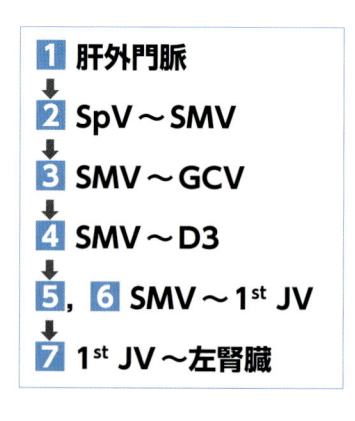

1	**肝外門脈**
↓	
2	**SpV 〜 SMV**
↓	
3	**SMV 〜 GCV**
↓	
4	**SMV 〜 D3**
↓	
5 , 6	**SMV 〜 1st JV**
↓	
7	**1st JV 〜 左腎臓**

1 肝外門脈

　肝内門脈の観察の後，肝外門脈へと移行します．胃から肝内の門脈観察は**第2章B-1**で書きましたので，肝外門脈の観察からはじめたいと思います（図1）．

ⓐ EUS像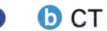

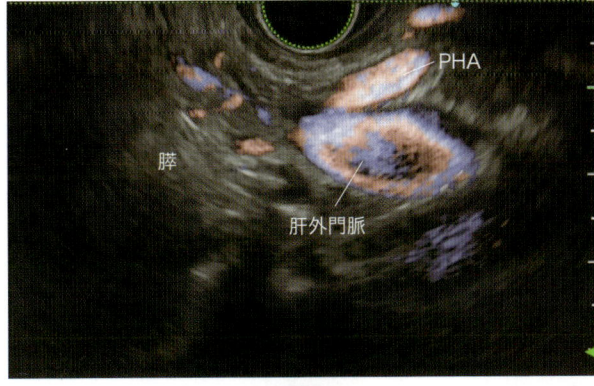

ⓑ CT

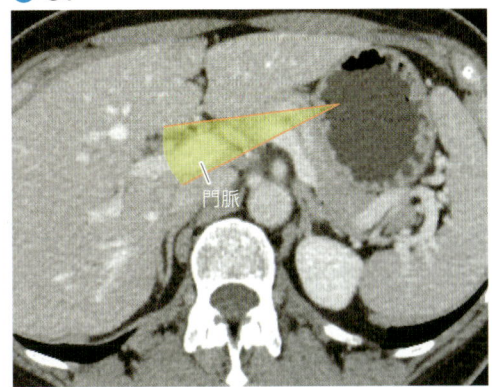

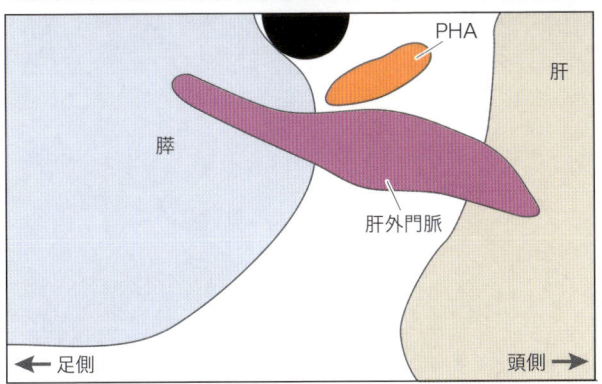

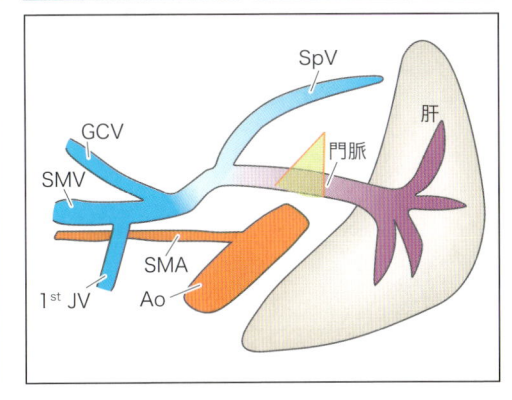

ⓒ CT再構築像

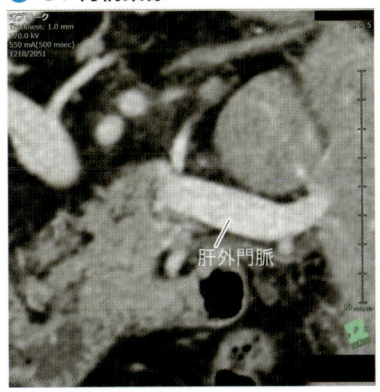

図1　肝外門脈

　肝外門脈を見ながら，軽い時計回転をかけ，スコープを押すと，SpVが画面右上より見えてきて，門脈と合流する部分（コンフルエンス）が観察されます（図2）．そのまま，軽い時計回転とスコープの押し操作を続けることで，膵頭部背側に入るSMVの観察をします．

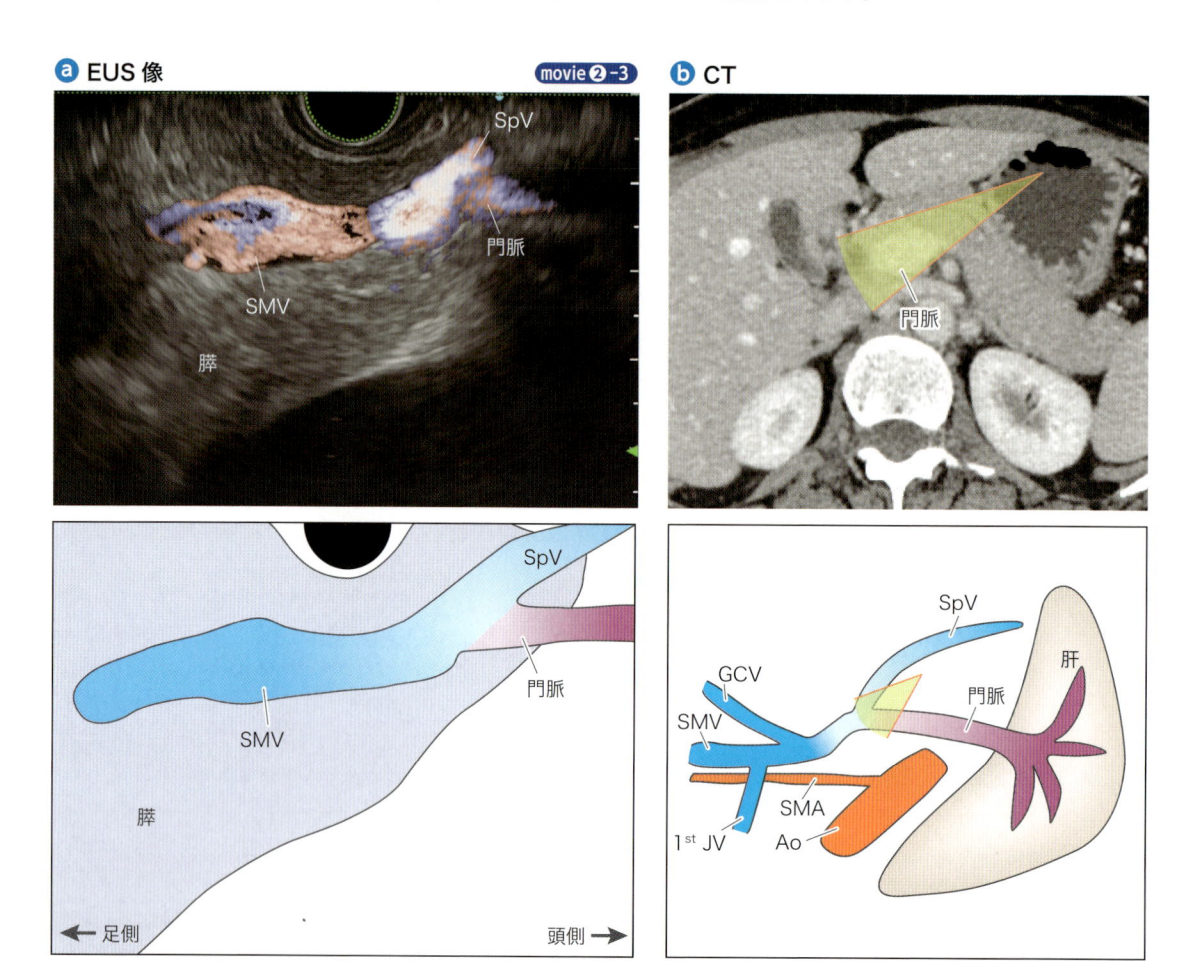

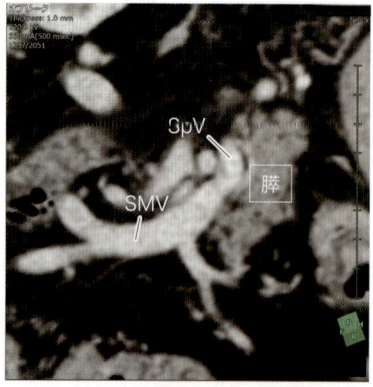

図2　SpV ～ SMV

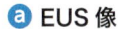

3 SMV〜GCV

　続いてSMVの腹側を走るGCVを確認しましょう．スコープを反時計回転することで，SMVに流入するGCVが観察されます（図3，GCVは第2章C-2でも説明しています）．膵実質の腹側を走行しますので，この血管を認識して膵頭部腹側の見落としを防ぎましょう．

ⓐ EUS像 `movie ❷-3`

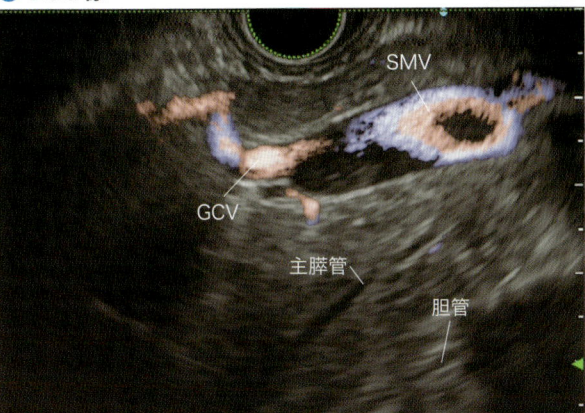

ⓑ CT

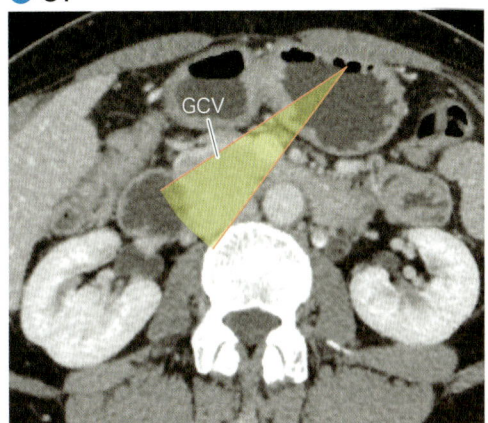

ⓒ CT再構築像

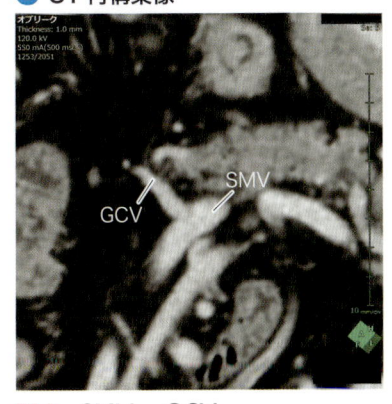

図3　SMV〜GCV

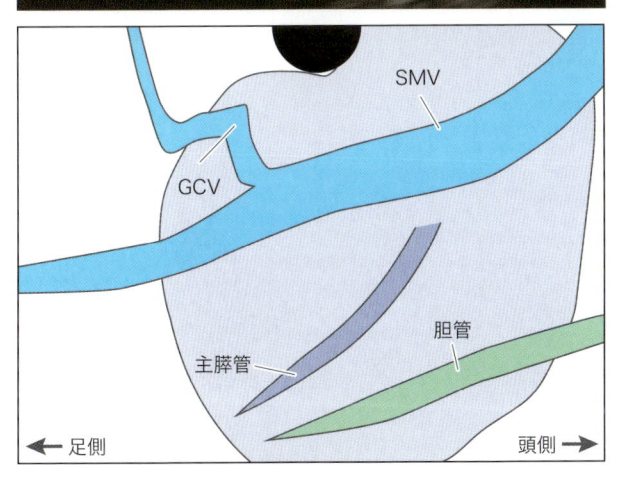

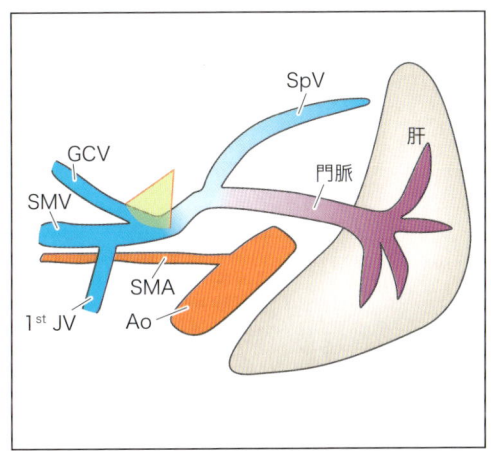

　続いて SMV 本幹に戻り，さらに足側 SMV を追いかけます．すると，D3 を認識できます（図4）．この SMV と D3 を確認することで，膵下縁のラインが認識できます．

ⓐ EUS 像　movie ❷-3

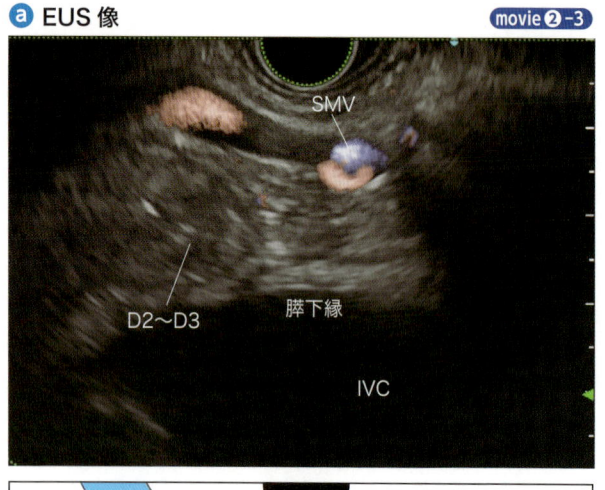

ⓑ CT

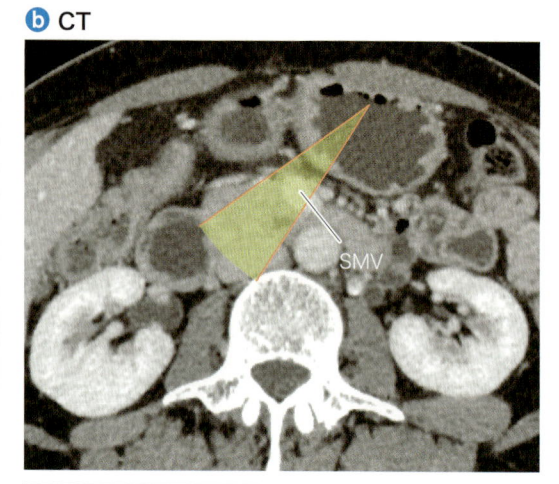

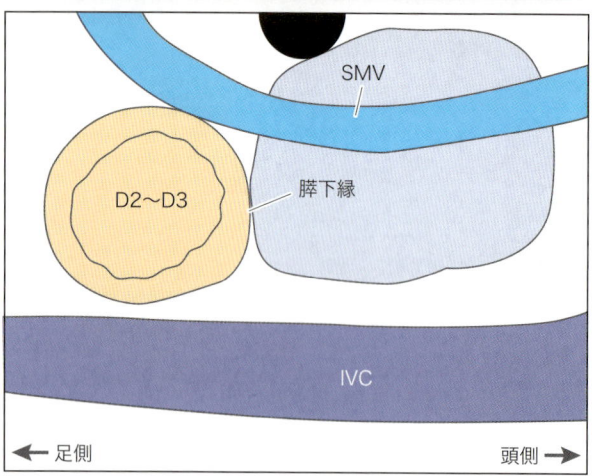

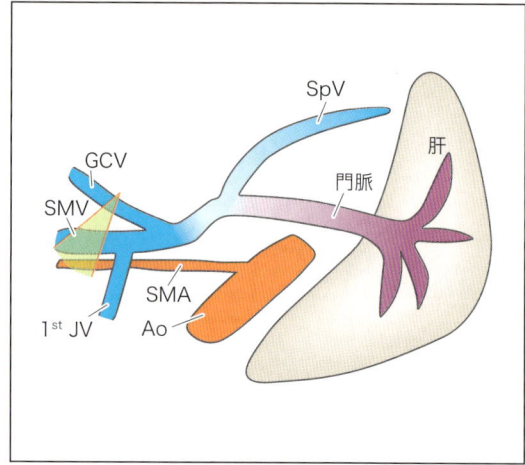

ⓒ CT 再構築像

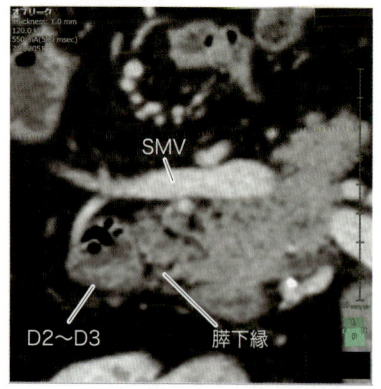

図4　SMV ～ D3

5 SMV ～ 1st JV

　さて続いて，SMVの背側を走る第一空腸静脈（1st JV）を確認します（図5）．ここは膵下縁のメルクマールであるとともに，膵鈎部の膵癌を見落とさないために，必ずチェックしておくべきマストの血管と考えています（第2章-A-1参照）．SMV本幹から時計回転をかけて1st JVを追いかけます．

ⓐ EUS 像　　movie ❷-3

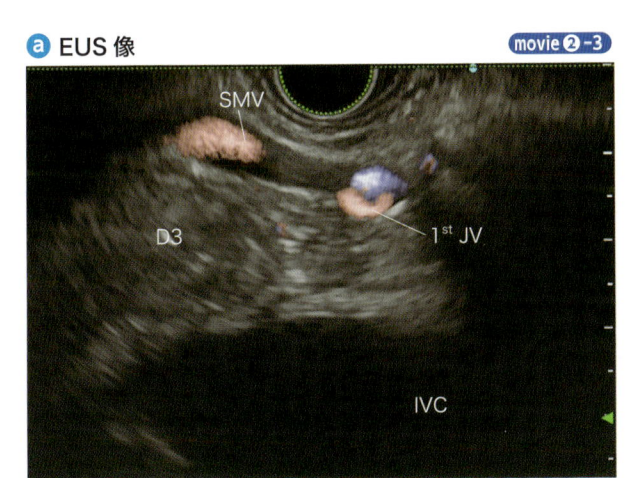

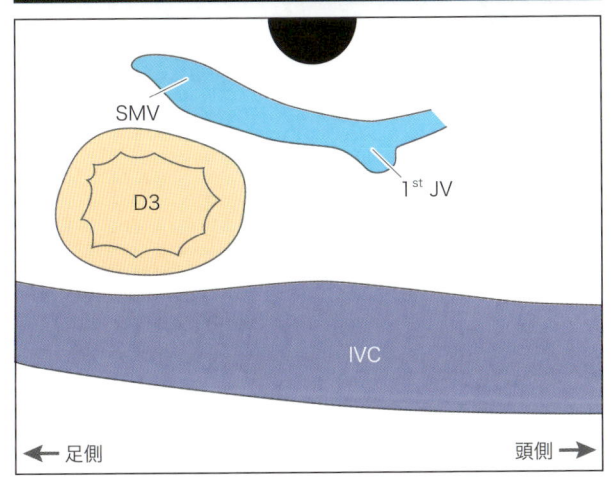

ⓑ CT

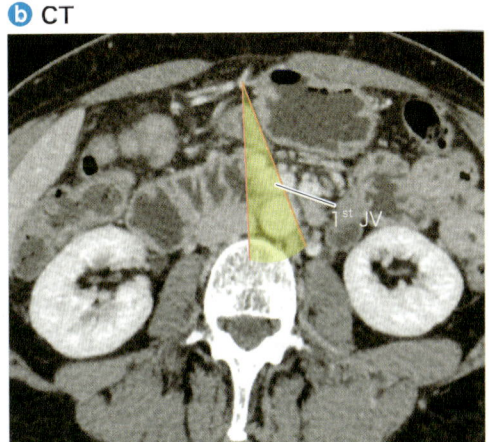

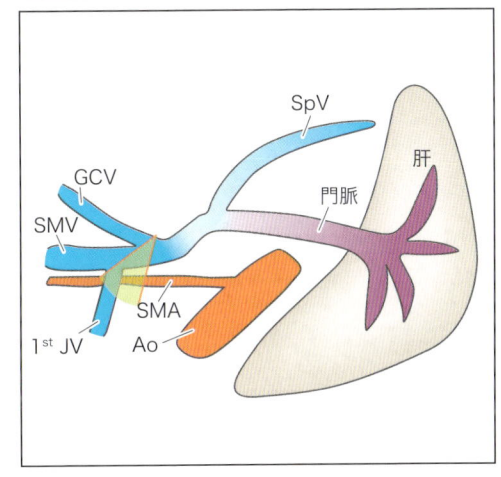

ⓒ CT 再構築像

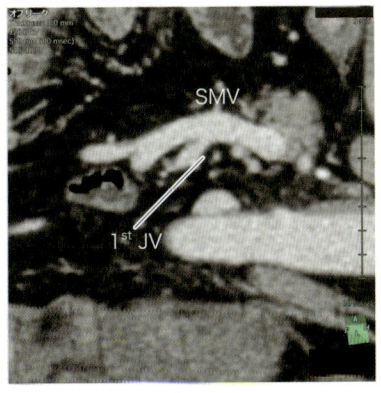

図5　SMV ～ 1st JV

6 1st JV の走行

　スコープの時計回転を続けると，最背側のAoから，さらに体の左方向にスコープの向きは移行します（図6）.

　この1st JVは，SMAのさらに背側を回り，D2〜D3を1st JAとともに，伴走します．図6のようにSMAをまたぐ，1st JVが認識できます.

ⓐ EUS 像　　movie❷-3

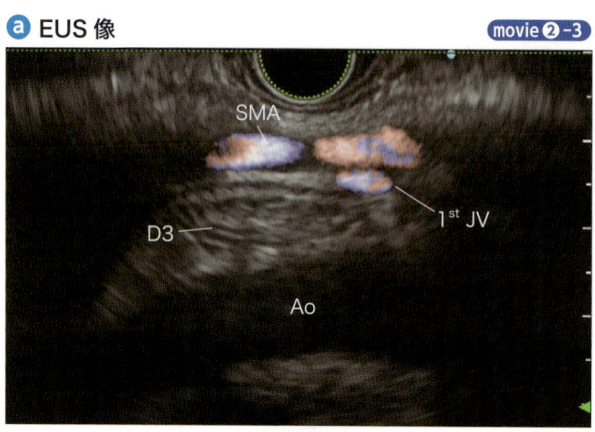

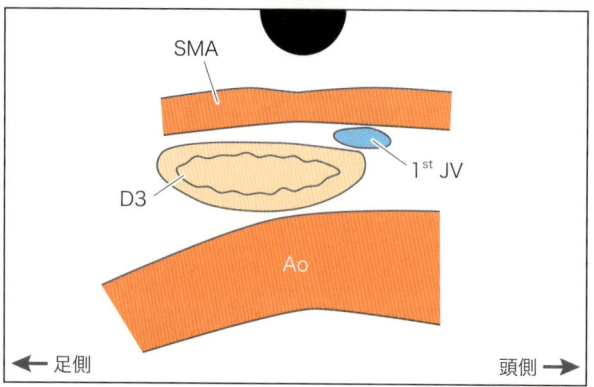

ⓑ CT

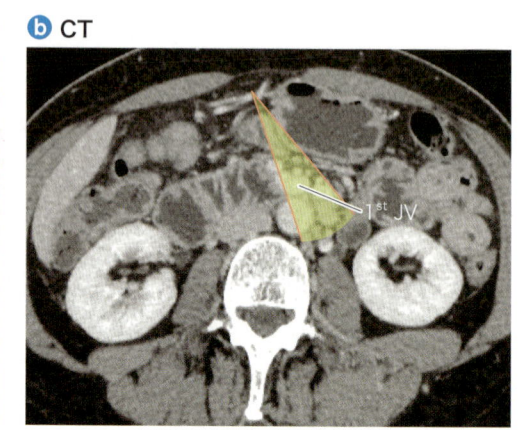

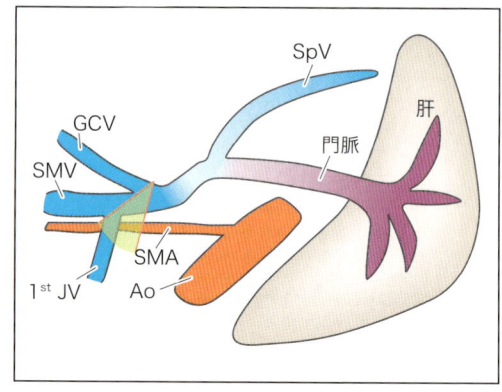

ⓒ CT 再構築像

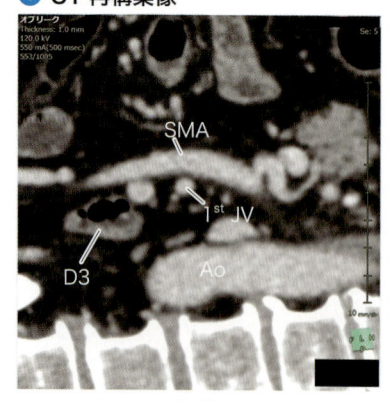

図6　1st JV の移動

　さらに時計回転を加えると，D3～トライツ靭帯から空腸で左腎臓が描出されます（図7）．ここまで1ˢᵗ JVを観察する必要は通常はないのですが，十二指腸を確認したいときはこのような方法もあることを覚えておくと何かのときに役に立つと思います．

　さて，動画では，ここから巻き戻しで，1ˢᵗ JV⇒（SMAをまたいで）SMV流入⇒肝外門脈⇒右門脈⇒左門脈の観察まで行っています．EUSのコツとしては，①筆記体のように途切れることなく一筆書きのような走査，②血管や胆管をできるだけ片道ではなく往復でなぞることを意識しましょう．こうすることで，美しく，そしてより見落としの少ないEUSになります．

ⓐ EUS像　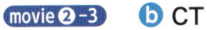

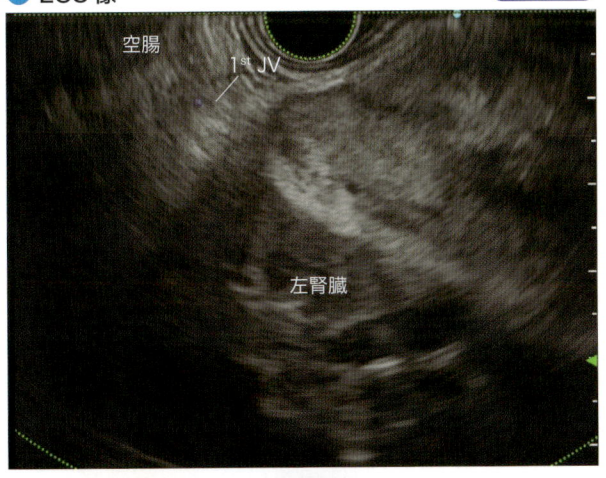

ⓑ CT

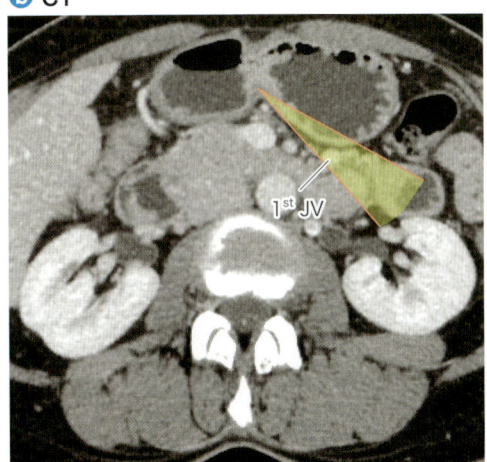

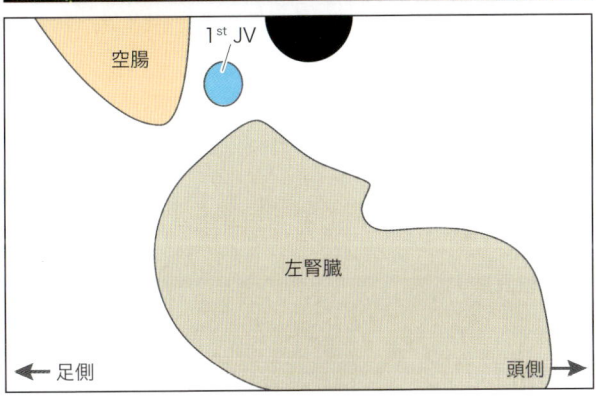

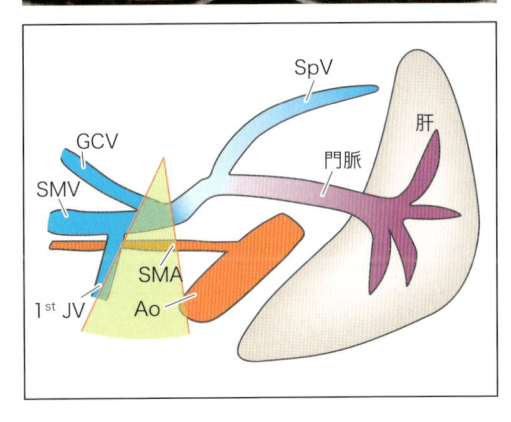

ⓒ CT再構築像

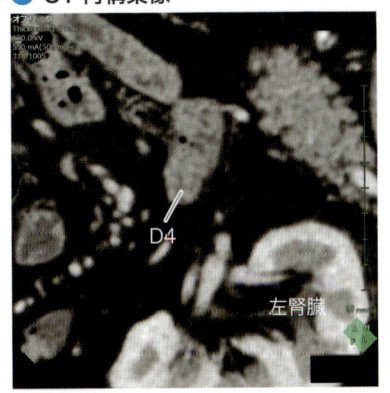

図7　1ˢᵗ JV～左腎臓

Ⓑ **胃内からの観察**

4 肝内〜肝外胆管

movie

Summary

- 症例によっては胃内からも右肝管は観察可能です．
- 胆管分離限界点の評価に重要なB4根部や左右肝管合流部，前区後区の分岐などが胆管の評価のポイントです．

胆管の解剖・観察の順序

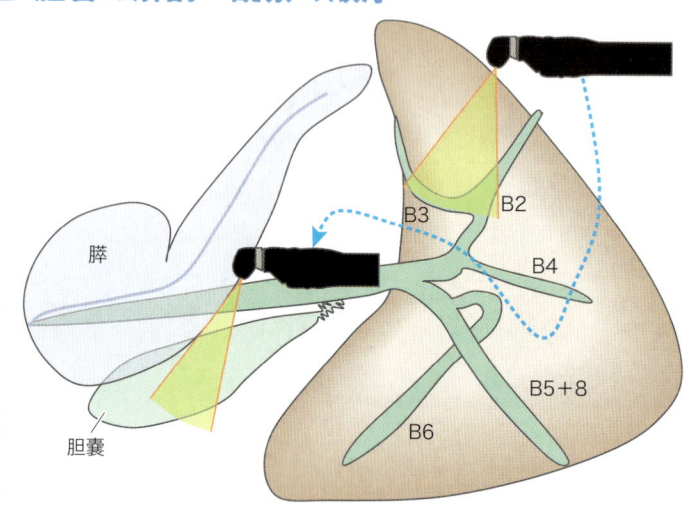

膵

胆嚢

B3 B2

B4

B5＋8

B6

1 **肝左葉〜B2＋B3**
↓
2 **左胆管**
↓
3 **総肝管**
↓
4 **右胆管〜前区域**
↓
5 **後区域**
↓
6 **総肝管〜胆嚢管**
↓
7 **胆嚢管・胆嚢**

1 肝左葉〜B2＋B3

　肝内胆管は正常では拡張がなくわかりにくいため，この稿では，下部胆管に閉塞起点があり，肝内胆管が中等度に拡張している症例の画像を使用しています．まずは，本症例のERC像を図1に提示します．

　胆管は，通常の北周りの合流ですが，B5＋8がやや低位合流なので通常と少し異なる所見です．この胆管像をイメージしながら，EUS観察に移りましょう．

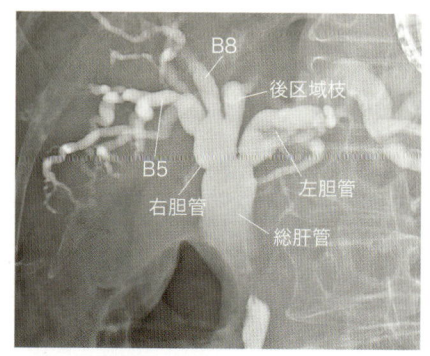

B8
後区域枝
B5
右胆管
左胆管
総肝管

図1　ERC像

まずは，肝左葉を描出します．B2，B3からB2＋B3の合流を確認します（第1章A-2参照，図2）．B2＋3と門脈，動脈との位置関係もこの付近の胆管の走行の理解はEUS-HGS（第6章-2参照）の際にはマストですのでしっかり理解しておきましょう．

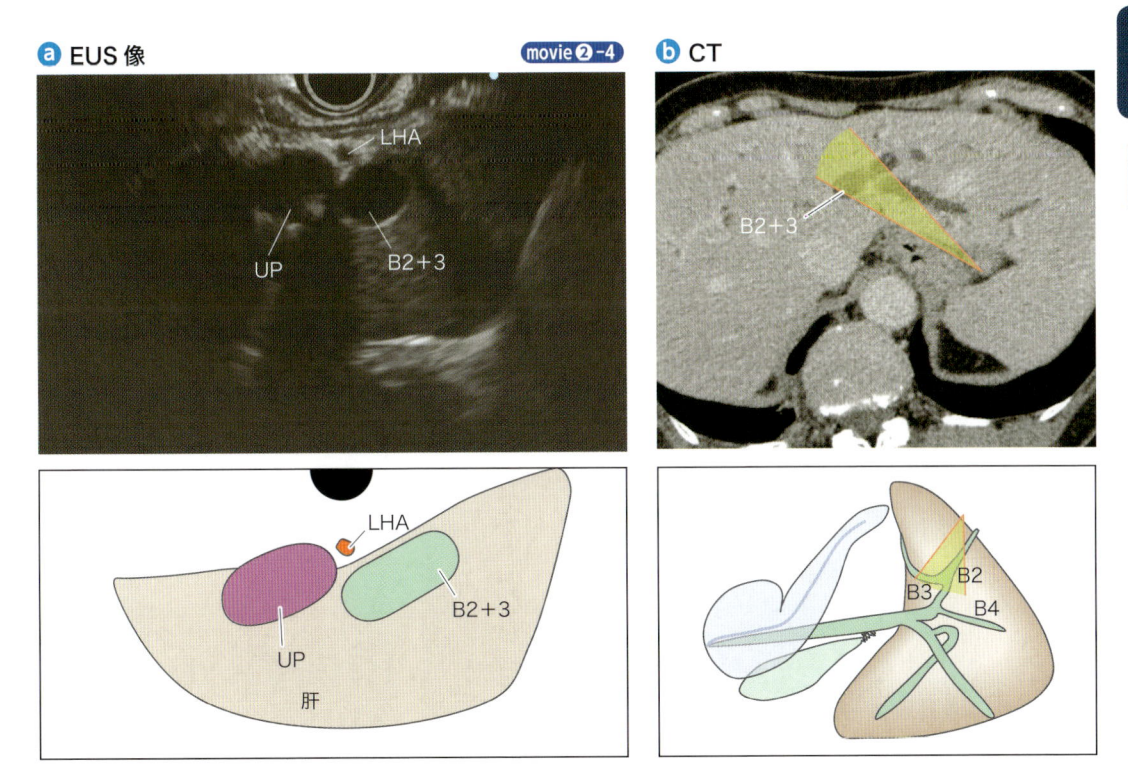

ⓐ EUS像　movie❷-4

ⓑ CT

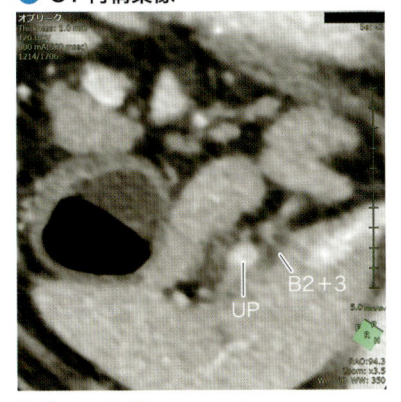

ⓒ CT再構築像

図2　肝左葉〜B2＋3

　ここから，胆管を追いながら時計回転を加えていきます．B4が画面下方からB2＋3に合流し左肝管を形成します（図3）．この部分の門脈と胆管の位置関係は，「胆管分離限界点」として有名です．

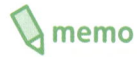
memo

　胆管分離限界点とは，胆管の切除が可能な最も上流の部位を示します．肝右葉切除を検討する場合，B4根部の浸潤・進展の有無により，右葉切除か右三区域切除かといった肝切除術式の決定に深くかかわってくる重要な部位になります．

ⓐ EUS 像 movie ❷-4

ⓑ CT

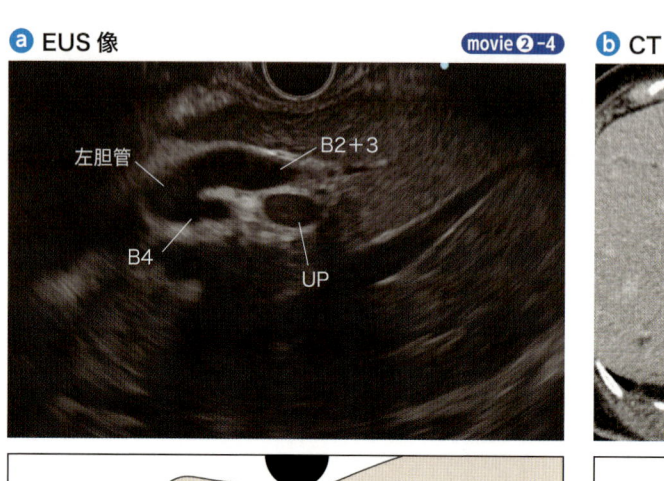

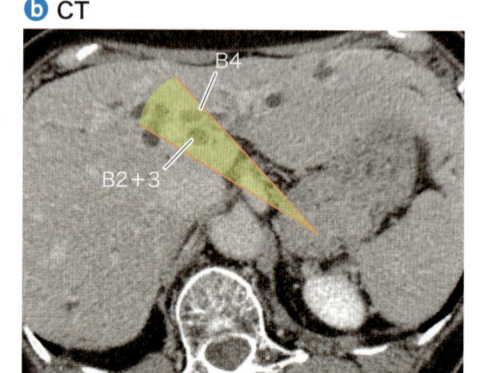

ⓒ CT 再構築像

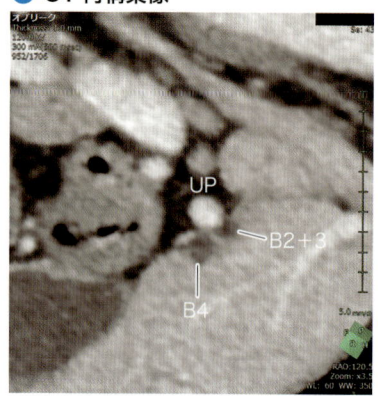

図3　左胆管
MHV：中肝静脈，UP：門脈臍部

3 | 総肝管

さらに時計回転を加えることで，右肝管が画面下方より左肝管に合流（左右肝管合流部）し総肝管に移行する像を確認できます（**図4**）.

通常はここから総肝管から総胆管の観察に移りますが，条件によっては，胃内から肝右葉胆管もよく観察できます. **第2章B-1** もあわせて参考にしてください.

ⓐ EUS像　movie❷-4

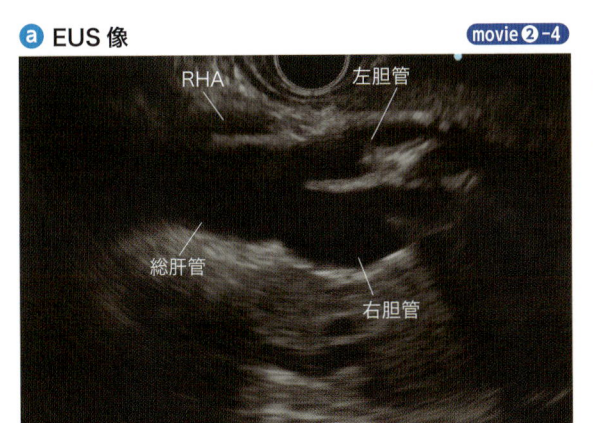

ⓑ CT

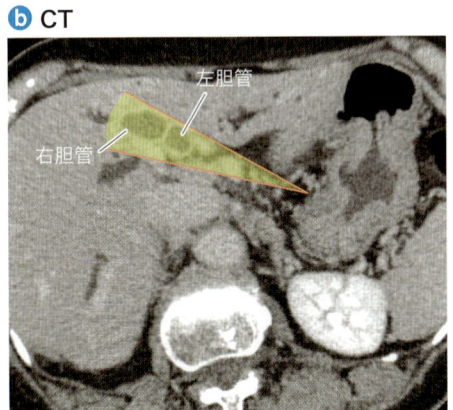

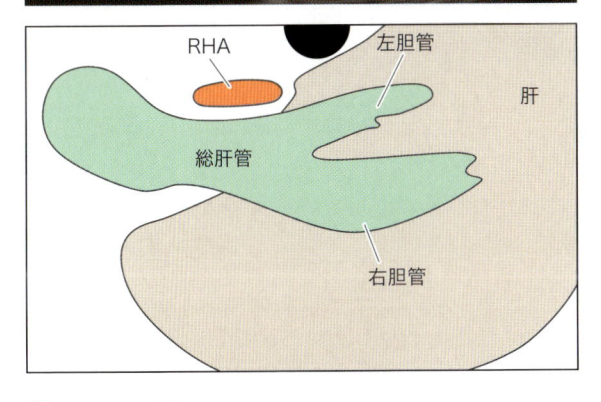

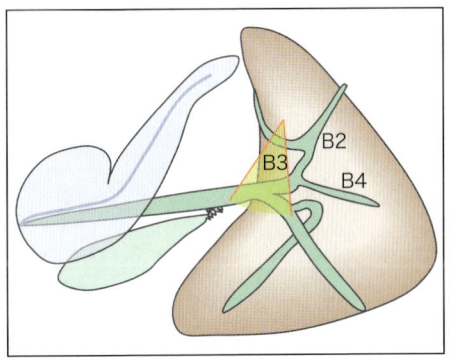

ⓒ CT再構築像

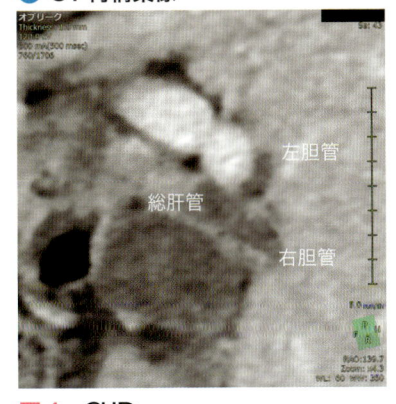

図4　CHD

RHA：右肝動脈

4 右胆管～前区域

　左右胆管合流からスコープを軽く引き時計回転を加えると，右胆管の末梢が見えてきます（図5）.
　前区域を見るにはこの位置から，そのままスコープを引くと，B8が画面右下に流れていきます.
B5は軽く時計回転をかけると，画面左下に流れていきます（図6）. 強い時計回転を加えると，後区域になってしまいますので，軽い時計回転を加えることがコツです.

ⓐ EUS 像 movie ❷-4

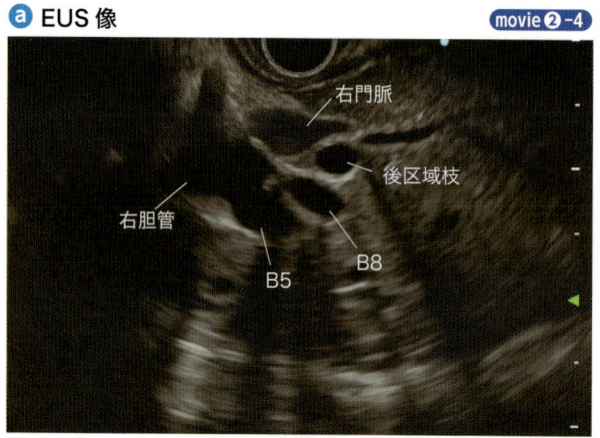

ⓑ CT

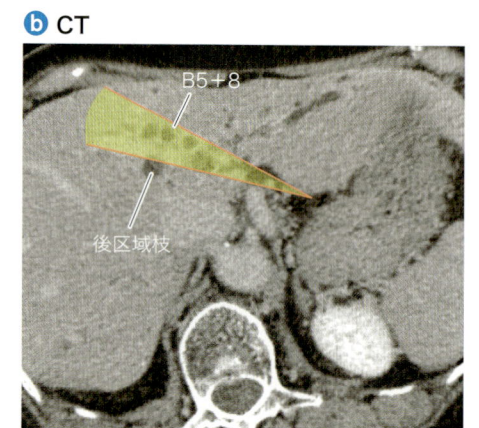

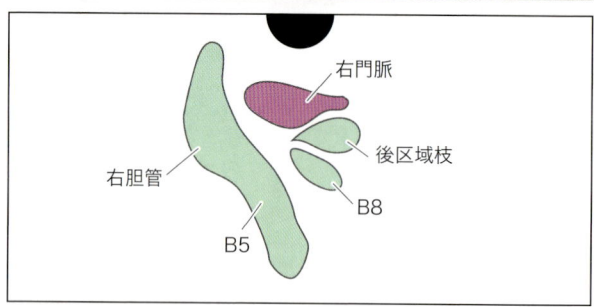

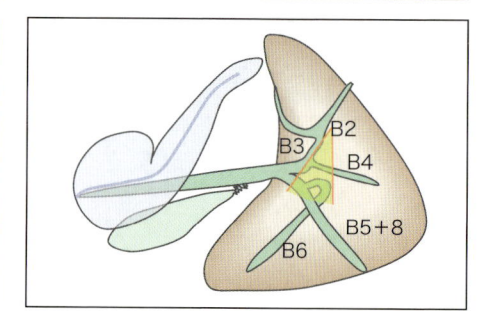

ⓒ CT 再構築像

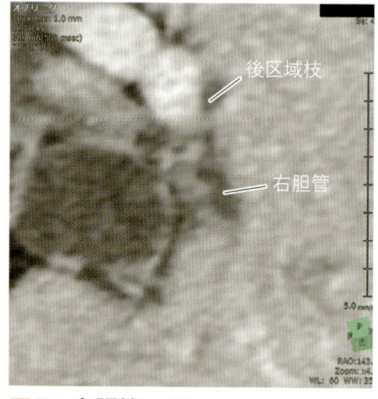

図5　右胆管～B8

ⓐ EUS 像 `movie ❷-4`

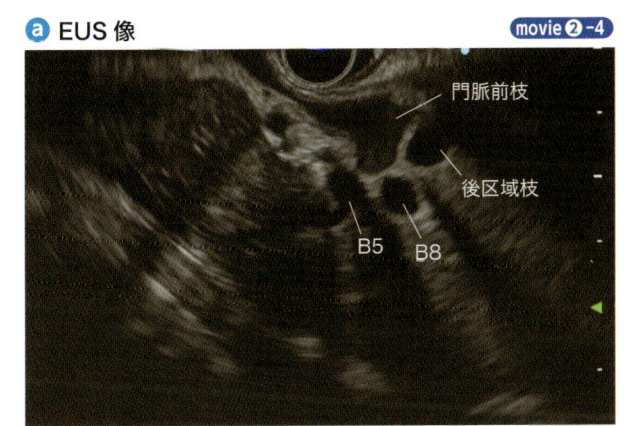

門脈前枝
後区域枝
B5　B8

門脈前枝
後区域枝
B5
B8

ⓑ CT

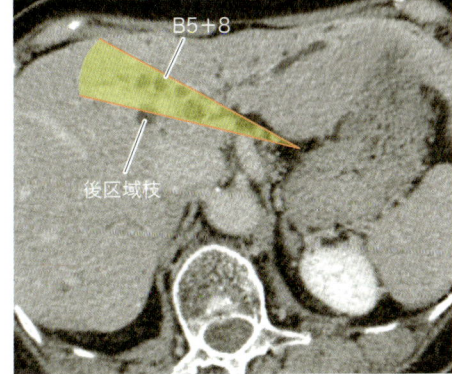

B5＋8
後区域枝

B4
B5＋8
B6

ⓒ CT 再構築像

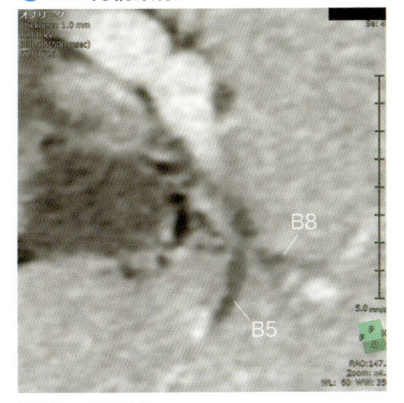

B8
B5

図6　前区域

続いて後区域の観察です．後区域枝は北周りであれば（**第2章 C-3 表1 参照**）右門脈を交叉して背側に向かいます（本症例は北周り）．このため，後区域を末梢に追うには，スコープを背側方向に向ける必要があるため，さらに強く時計回転を加えます．すると，右門脈と交叉し画面左下に流れる後区域（B6）を確認できます（**図7**）．B7は胃内からは最も見えにくいため，胃内からのB7の観察は不向きです．

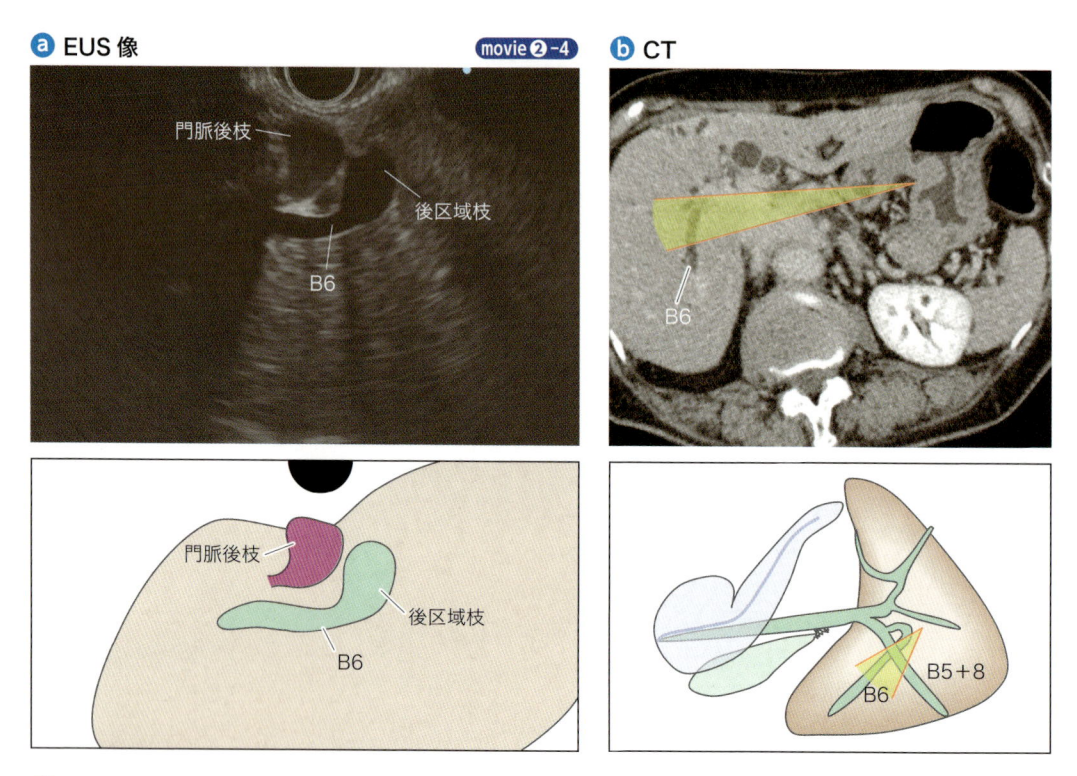

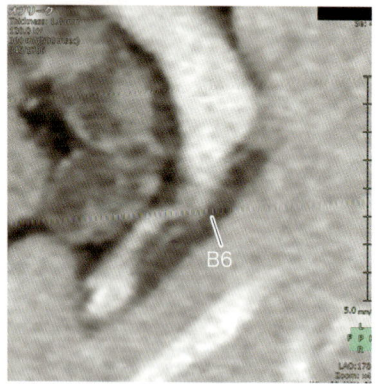

図7 後区域

6 総肝管〜胆嚢管

左右肝管合流部に戻り胆管を見ながらスコープをやや時計回転で押すと，総肝管から胆嚢管の観察ができます（図8）.

ⓐ EUS 像 movie❷-4

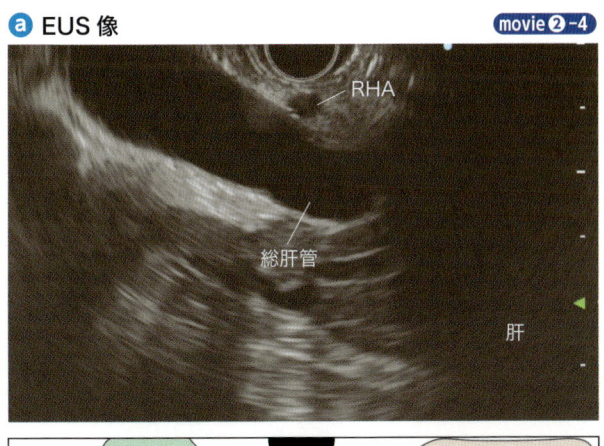

ⓑ CT

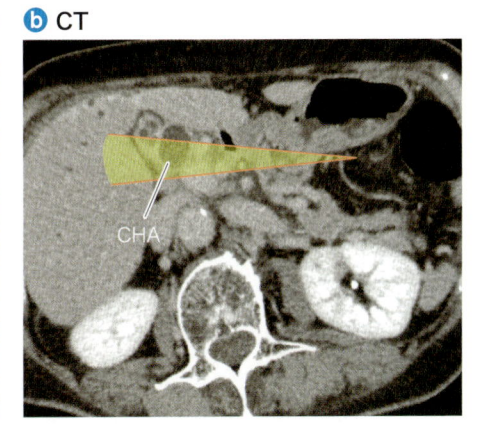

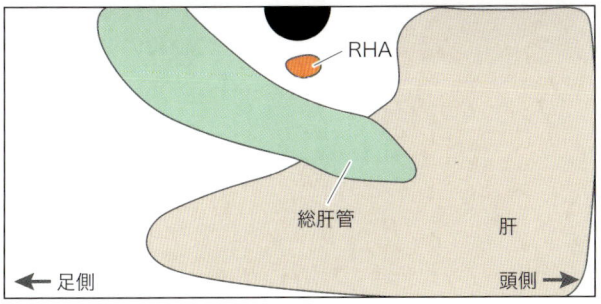

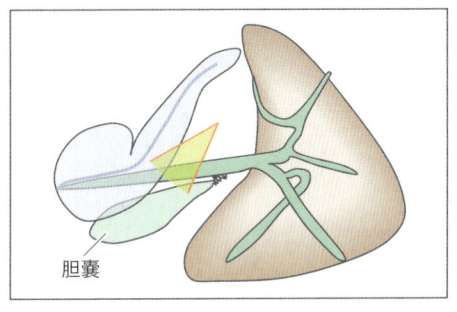

ⓒ CT 再構築像

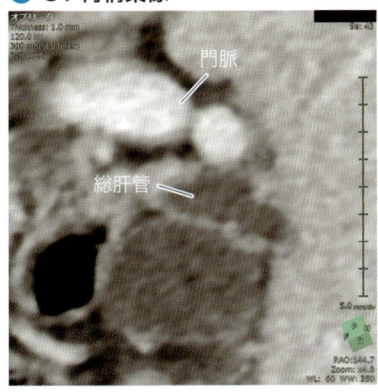

図8 総肝管

最後に胆嚢を観察します．胆嚢は胆嚢管より腹側にありますので，胆嚢管を観察したら（図9），反時計回転（腹側）にねじることで胆嚢に到達します（図10）．胆嚢頸部⇒体部，底部と胆嚢全体を観察するには，スコープの押し操作が必要ですが，胃の形と胆嚢の関係で見えにくい方もいますので，**無理な押し操作は禁物**です．

胆管は胃内からのほか，D1から（第1章B-3参照），D2から（第1章C-4参照）も連続して観察可能ですので，全ての部位から観察できるようにしておきましょう．

ⓐ EUS像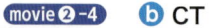

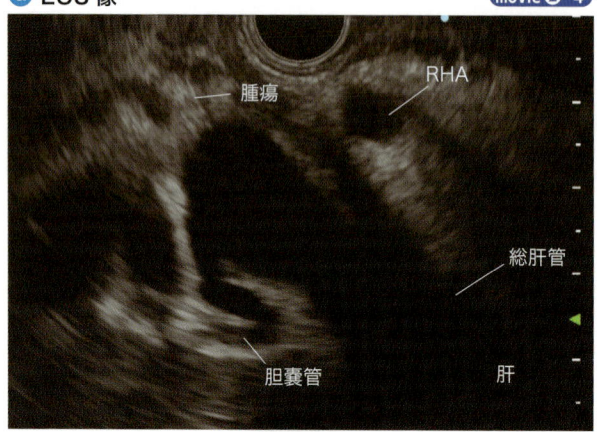

ⓑ CT

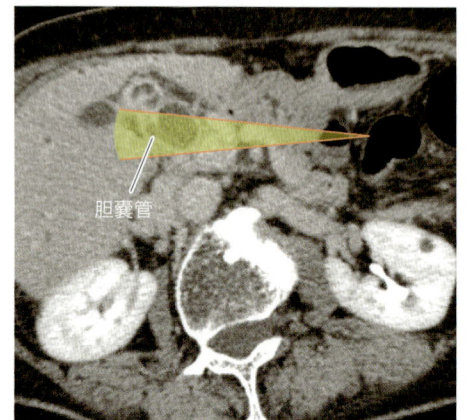

ⓒ CT再構築像

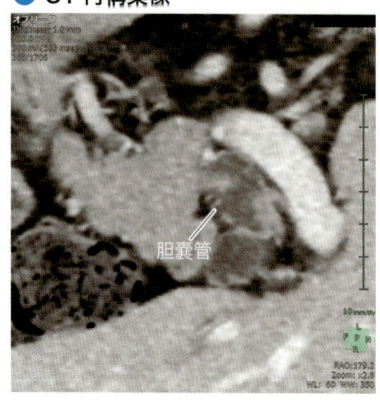

図9 胆嚢管

ⓐ EUS 像

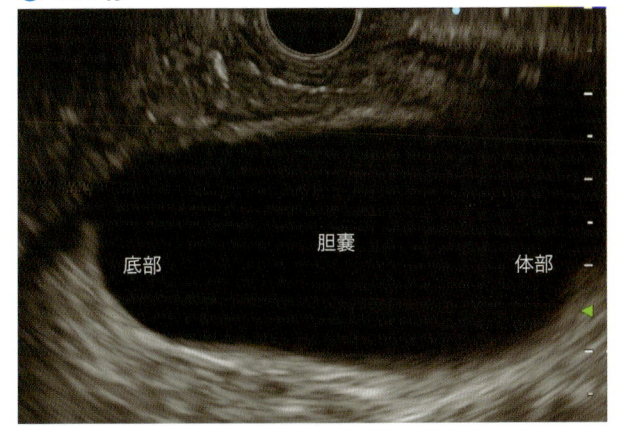

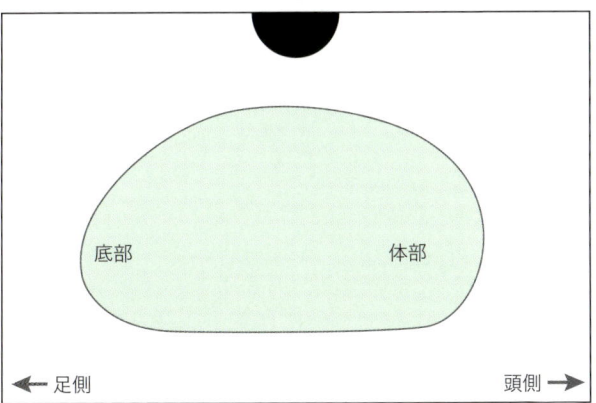

ⓑ CT

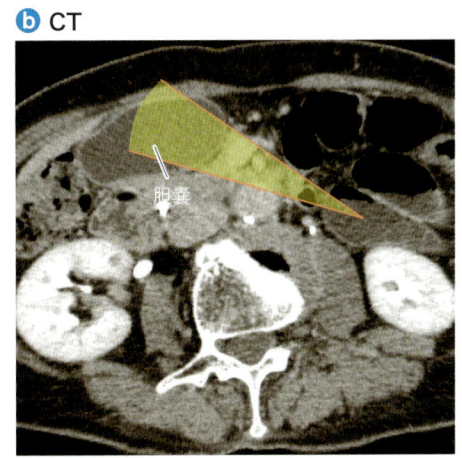

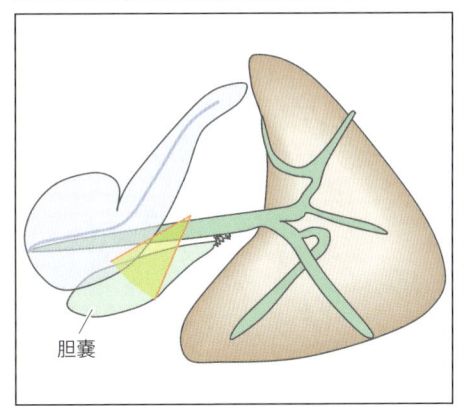

ⓒ CT 再構築像

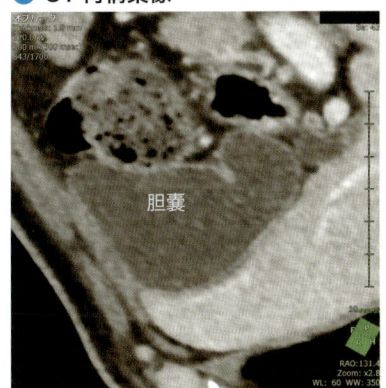

図10 胆囊

Ⓒ D1 からの観察

1 腹腔動脈系

movie

Summary

- D1 からは腹腔動脈系は，CHA～RHA までよく見えます．
- 膵癌の際の GDA 根部浸潤，胆管癌の際の RHA の浸潤の有無などが見るべきポイントとなりますので，ここで基本の走行をマスターしましょう．
- この稿では CT 画像は血管が輪切りになってしまいむしろわかりにくいですので，EUS 像とシェーマで解説します．

🔵 観察ターゲット

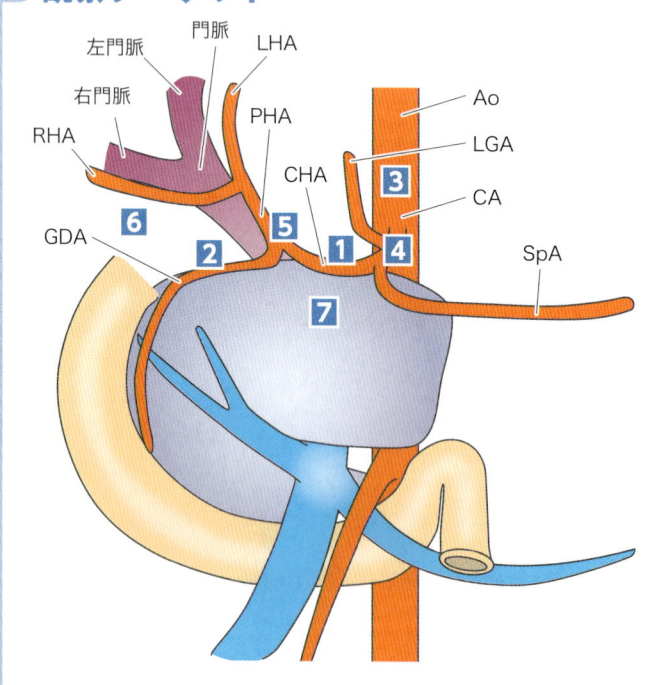

1 ホームベースポジション～CHA

↓

2 CHA～GDA

↓

3 GDA～CHA～Ao

↓

4 Ao～CA～CHA

↓

5 CHA～PHA

↓

6 PHA～RHA

↓

7 RHA～Ao

1 ホームベースポジション〜CHA

血管走査においても，まずはD1走査のホームベースポジションの門脈〜SMVを描出します．

そこから反時計回転で腹側を見る方向に動かすと，門脈と交叉する血管が確認できます．これが総肝動脈（CHA）になります（図1）．

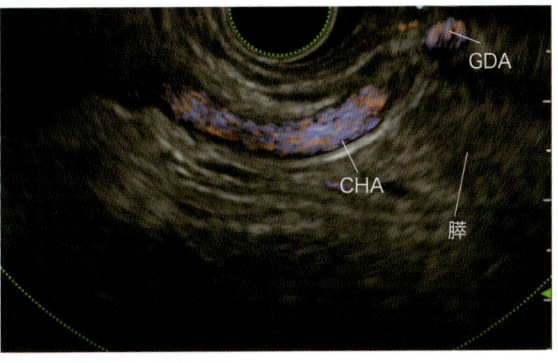
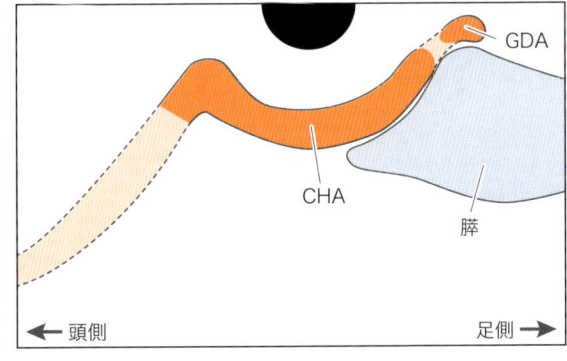

図1　CHA movie❷-5

さて，CHAをややダウンアングルをかけて門脈を越えて，木梢側（膵頭部方向）に追いかけていくと，図2のように，PHAとGDAの分岐になります．

GDAを追うには軽い時計回転とスコープの押し操作になります．一方，PHAから肝門部に向かうには反時計回転を行います．動画では，まずGDAを追っています．GDAから最初に分岐する血管が，PSPDAです（図3）．

PSPDAはそのまま背側に向い，膵内胆管に伴走して乳頭に向かう血管です．

さらにスコープの押し操作でGDAを追います（図4）．第1章B-2でも述べましたが，GDAは膵腹側のメルクマールの血管として膵実質のスクリーニングに重要ですし，D1からEUS-FNAをする際には必ず確認して避けるべき重要な血管です．

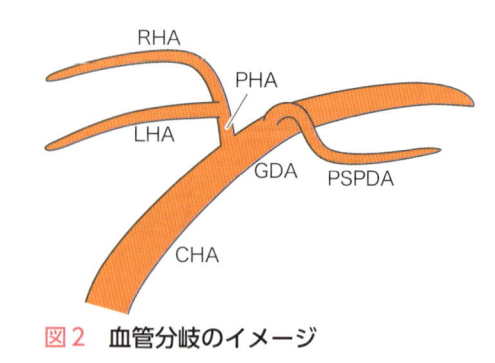

図2　血管分岐のイメージ

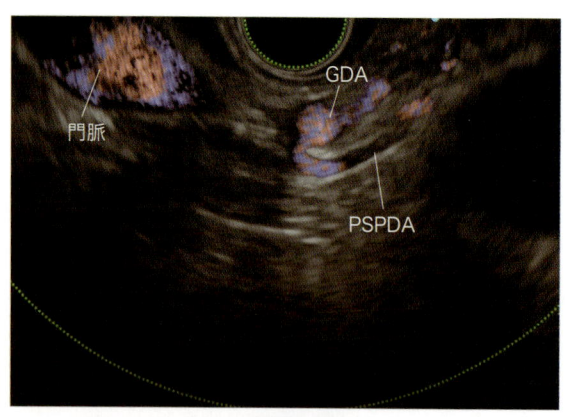
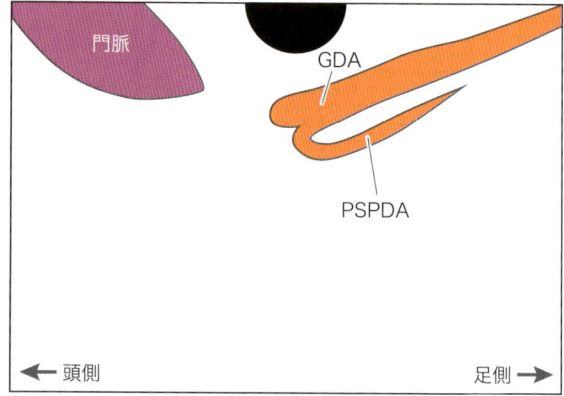

図3　GDAとPSPDA movie❷-5

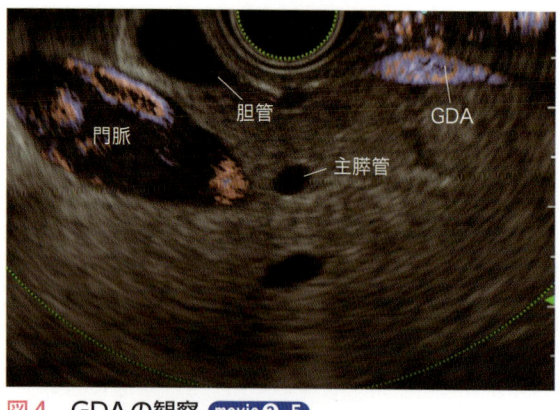
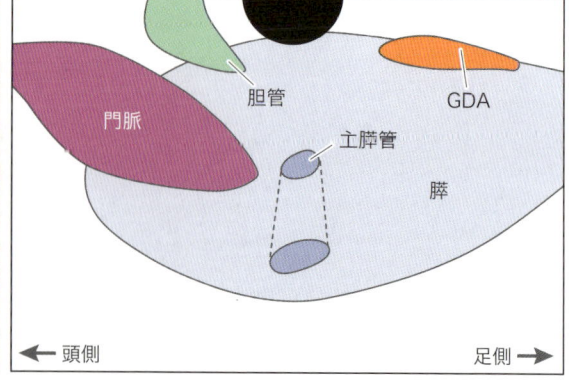

図4　GDAの観察 movie❷-5

3 GDA～CHA～Ao

　さて，ここから再びGDA⇒CHAに戻ります．CHA⇒GDAの逆の動きですので，反時計回転ですね．CHAと門脈は必ず交叉しますので，それがメルクマールにもなります（図5）．門脈と交叉した血管の，Aoに近い部分がCHA根部になりますね．

　ここから時計回転でスコープを背側に回旋すると，CHAからAoに入っていくことがわかります（図6）．

　CHAの根部付近の観察は，D1からもできることを知っておくと，観察・穿刺の幅が拡がります．

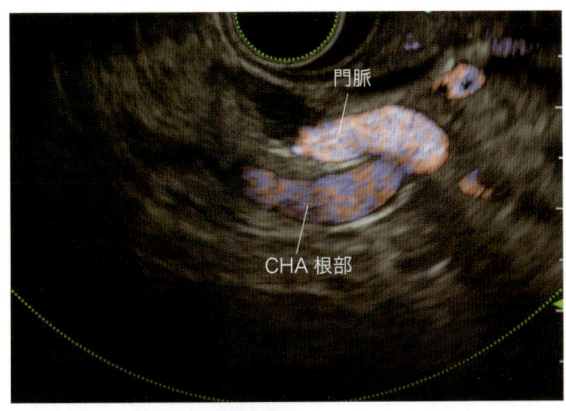
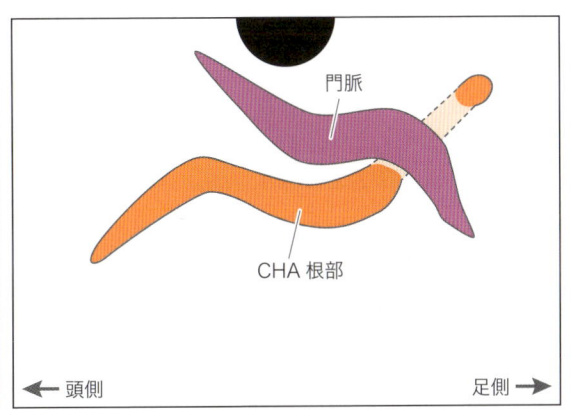

図5　CHA根部 movie❷-5

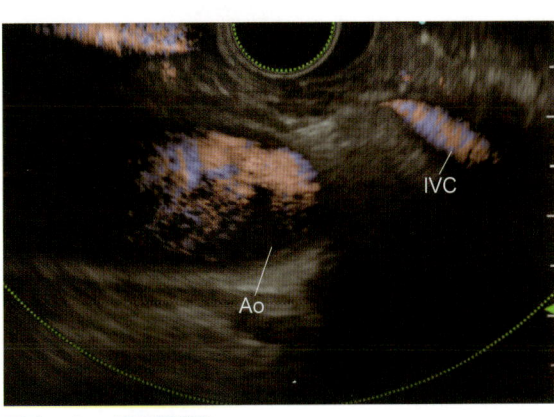
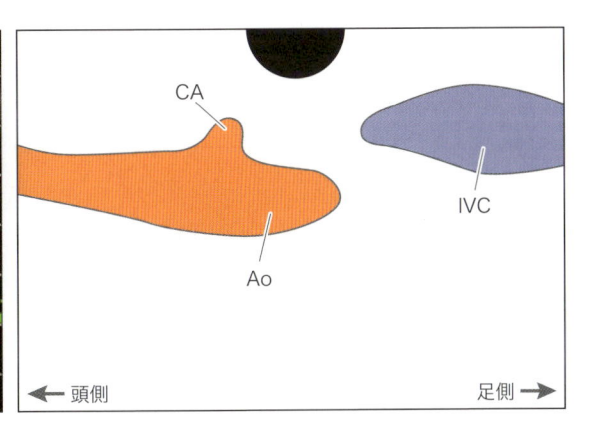

図6　Ao movie❷-5

4 Ao～CA～CHA

　しつこいですが，再度AoからCHAまで追います．CHA⇒Aoを見る走査では，脾動脈（SpA）の分岐がわかりにくいことが多いですが，AoからCHAを見ると，SpAの分岐が認識しやすいです．このため，Ao⇒腹腔動脈（CA）⇒CHAの判断が可能となります（図7）．

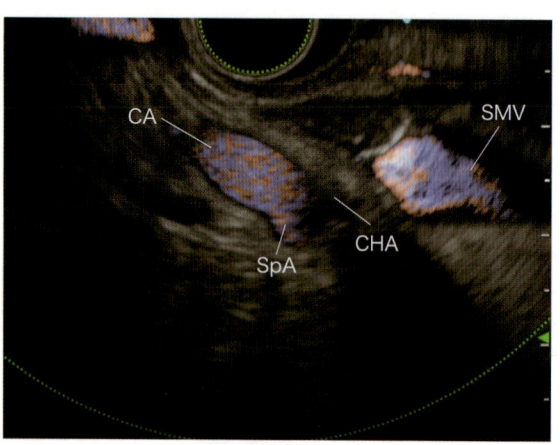
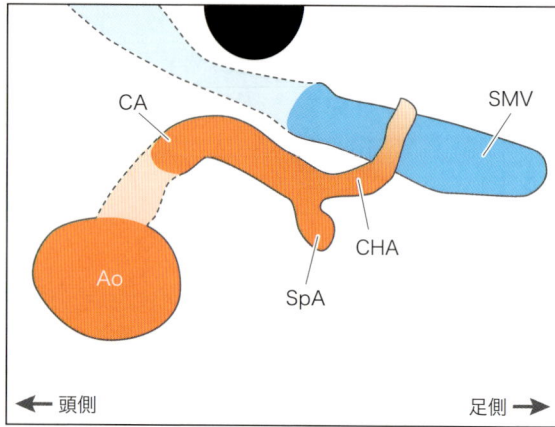

図7　Ao～CHA movie❷-5

5 CHA～PHA

　続いてCHA⇒PHAを観察します．

　CHAから反時計回転でしたね．通常はPHAの距離は短く，すぐにPHAとRHAに分岐します．画面下方向にむかうのがLHAで，プローブに近いのがRHAになります（図8）．

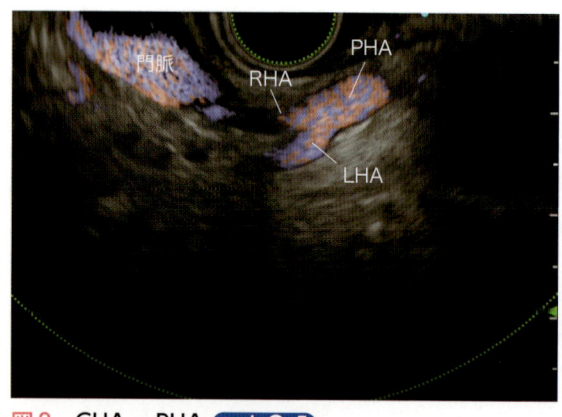
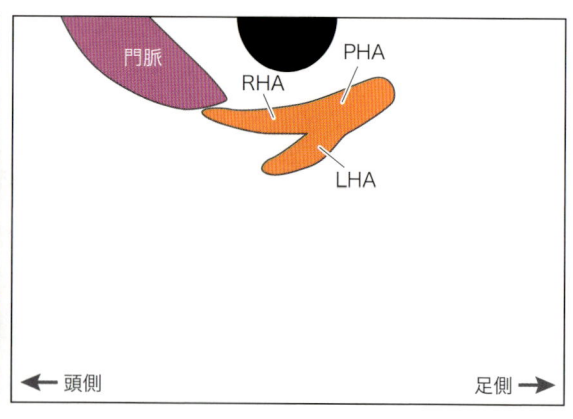

図8　CHA～PHA movie❷-5

6 PHA 〜 RHA

RHA は replased RHA でなければ（第3章-4参照）門脈, 胆管と交叉します（図9）. 胆管癌の術前診断の際にはきわめて重要な血管となります.

肝門部血管の走査は, 第2章D-3でとり上げます.

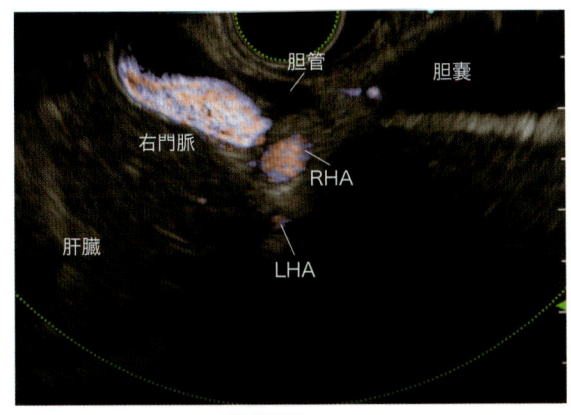
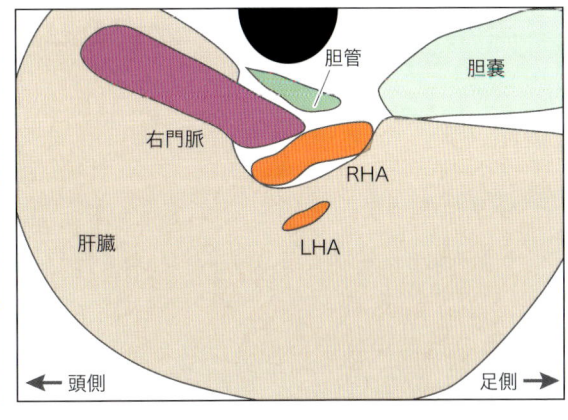

図9　PHA・RHA　movie❷-5

7 RHA 〜 PHA 〜 GDA 〜 CHA 〜 Ao

最後に, RHAから右回転で一気にAoまでの観察をして終了です.

Ⓒ D1 からの観察

2 門脈・SMA

movie

Summary

- D1 からの門脈，SMA は，膵をくまなく見る際の膵頭部の辺縁のメルクマールとして重要です．
- また膵癌の血管浸潤を見るのにも重要です．
- 1stJV も膵下縁のメルクマールとして重要です．

観察ターゲット

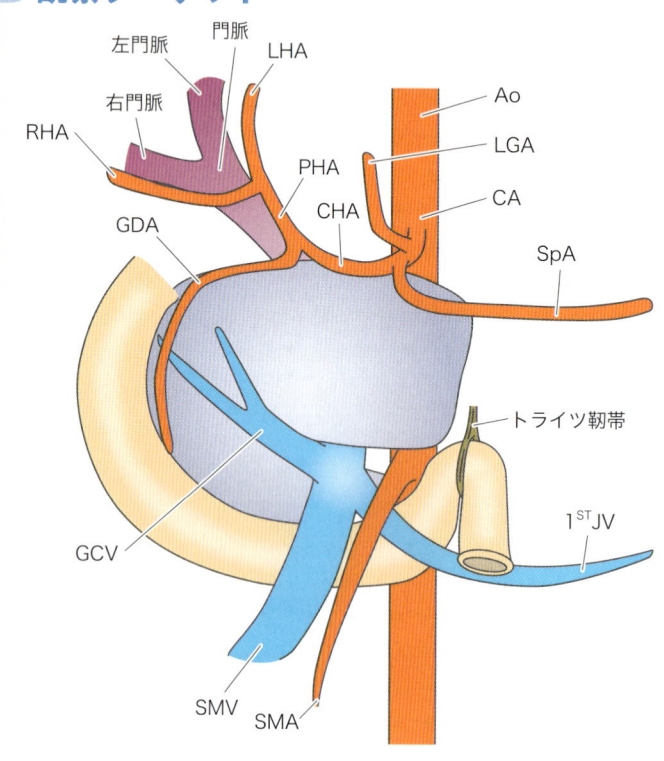

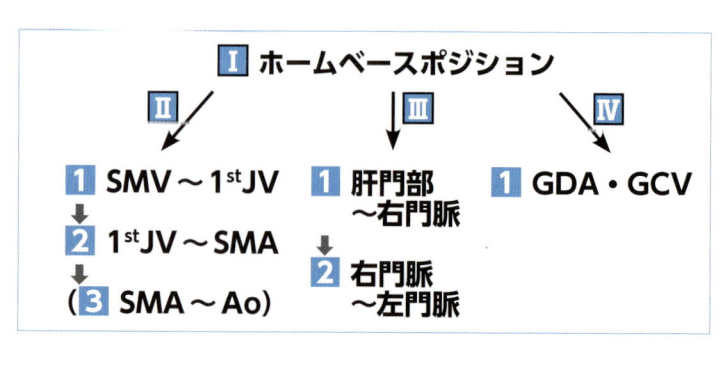

Ⅰ EUSの実際

　まずは，D1のホームベースポジションを描出して，門脈，脾静脈（SpV），SMVを認識します（図1）.

ⓐ EUS像

ⓑ CT

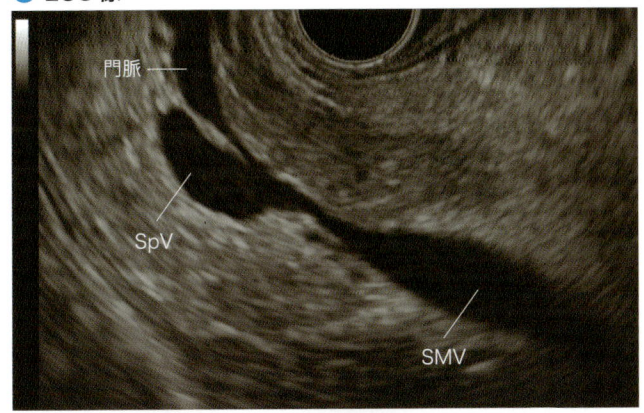

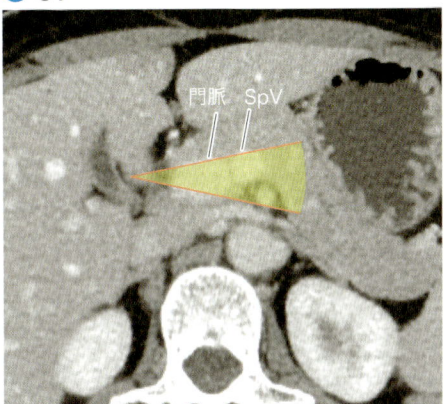

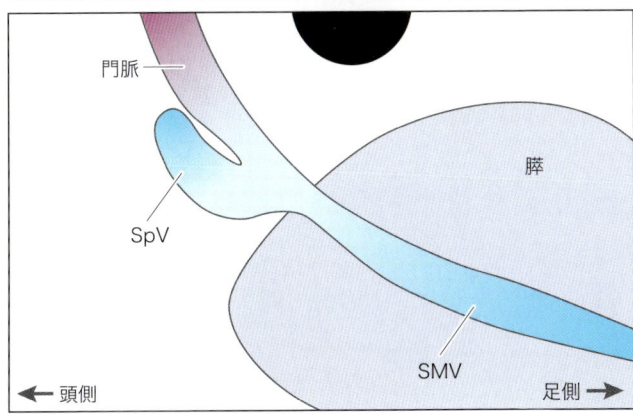

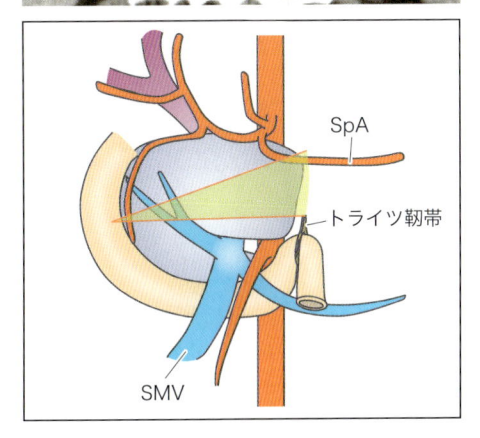

ⓒ CT 再構築像

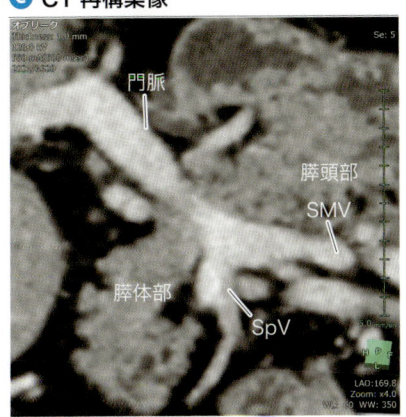

図1　ホームベースポジション

1　SMV 〜 1ˢᵗ JV

　そこから SMV および第一空腸静脈（1ˢᵗ JV）を描出するには，時計回転で背側にスコープを向けます．そうするとまず，SpV の足側から1本，背側に向かって輪切りに見える静脈があります．これが，1ˢᵗ JV になります（図2）．

　1ˢᵗ JV は，SMA の背側を回り，後腹膜を走行しますが，Treitz 靭帯付近から腹腔内に出ていきます．

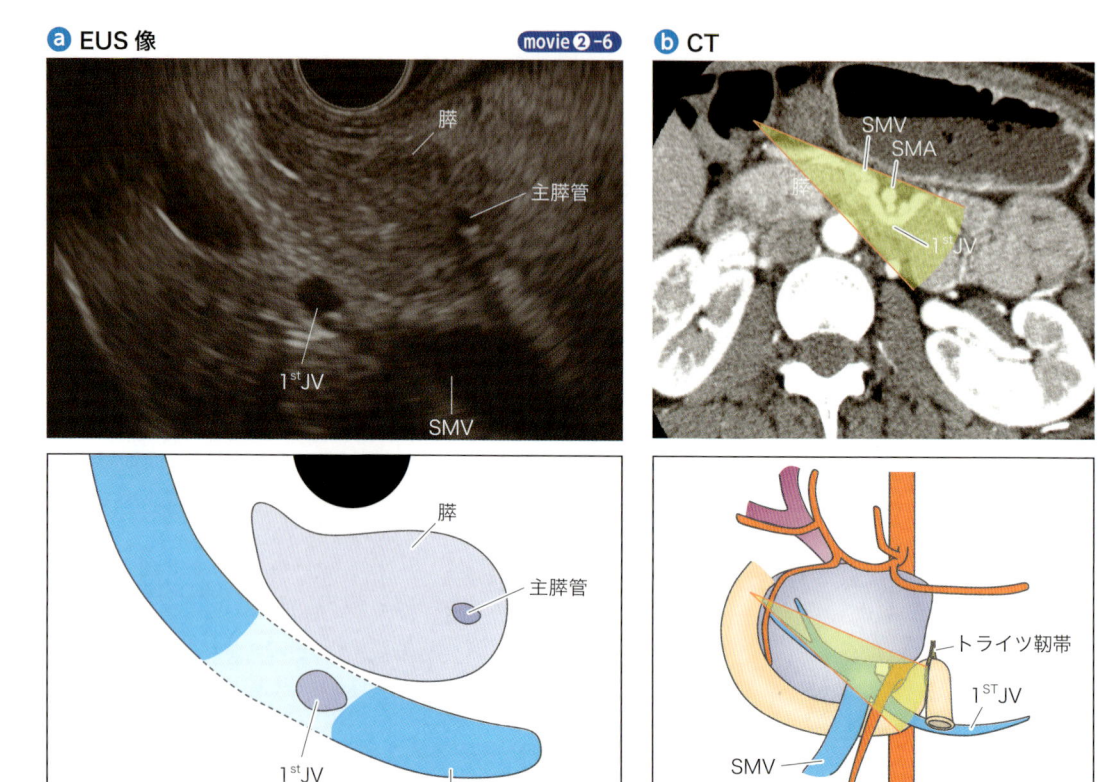

ⓐ EUS 像　movie ❷-6
ⓑ CT

ⓒ CT 再構築像

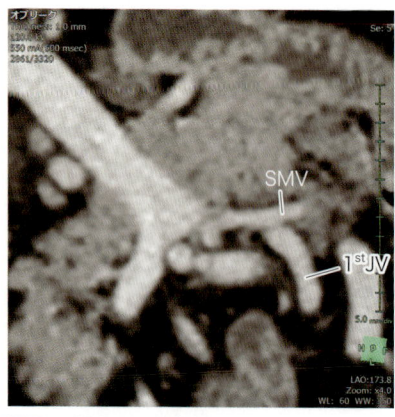

図2　SMV 〜 1ˢᵗ JV

2 | 1stJV 〜 SMA

1stJV を認識しながらさらに時計回転を加えると，SMAが出てきます（図3）．

膵背側のメルクマールであり，膵実質が見えなくなるかどうかの境界となるところですので，膵実質のスクリーニングであっても，このSMAまで認識する習慣をつけましょう．

ⓐ EUS 像 movie**❷**-6

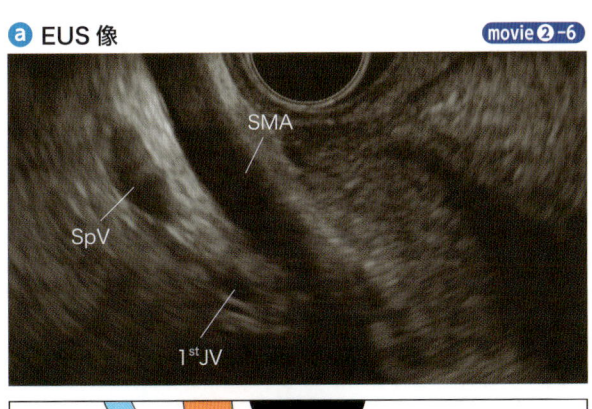

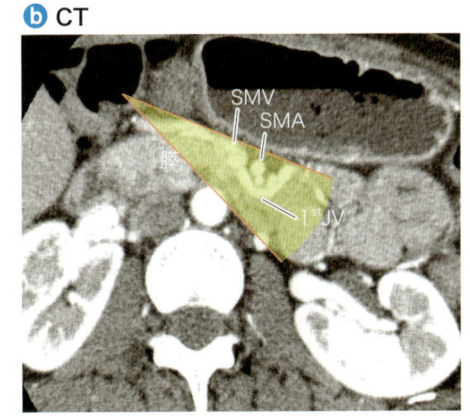

ⓑ CT

ⓒ CT 再構築像

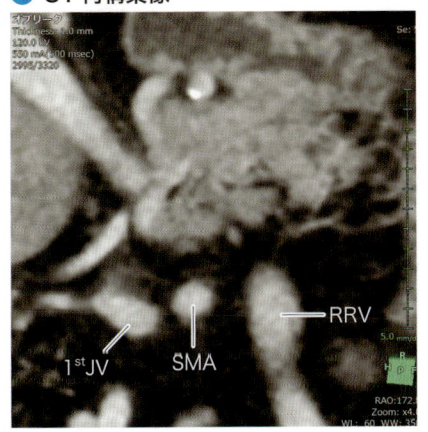

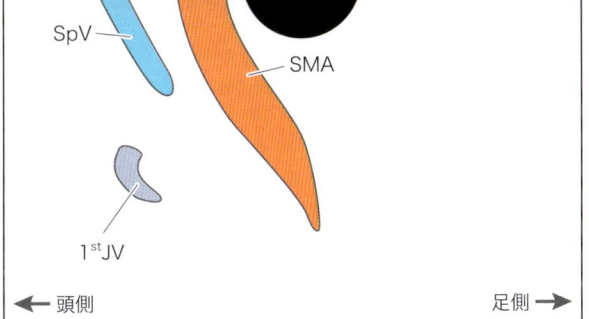

← 頭側　　　　足側 →

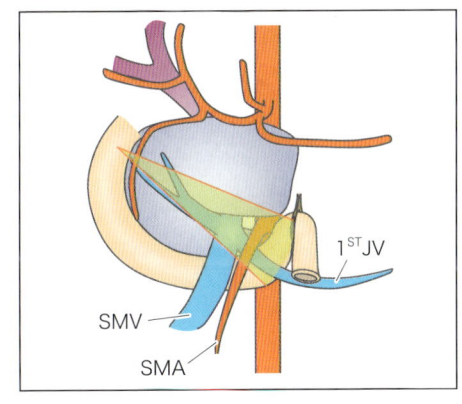

図3 1stJV 〜 SMA

RRV：右腎静脈

ここは少しマニアックになりますが，D1からでも見えやすい方は，SMAからAoまで観察することが可能です．

スコープにダウンアングルをかけ，反時計回転をかけつつ押し操作でSMAを追っていくと，SMA根部から右腎静脈（RRV）を跨いで，Aoに入っていく像を見ることができます（図4）．胃内走査ではCAが邪魔して穿刺が困難なSMA根部付近の腫瘍（膵癌の動脈浸潤など）を穿刺したい場合などに，このポジションで穿刺可能な場合がありますので，奥の手として観察できるようにしておくとよいと思います．

ⓐ EUS像　movie❷-6

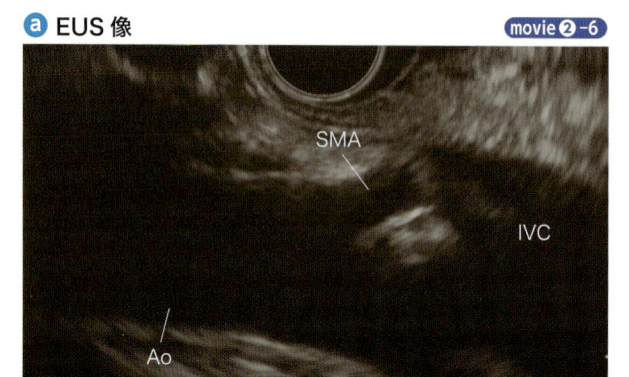

ⓑ CT

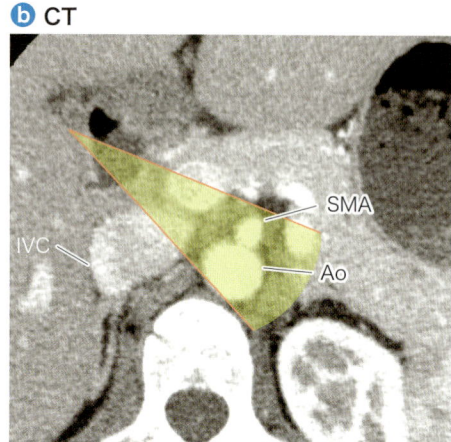

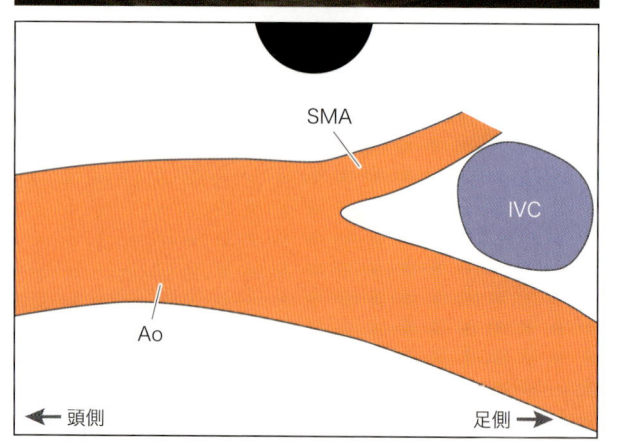

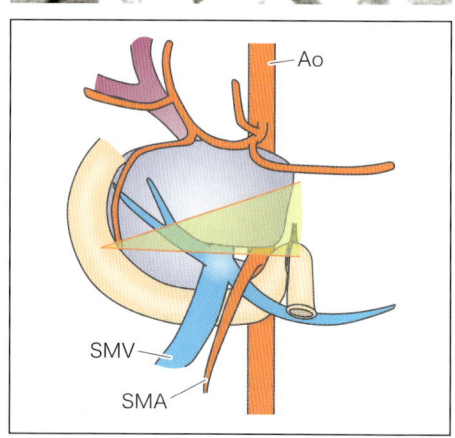

ⓒ CT再構築像

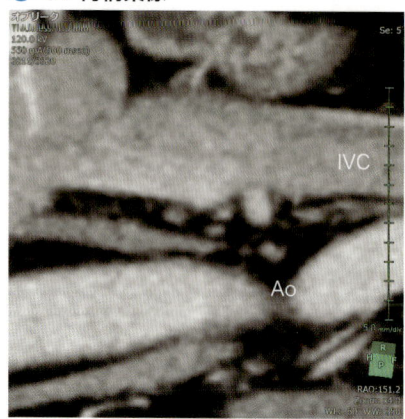

図4　SMA～Ao

1 肝門部〜右門脈

続いてホームベースポジションから門脈を見ながら肝門に向かいましょう.

SMAを見るのと似たような動きになります.スコープのダウンアングルと反時計回転をかけ,軽く押し操作を加えながら門脈を追いかけると,肝門部にたどり着きます.

そのまま,左側方向の肝内に入っていくのが,右門脈です(図5).

普通は,門脈と右門脈は同軸で見えることが多いです.見えにくいときには,左右のアングルを使って微調整します.

ⓐ EUS 像 movie ❷-6

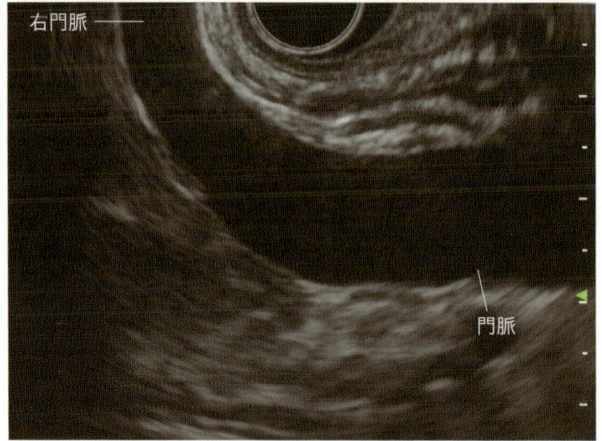

右門脈

門脈

ⓑ CT

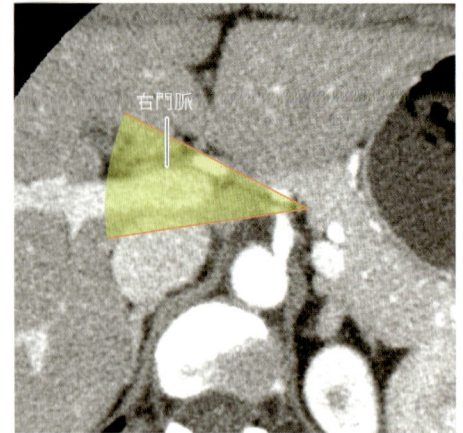

右門脈

右門脈

右門脈

肝

足側 →

左門脈　門脈

右門脈

ⓒ CT 再構築像

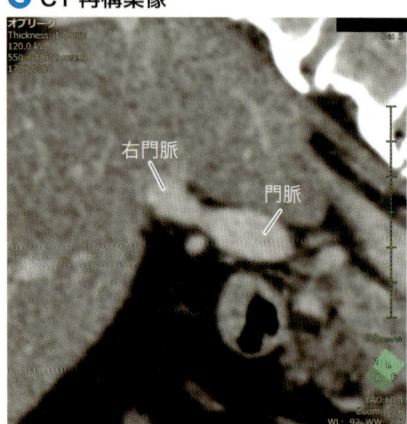

右門脈

門脈

図5　右門脈

2 右門脈〜左門脈

一方で，左門脈は，180〜270度ほど反時計回転が必要です．図6のように左門脈はプローブの下方向に向かっていきます．輪切りでしか見えない場合もよくあります．

ここでも，D1で大きな回転操作が必要ですので，穿孔には気をつけて無理のない操作にとどめましょう．

ⓐ EUS像 movie ❷-6

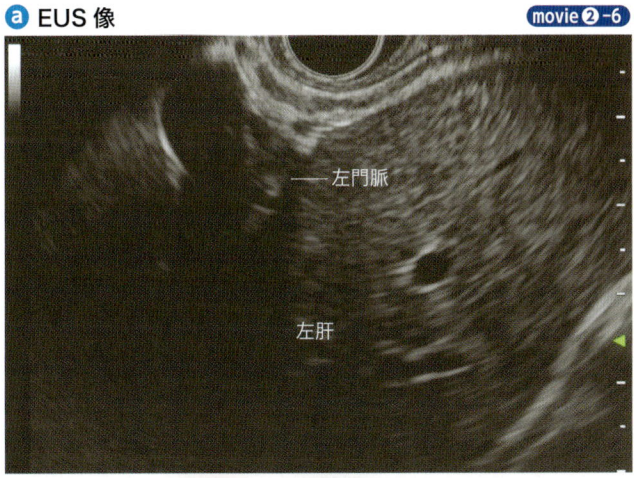

ⓑ CT

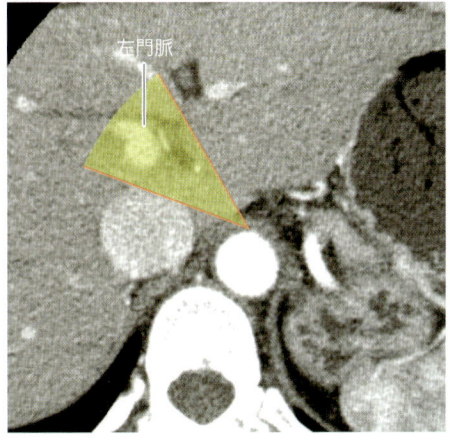

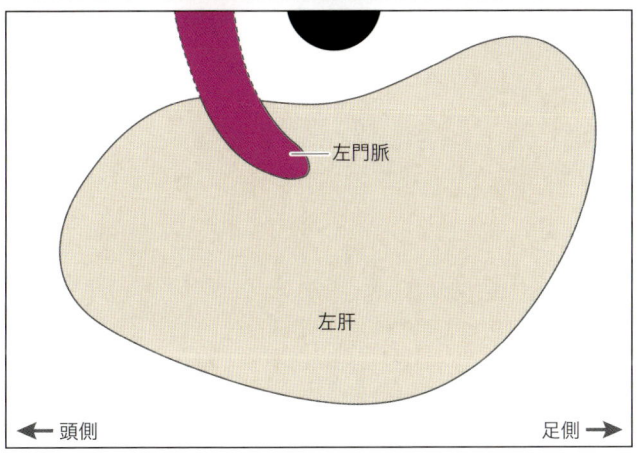

← 頭側　　　　　足側 →

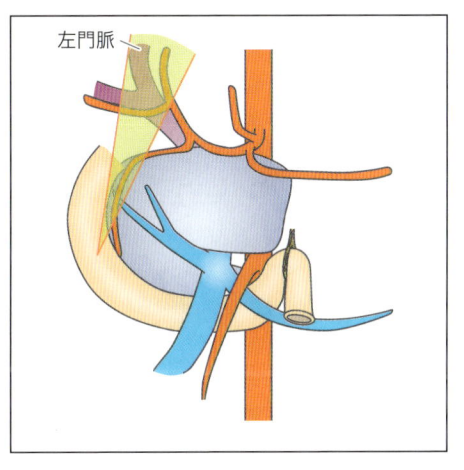

ⓒ CT再構築像

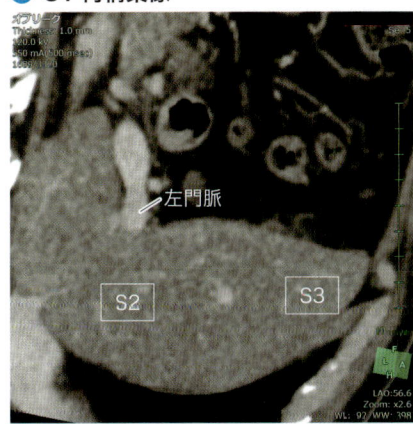

図6　左門脈

Ⅳ　ホームベースポジション～腹側

1 GDA・GCV

　　最後にホームベースポジションに戻り，腹側側を観察します．十二指腸腹側のメルクマールは，GDAと胃結腸静脈（GCV），もしくはApdvでしたね．いずれもホームベースポジションから反時計回転です．

　　GCVは，SMVから腹側側に向かいます（本来の血管の走行からいうとSMVに流入するのですが，血管を追う都合上，このように書きます）．SMVを見ながら反時計回転にすると，SMVからプローブ側に向かって上がってくる血管がGCVです（図7）．GDAは頭部頭側のメルクマールですが，GCVは頭部足側のメルクマールになります．

　　動画では，最後にSMAからAoまで見ています．

> ### 🖐Point
>
> 　　GCVとは，胃大網静脈（RGEV），前上膵十二指腸静脈（Aspdv），右上結腸静脈（RCV）が合流しSMVに注ぎ込むまでの間の静脈で，胃結腸静脈幹（Gastrocolic trunk:GT）ともよばれます．
>
> 　　膵頭部癌や膵炎によるSMV浸潤や狭窄では，拡張が目立つこともありますので，膵癌の門脈系への浸潤を知る手がかりになります．

ⓐ EUS 像 movie❷-6

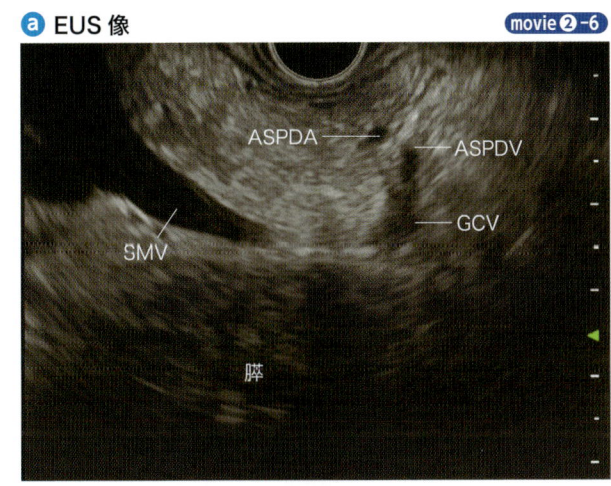

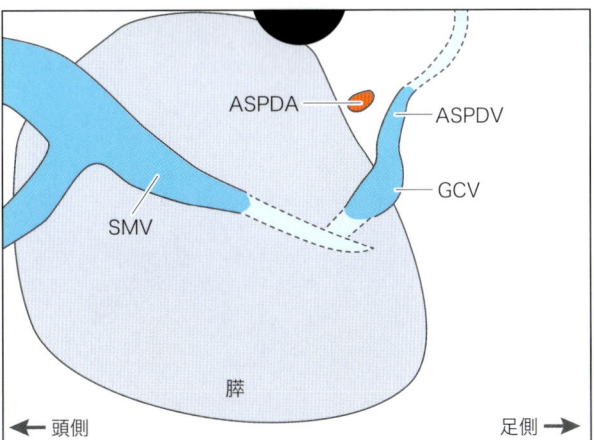

ⓑ CT

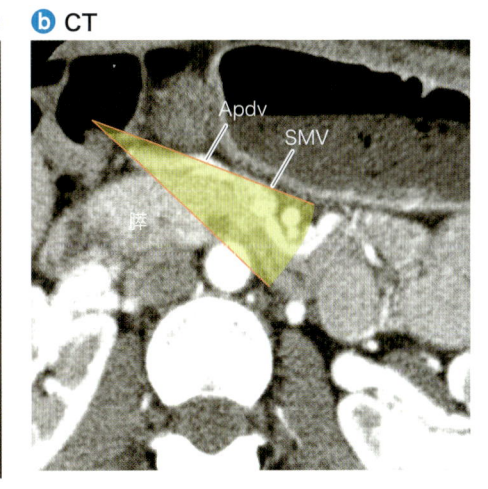

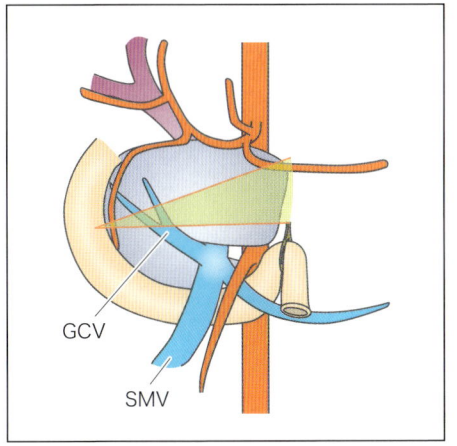

ⓒ CT 再構築像

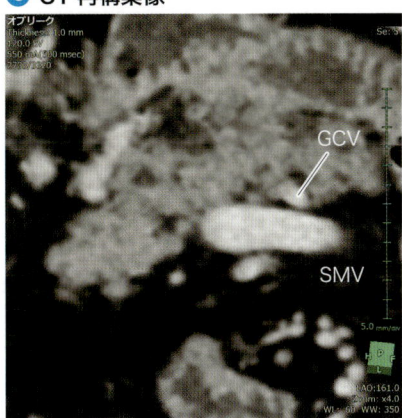

図7 GDA・GCV

Ⓒ D1 からの観察

3 肝門部胆管

movie

Summary

- 肝門部胆管は種々の破格があります．まずは胆管走行のバリエーションをCTで確認しましょう．
- 肝門部胆管走査は難易度が高いです．まずは走行のイメージを掴んでください（図1）．
- 後区域末梢は，EUS–HDSの際に重要となります．
- この稿では，CTはわかりにくいため省略します．

観察ターゲット

スタート：肝門部胆管

ゴール：前区域枝

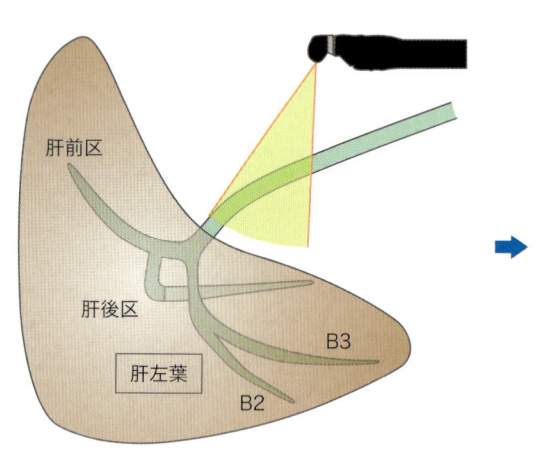
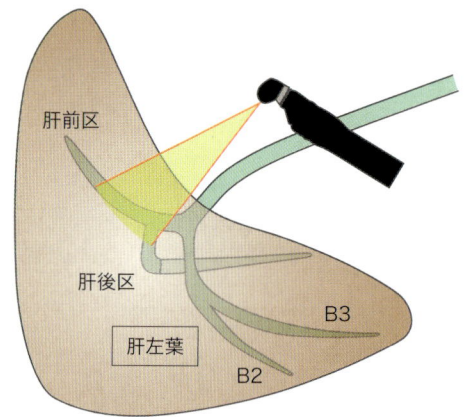

観察の順序

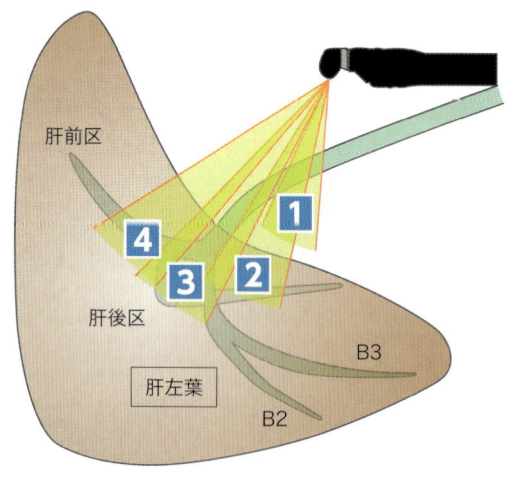
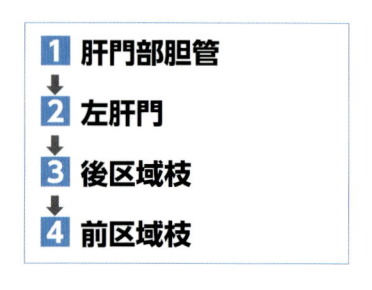

1 肝門部胆管
⬇
2 左肝門
⬇
3 後区域枝
⬇
4 前区域枝

この稿では，標準的な北周り後区の胆管像について説明します．南周りの後区域の走行イメージは図2のようになります．肝門部での胆管合流形態は，細かくは4つに分けられていますが，臨床の現場では，大きく，北周りか南周りかの2通りをしっかり把握できていればまずはOKです（表1）．

　北周りとは，右葉後区域胆管が門脈右枝の頭側を，カーブを描いて乗り越え前区域胆管と合流する走行で，通常の合流形態になります．

　一方，南周りとは，右葉後区域胆管が門脈の下方を走行するもので，通常は総肝管に合流します．頻度は5％と言われています．EUS–CDSの際などで後区域をふさがないようにするために重要となってきます．

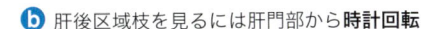
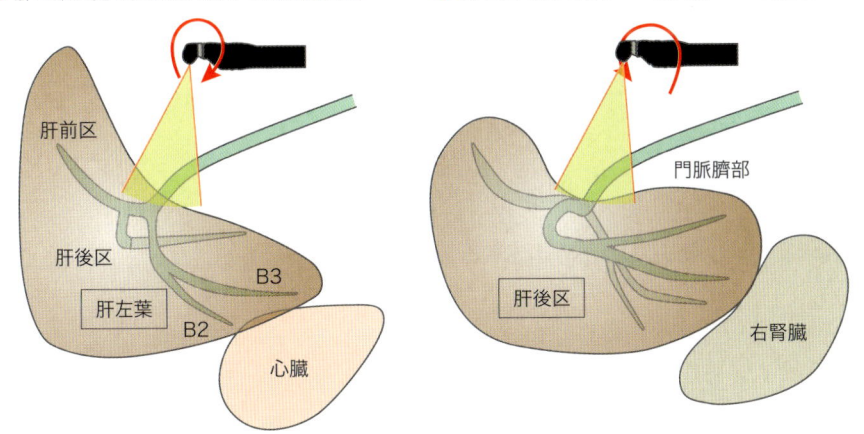

ⓐ 肝左葉を見るには肝門部から**反時計回転**　　**ⓑ** 肝後区域枝を見るには肝門部から**時計回転**

（図中ラベル：肝前区，肝後区，肝左葉，B3，B2，心臓，門脈臍部，肝後区，右腎臓）

図1　D1 から見た肝内門脈の走行のイメージ

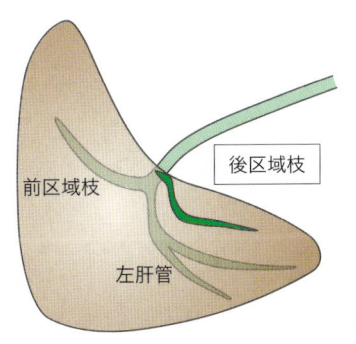

（図中ラベル：前区域枝，後区域枝，左肝管）

図2　南周り胆管

表1　肝門部胆管の破格

バリエーション	走行	後区域枝（北周り）		後区域枝（南周り）
	合流	右肝管（＋）	右肝管（－）	右肝管（－）
頻度*		65 %	17 %	5 %
イメージ図				

＊文献1より

まずは，D1から肝外胆管を描出し，ダウンアングルと押し操作で肝門部に近づきます（図3）.

ⓐ EUS 像   movie ❷-7

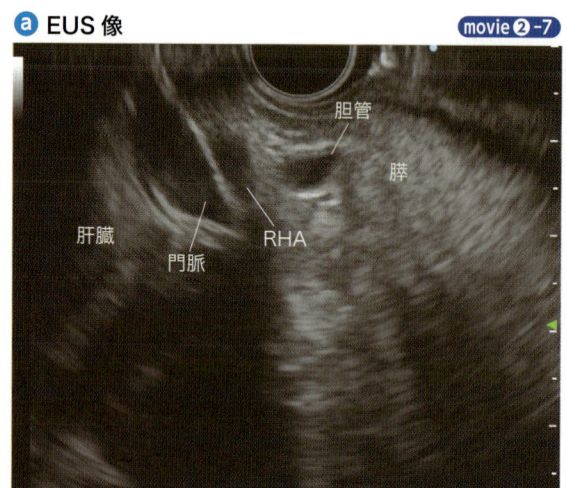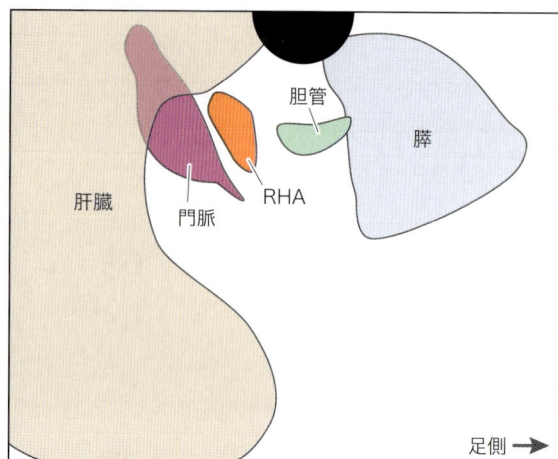

ⓑ イメージ

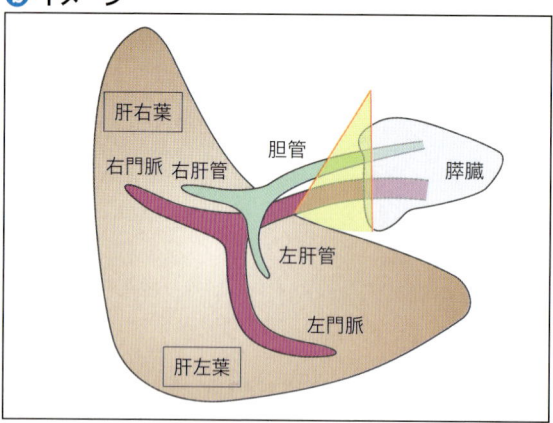

図3 肝外胆管

そこから肝門部を見るためには，さらにダウンアングルとスコープを押すことで，肝門部胆管を描出することができます（図4）.

ⓐ EUS 像　movie❷-7

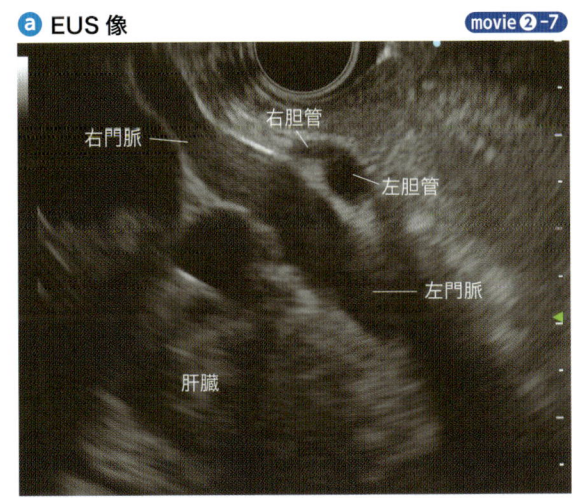

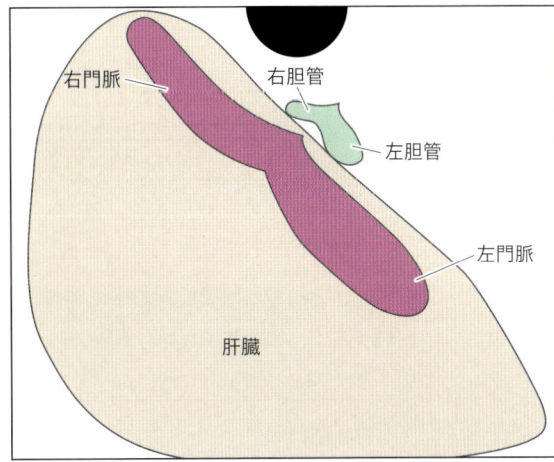

ⓑ イメージ

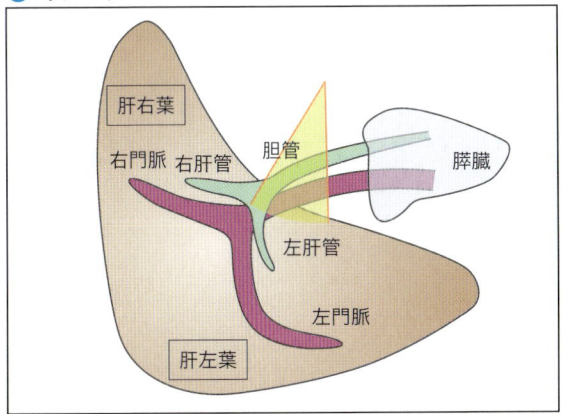

図4　肝門部胆管

さて，ここからが重要です．

肝内胆管は図5のような走行をします．特に，左肝管と後区域枝は，EUSのイメージであらわすと同じような走行をします．以下のように覚えましょう．

・左肝管を見る⇒肝門から180度反時計回転（図5①）

・後区域枝を見る⇒肝門から180度時計回転（図5②）

・前区域枝を見る⇒肝門から回転なしで，さらにダウンアングル（図5③）

左肝管を見るには肝門部胆管を見ながらゆっくり90〜120度くらい反時計回転（腹側方向）にスコープを捻るとプローブの3〜6時方向に左肝管が見えます（図6）．

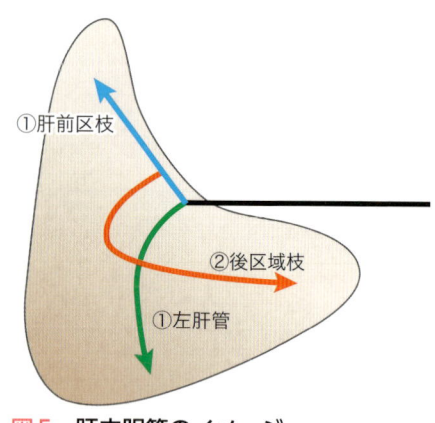

図5　肝内胆管のイメージ

ⓐ EUS像 `movie ②-7`

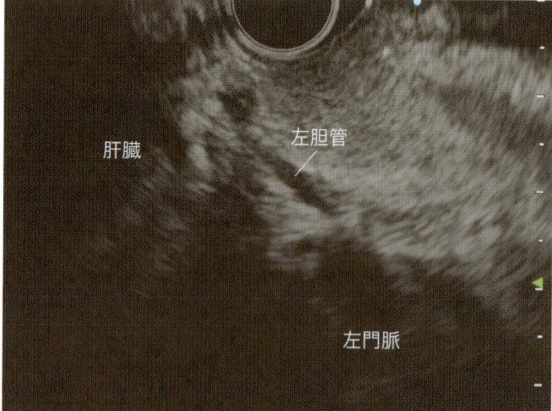

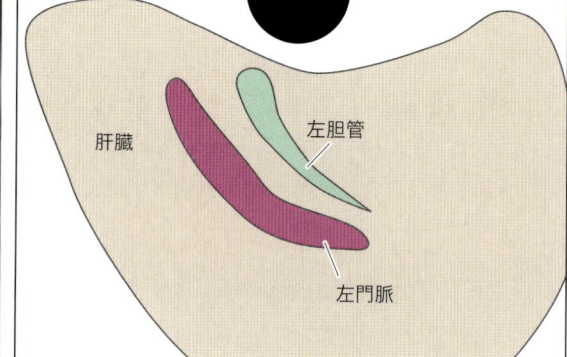

ⓑ イメージ

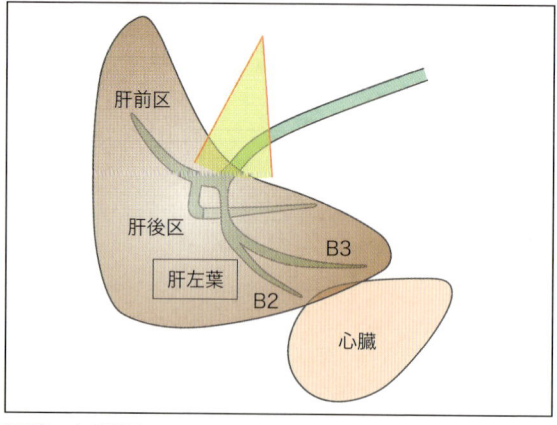

図6　左肝管

このときのスコープの位置は図7のようになっています．

　通常のD1走査よりもダウンアングルが加わっていることがわかると思います．動画には出ていませんが，末梢肝内胆管を見る場合は，さらに反時計回転を加えるとB3が観察可能となります．

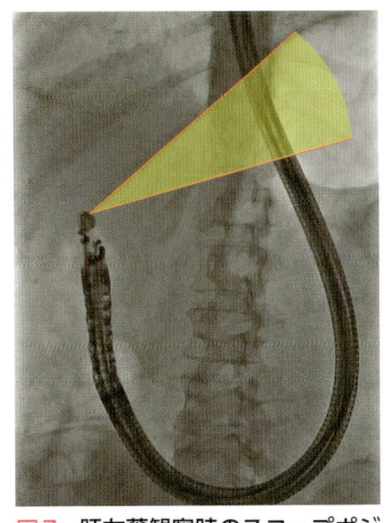

図7　肝左葉観察時のスコープポジション

3 後区域枝

　続いて後区域枝を見ます．肝門部胆管に戻って，今度は肝左葉とは反対に，ゆっくり90～120度くらい時計回転を加えます．すると，やはりプローブの3～6時方向に後区域枝が見えます（図8）．
　後区域枝の観察は，EUS-HDSのときに重要となってきます．
　このため，これより末梢の観察が重要ですので，**5**で後区域枝の末梢の観察について解説します．

ⓐ EUS像　movie **②-7**

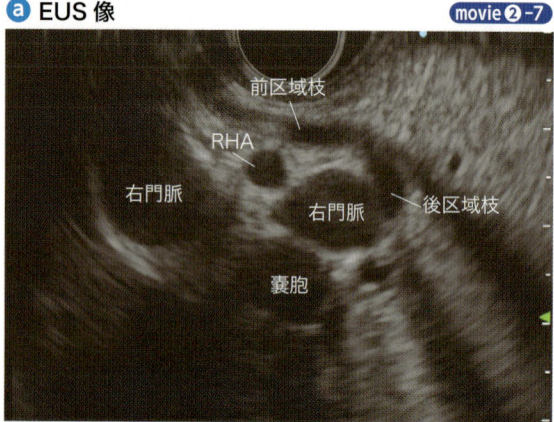
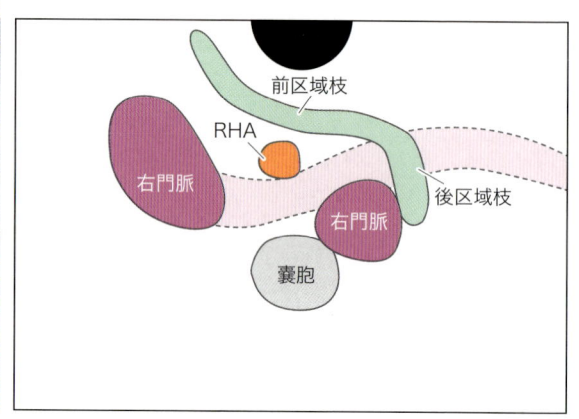

ⓑ イメージ

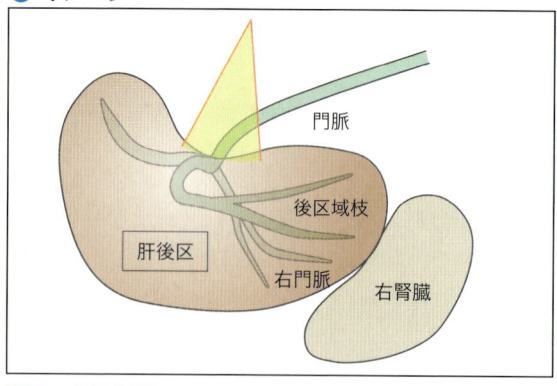

図8　後区域枝

4 前区域枝

最後に前区域枝を見ます．肝門部胆管からそのまま（回転を加えず）ダウンアングルをかけながらややスコープに押し操作を加えることで前区域枝末梢の観察が可能です（図9，10）．

ⓐ EUS 像　movie❷-7

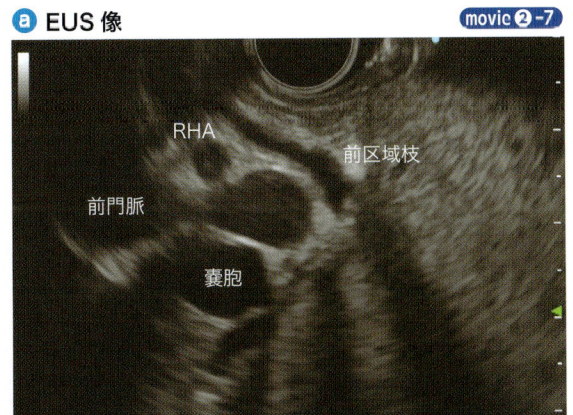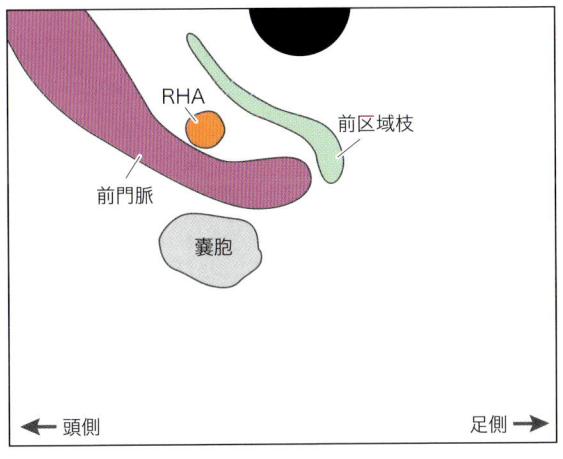

← 頭側　　　足側 →

ⓑ イメージ

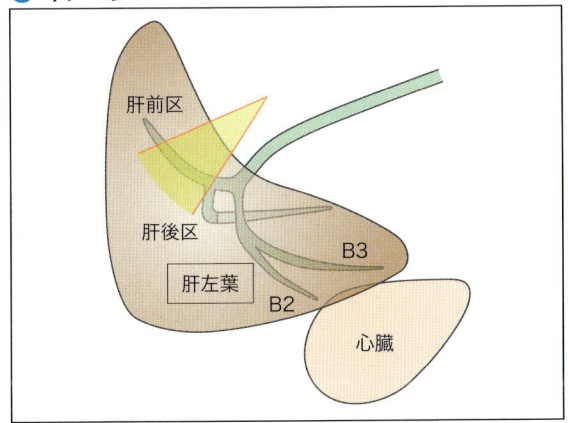

図9　前区域枝

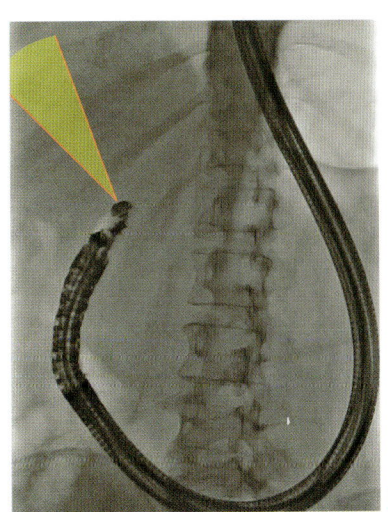

図10　肝前区観察時のスコープポジション

後区域枝の特にB6枝は，EUS-HDSの時に描出できることが重要となってきます（図11）．EUS HDSはEUS BDのなかでもかなり難易度の高い手技ですが，トラブルシューティングのときに役に立ちますので，ぜひ覚えておきたい手技です．

EUSでは肝前区域胆管の観察からはじめます（図12）．

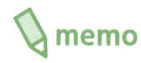

memo

EUS-HDS（hepaticoduodenostomy）とは

Interventional EUSの1つで，D1から後区域枝胆管を穿刺し，瘻孔形成を行う手技です．経乳頭的に後区域枝へのドレナージが困難な場合に行うレスキュー的な手技です．

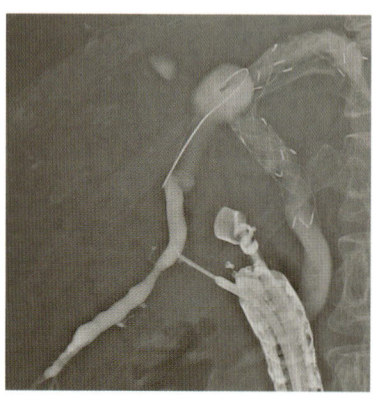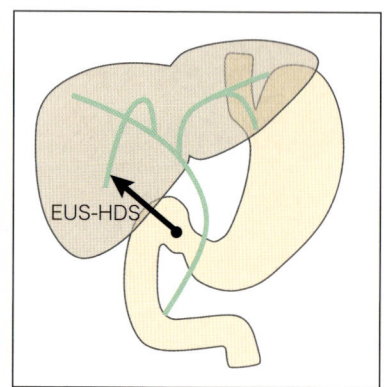

図11　EUS-HDS
➤：穿刺箇所

ⓐ EUS像

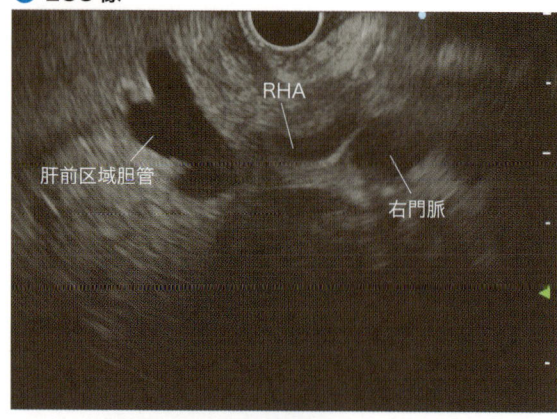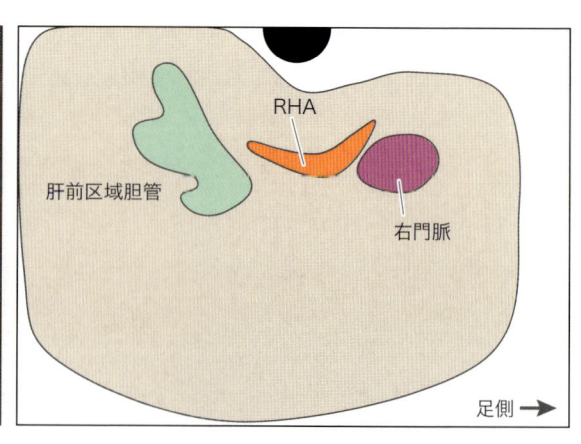

図12　肝前区域胆管 movie❷-8

そこからゆっくり時計回転を加えていきます．すると図13のように胆管，門脈が短軸像（輪切り）となります．これが後区域枝末梢の特徴です．

表1に示したように北周り後区域の場合，門脈を乗り越えて肝の背側に向かいます．

その乗り越えている屈曲部分は輪切りとなります．

ⓐ EUS像　movie ❷-8

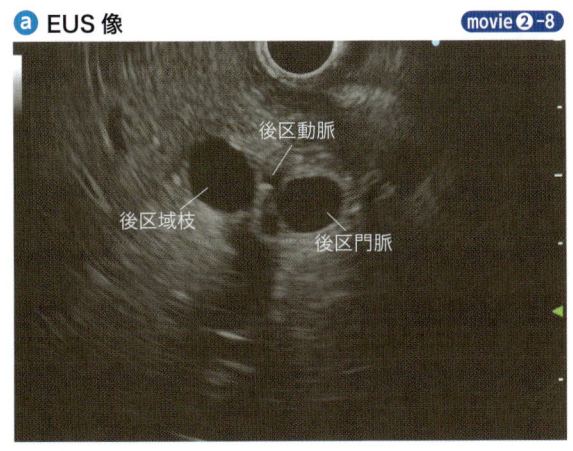
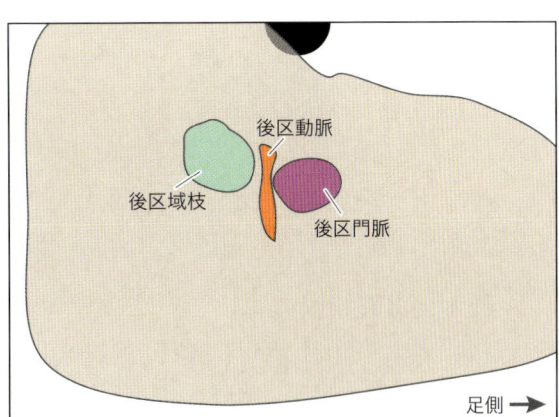

ⓑ イメージ

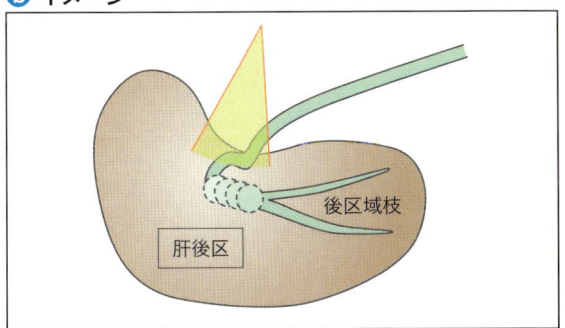

図13　後区域枝末梢

b）後区域枝は，右門脈を乗り越える部分は短軸像となる．

門脈を乗り越えたあとは，後区域枝末梢は長軸となりEUS像の3〜4時方向に向かいます（図14）．EUS-HDSの穿刺点はちょうど，この辺りを狙います．

ⓐ EUS 像　movie **❷** -8

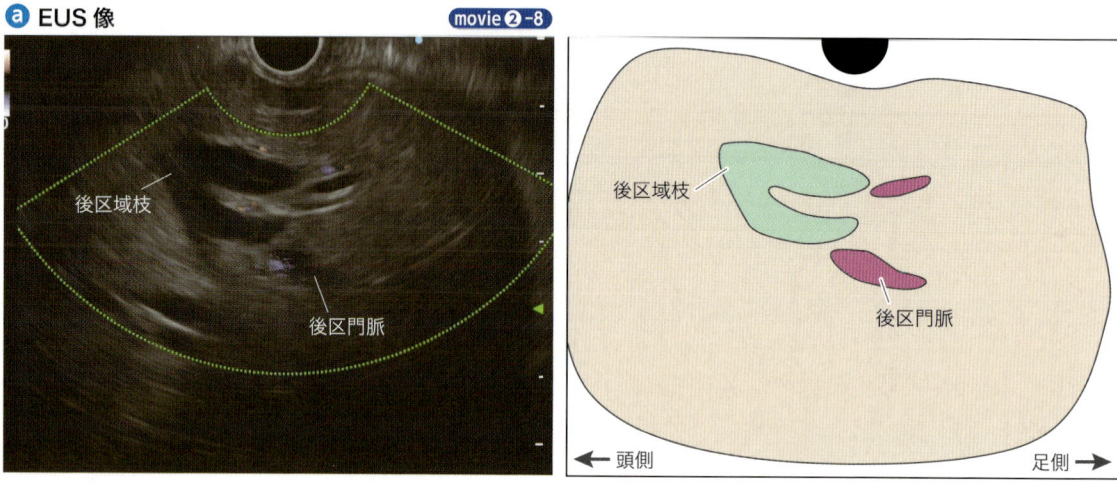

後区域枝
後区門脈
頭側
足側

ⓑ イメージ

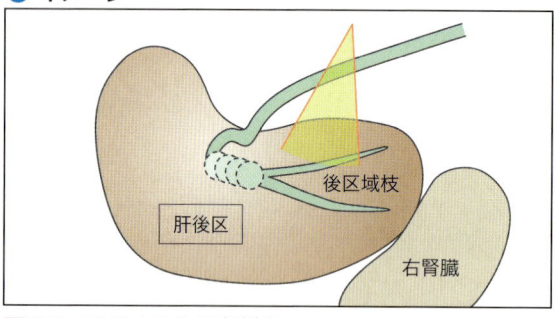

後区域枝
肝後区
右腎臓

図14　EUS-HDSの穿刺点
b）後区域枝は，右門脈を乗り越えたら，長軸に見える．

このときのスコープの位置は図15のようになっていま
す．肝左葉を見ているときと180度スコープの向きが違っ
ているのがわかると思います．

さらに末梢に行くと右腎臓が見えます．これを確認す
ることで，後区域枝であることを確認する意味にもなり
ます．

肝門部胆管の描出は難しく，私もまだまだ精進が必要
です．

またD1走査ですので，穿孔のリスクも考え，無理ない
範囲で観察をトライしてみましょう．

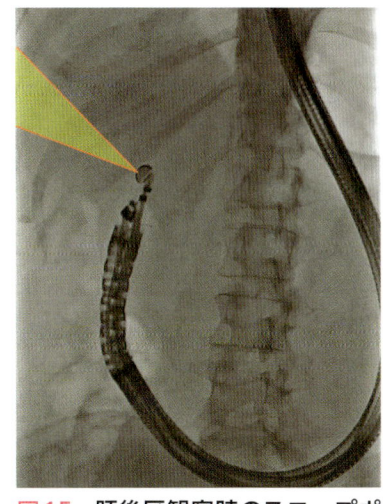

図15　**肝後区観察時のスコープポ
ジション**

■ **文献**

1）西尾秀樹，他：胆管の外科解剖「肝胆膵高難度外科手術」（日本肝胆膵外科学会高度技能医制度委員会／編），pp11-20，医
学書院，2010

Ⓓ D2からの観察

1 SMV，Apdv，1st JV

movie

Summary

- SMVの枝は，膵頭部観察のメルクマールとなるため重要です．GCV，Apdvと1st JVを覚えておきましょう．
- Apdvは，膵頭部腹側でアーケードを形成します．
- GDAも，膵頭部腹側のメルクマールとなるため重要です．
- 本稿では，膵頭下部腹側にあるSCN（漿液性嚢胞腺腫）の病変のある症例で動画を作成しています．CT再構築像はわかりにくいため，ここでは使用しません．

▶ EUSでのイメージ

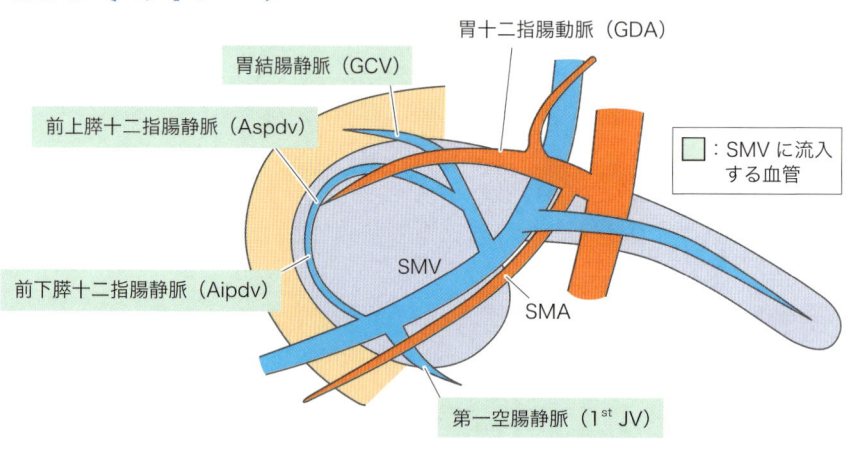

胃十二指腸動脈（GDA）

胃結腸静脈（GCV）

前上膵十二指腸静脈（Aspdv）

□：SMVに流入する血管

前下膵十二指腸静脈（Aipdv）

SMV

SMA

第一空腸静脈（1st JV）

覚えておきたいSMVに流入する血管

日本語名	英語名	流入する血管
胃結腸静脈	Gastrocolic vein（GCV）	SMV
第一空腸静脈	1st jejunal vein（1st JV）	SMV
前上膵十二指腸静脈	Aspdv（anterior superior pancreaticoduodenal vein）	GCVかSMV
前下膵十二指腸静脈	Aipdv（anterior inferior pancreaticoduodenal vein）	1st JVかSMV

▶ 観察の順序

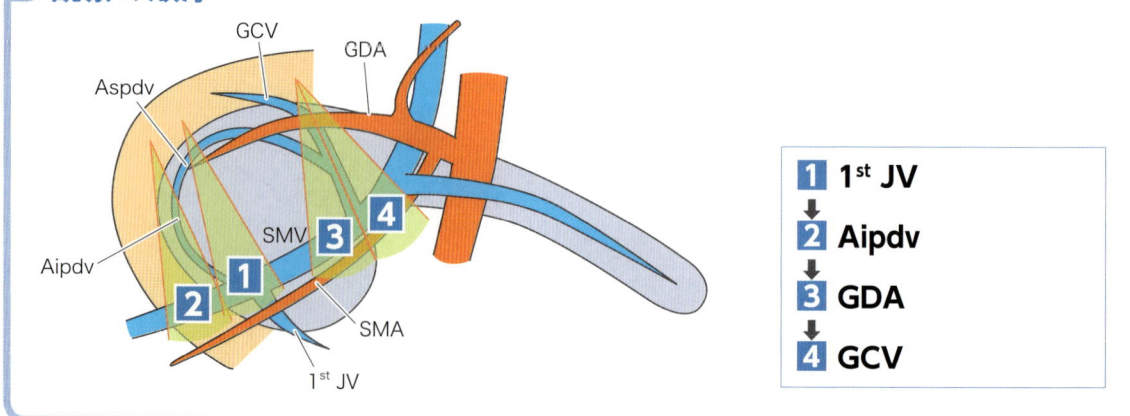

GCV

GDA

Aspdv

Aipdv

SMV

1st JV

SMA

1	1st JV
2	Aipdv
3	GDA
4	GCV

1 1st JV

まずは上腸間膜静脈（SMV）の枝で膵下縁に流入する第一空腸静脈（1st JV）から観察します（図1）．この血管は，体の左側から上腸間膜動脈（SMA）の背側を通って，SMVに流れ込む静脈ですので，EUSでは，SMVから遠ざかる方向になります．そのため，通常はSMAをまたぐところまでしか観察できません．1st JVを観察するときは，背側方向なので，SMVから時計回転すると見えますね．

1st JVは，膵頭部癌のときに浸潤が生じやすい血管です．膵頭部実質に異常がなくても1st JVや第一空腸動脈（1st JA）に浸潤が発見される膵野型膵癌もあります．この血管はルーチンで観察するようにトレーニングしておきましょう．

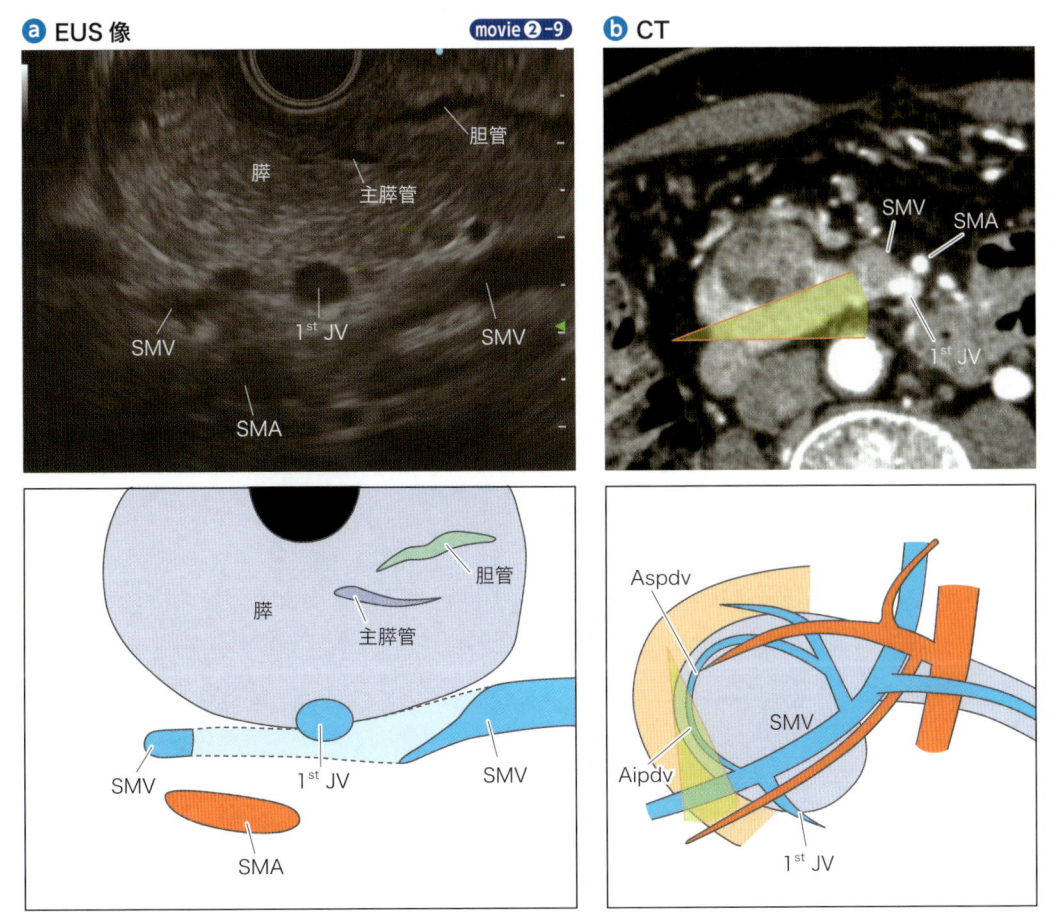

ⓐ EUS像 [movie ❷-9]

胆管 / 膵 / 主膵管 / SMV / 1st JV / SMV / SMA

ⓑ CT

SMV / SMA / 1st JV

膵 / 胆管 / 主膵管 / SMV / 1st JV / SMV / SMA

Aspdv / SMV / Aipdv / 1st JV

図1　1st JV

2 Aipdv

1st JVから反時計回転（腹側）にスコープを回すと，膵頭下部腹側を見ることができます（図2）．そのメルクマールとなる血管が，前下膵十二指腸静脈（Aipdv）です．

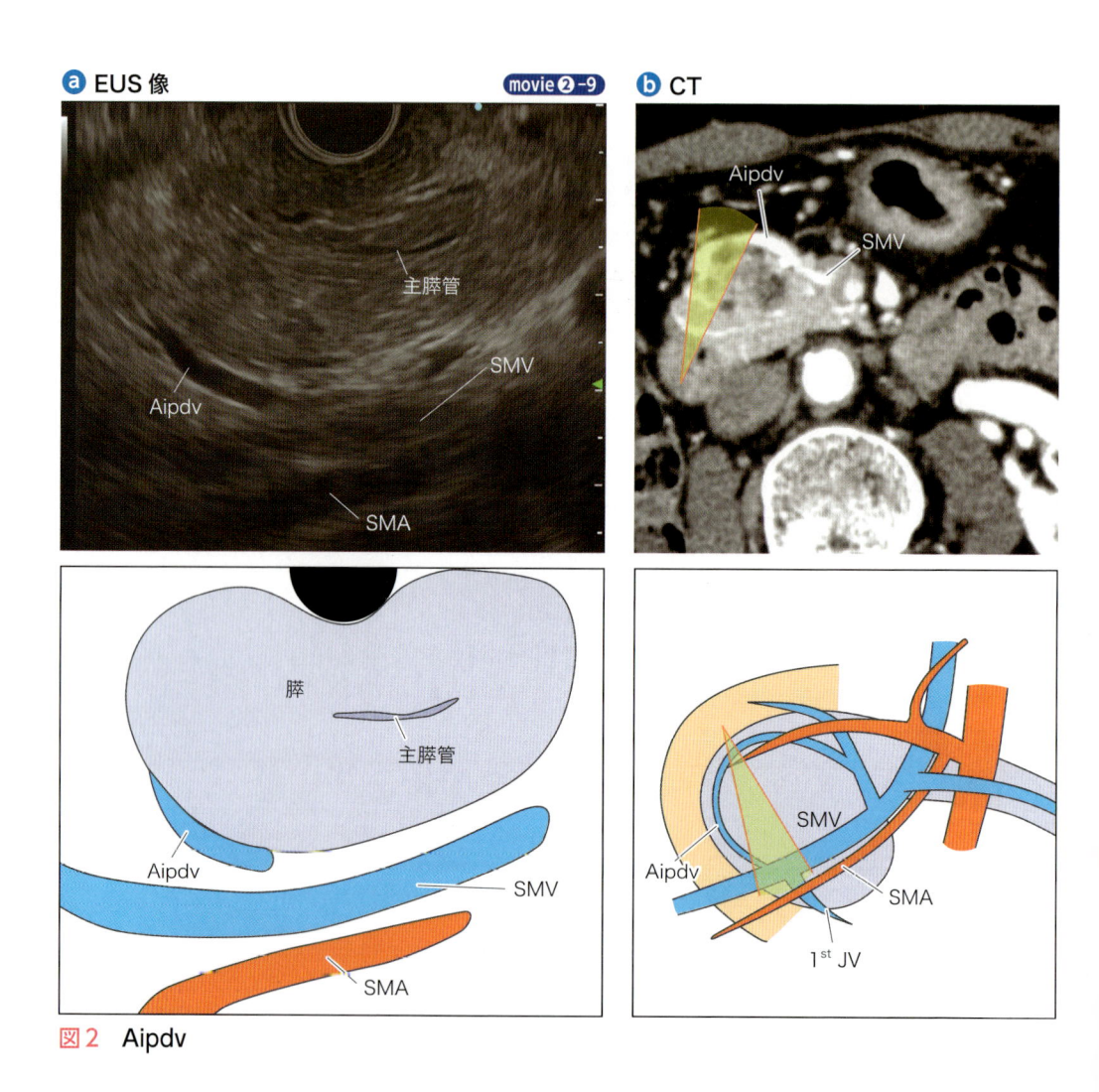

図2　Aipdv

3 GDA

通常ではここから乳頭部観察ですが，第1章C-3ですでに詳細を解説しているのでそちらを参照して下さい．

プローブを乳頭部からさらに引いてくると，プローブ右側に短軸の血管が見えてきます（図3）．これが胃十二指腸動脈（GDA）です．GDAは膵腹側のメルクマールになります．

また，このGDAとSMVの間に挟まれた部分が，膵峡部（isthmus）と言われる部分で，頭体移行部が近いですよというサインにもなります．

また，D2からの引き操作で，時に膵臓を見失うことがありますが，このGDAとSMV（もしくはSMA）をメルクマールにすることで，その間に挟まれた部分に膵実質があるぞとわかりますので，膵実質が見えにくい方に対するスクリーニングにも有用です．

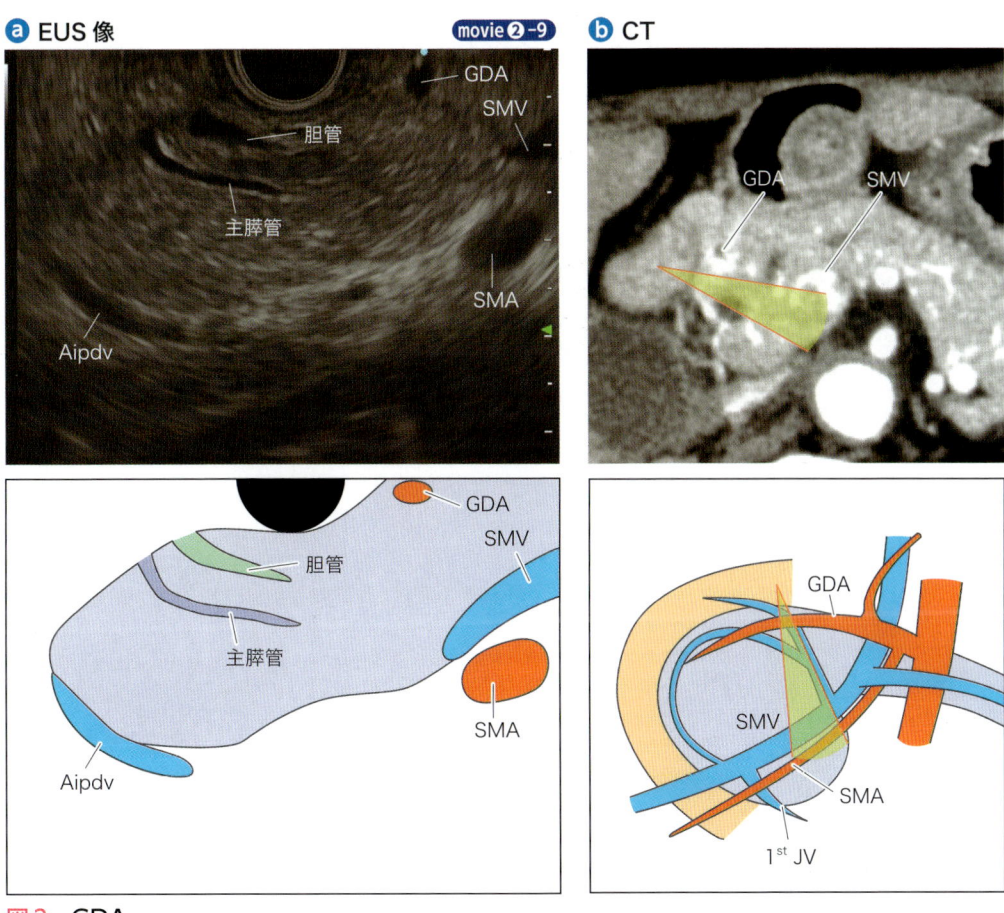

図3　GDA

4 GCV

　最後に胃結腸静脈（GCV）の観察を行います．GCVは膵頭部でも膵頭上部の腹側のメルクマールとなります．膵頭上部腹側の領域は，スクリーニングEUSでは見落とされやすい場所ですので，GDAとあわせてGCVの観察も行うようにしましょう．

　本稿では，D2からの血管走査を説明しましたが，これらの血管はD1走査でも観察可能です（図4）．D2のみならず，D1でも，これらの血管を意識して描出することが，EUSを自在に操る近道だと思います．

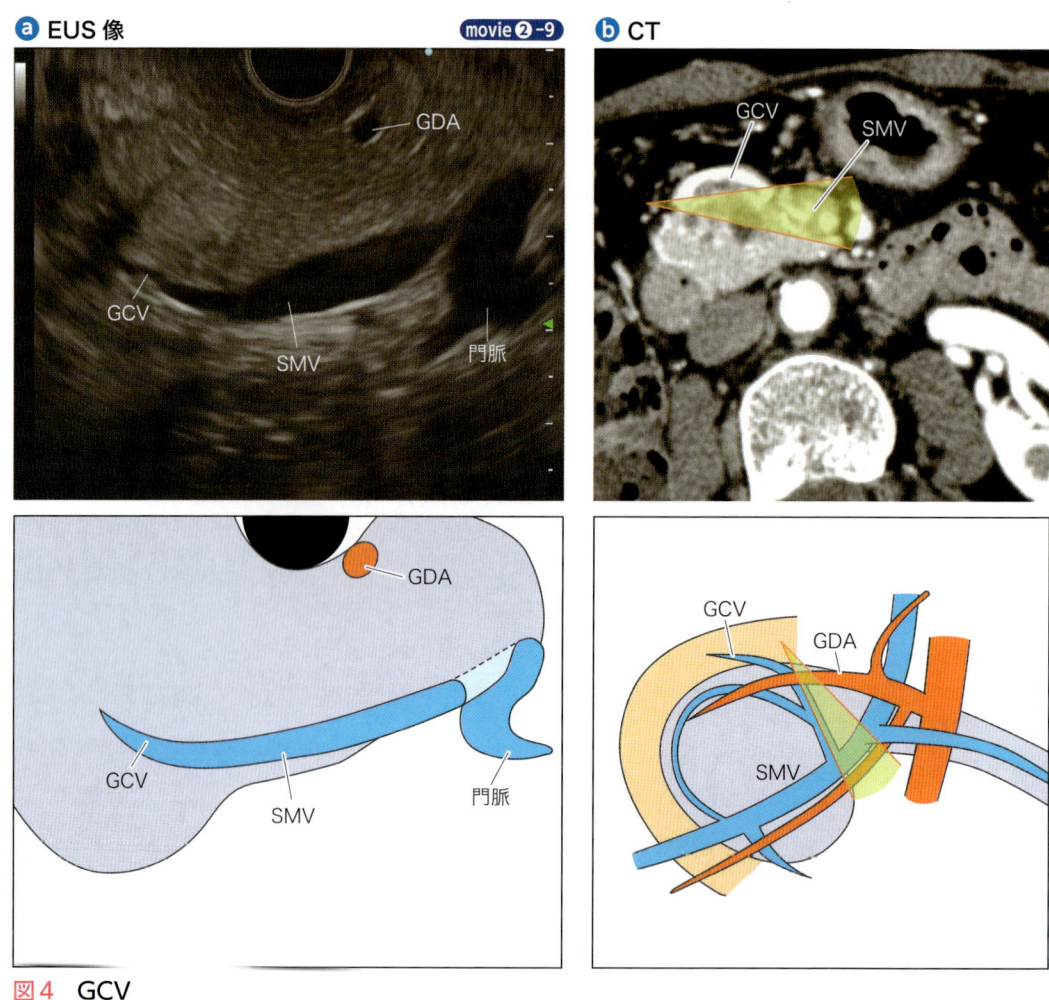

ⓐ EUS 像　movie❷-9　ⓑ CT

図4　GCV

Ⓓ D2からの観察

2 ボーダーライン切除可能膵癌

movie

Summary

- 膵癌の切除可能性分類を理解しましょう．
- 膵頭部病変は，CA・SMAだけでなく，GDA根部の確認も重要です．
- D2走査での血管観察走査が必要な場合は，膵癌の動脈浸潤の有無の確認が最も多いシチュエーションです．ここでは，ボーダーライン切除可能膵癌の症例で，実際の血管走行の確認を行いたいと思います．

観察の順序

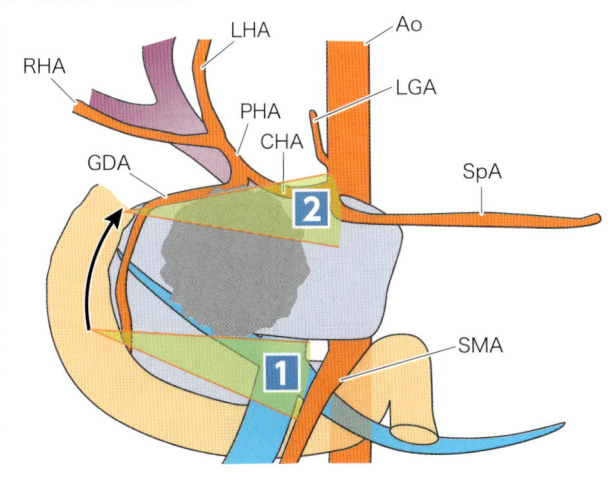

1	血管浸潤の評価
↓	
2	GDA 根部の評価

症例

年齢：60歳代

性別：男性

受診機転：腹痛を主訴に近医受診，CTにて膵頭部に腫瘤性病変を認め当院へ紹介となった．

造影CT（図1）：膵頭部に直径40 mm大の不整形乏血性腫瘍を認める．
SMVは180度以上の浸潤あり，GDAは180度以下の浸潤あり，SMAは浸潤なしと判断した．

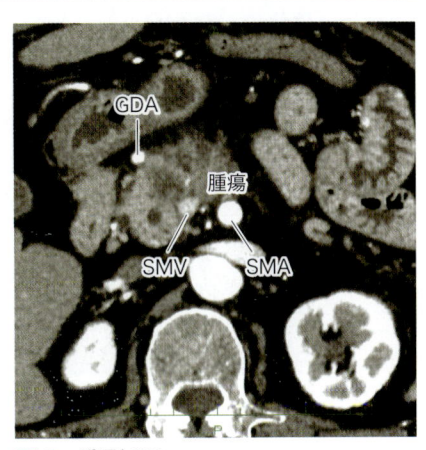

図1　造影CT

EUSで，D2から血管浸潤の有無を中心に見ていきます．

まずはSMVとの関係です．腫瘍のSMVへの浸潤は明らかです（図2a）．また，プローブ近くのGDAにも浸潤しています（図2b）．

一方，SMA（上腸間膜動脈）には浸潤はありません（図3）．

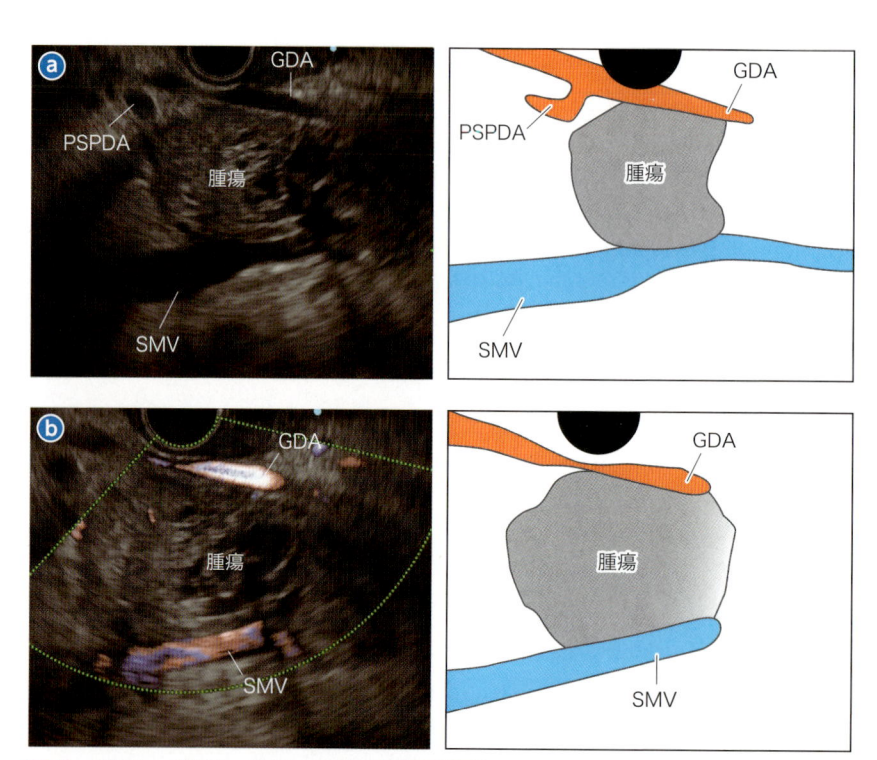

図2　GDA，SMV，SNAの評価 movie❷-10

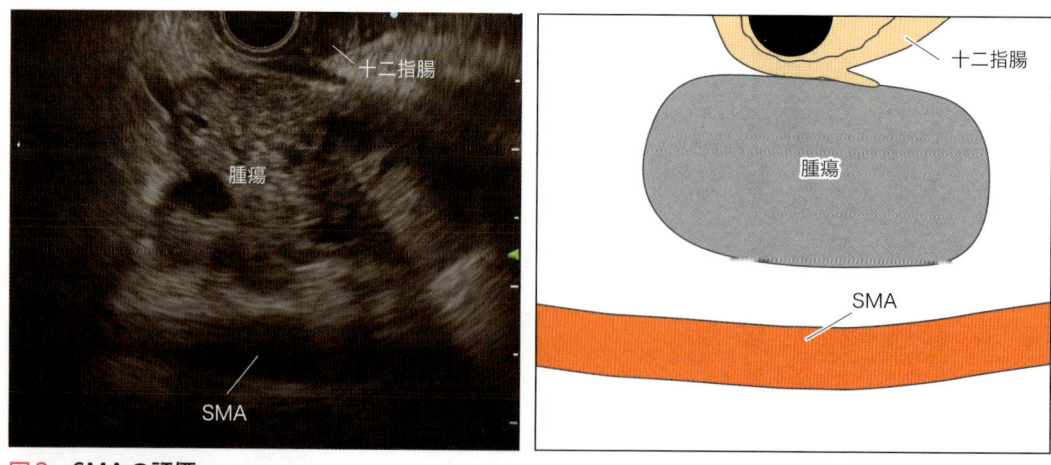

図3　SMAの評価

2 GDA 根部の評価

GDAを見ながらスコープを引いてくると GDA根部に到達です.

GDA根部は大きな分岐点になります（図4）. GDAから，CHA～CAを見たいときは，時計回転です. 逆に，GDAからPHA～肝門を見たい場合は，反時計回転でしたね（第1章でも説明）.

膵頭部腫瘍では，GDA根部の評価は重要です. この症例は，GDA根部は腫瘍浸潤はありません（図5）. GDA根部への浸潤の有無で，術式の決定（膵頭十二指腸切除か膵体尾部切除か）のみならず切除可否にも影響を与える非常に重要な部位ですので，ルーチンで認識する習慣をつけておきましょう.

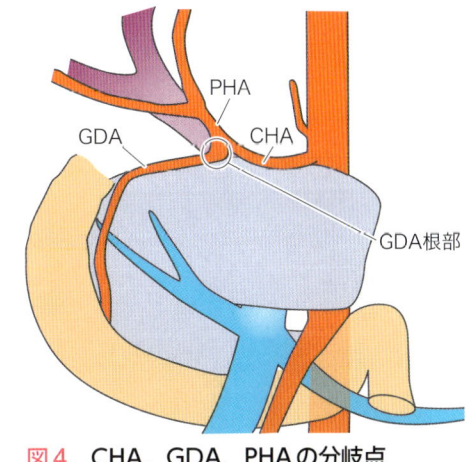

図4　CHA，GDA，PHA の分岐点

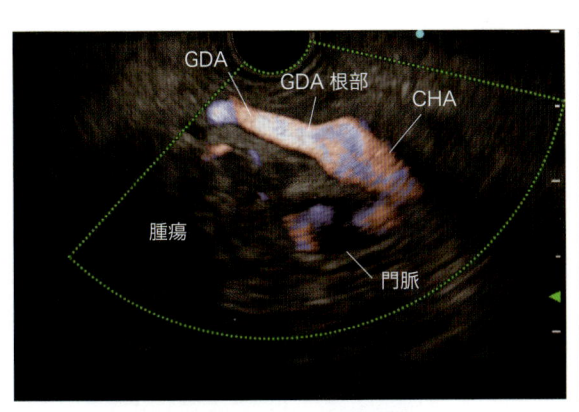
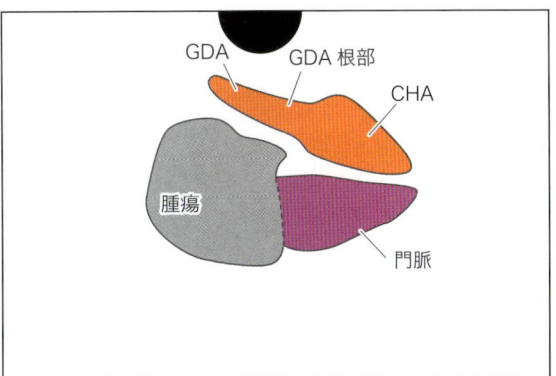

図5　GDA 根部の評価方法　movie ❷-10

この症例は，CHAにも浸潤がありますね（図6）.

EUSではCHAへの浸潤はありますが，PHAへの浸潤はないため（図7），ボーダーライン切除可能（BR-A）膵癌となります.

ただし，一般的にはCHAへの浸潤を切除するためには，動脈再建が必要となることから，「切除不能」の扱いとなっています.

ⓐ EUS像 movie❷-10

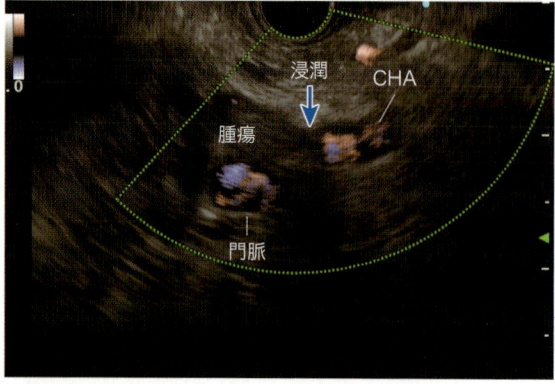
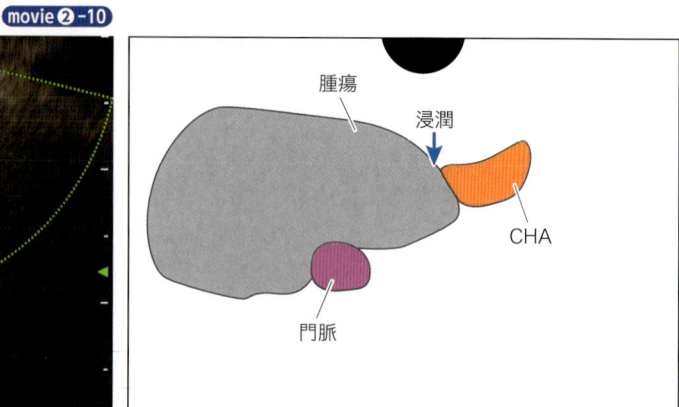

ⓑ CT

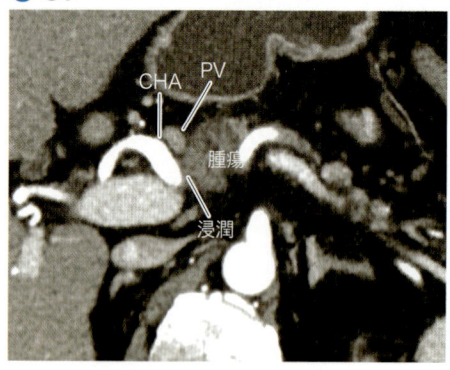

図6　CHAの評価方法

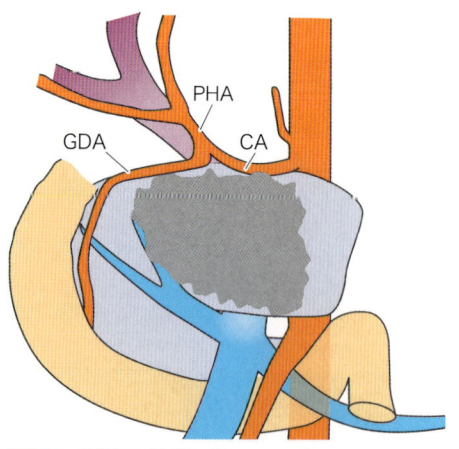

図7　腫瘍の位置（シェーマ）

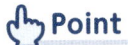**Point**

ボーダーライン切除可能膵癌とは

「膵癌取り扱い規約　第7版」で，膵癌の切除可能性の分類として，切除可能・切除可能境界（ボーダーライン切除可能）・切除不能の3つに分類されました．

このなかで，ボーダーライン膵癌とは膵臓周囲の主要動脈に半周以下にだけ接している場合や門脈に浸潤しても再建が可能な膵癌のことをいいます（図8）．

ボーダーライン切除可能膵癌の定義
標準的切除のみでは，組織学的に癌遺残のある R1切除となる可能性が高いもの．

動脈系（BR-A，動脈系への浸潤あり）
SMAあるいはCAに**180度未満の接触**があるが， 狭窄・変形は認めないもの． CHAの浸潤を認めるが，PHAやCAへは浸潤なし．

Resectable (R)	Borderline (BR-A)	Unresectable (UR)
A	A	A

図8　ボーダーライン切除可能癌

Ⓓ D2からの観察

3 局所進行膵癌

movie

Summary

- 動脈浸潤の評価方法をマスターしましょう.

- EUSで，血管浸潤の有無を中心に見ていきます．腫瘍の主座は膵頭部のやや頭腹側よりにありますので，特に，CHAやGDAとの関係が重要となってきます.

- 本稿でも，ボーダーライン切除可能膵癌と同様に，D2走査による血管評価を実際の症例で手順を解説したいと思います.

症例

年齢：50代

性別：男性

受診機転：黄疸を主訴に来院．精査にて膵頭部腫瘍が疑われる．内視鏡的ドレナージが施行された後，当院紹介となる.

造影CT：膵頭部の直径20 mm大の不整形乏血性腫瘍を認める．門脈本幹は全周性の浸潤あり，CHA（総肝動脈）〜GDA（胃十二指腸動脈）にかけて広範囲に接触している（図1）．CHAも180度以上の浸潤が疑われる.

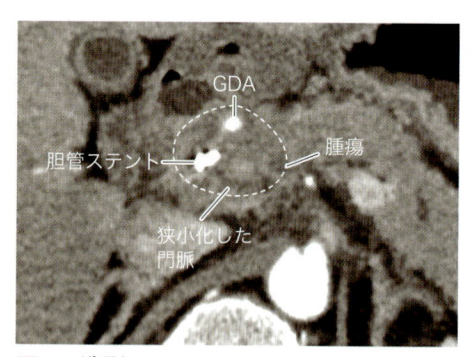

図1　造影CT

Ⅰ　D1走査

1　門脈・SMV

まずはD1走査です.

門脈本幹と同時に腫瘍の主座が現れました（図2）. 腫瘍のSMV（上腸間膜静脈）への浸潤は明らかです. また，プローブ近くのGDAにも浸潤しています.

ⓐ EUS像　movie ❷-11

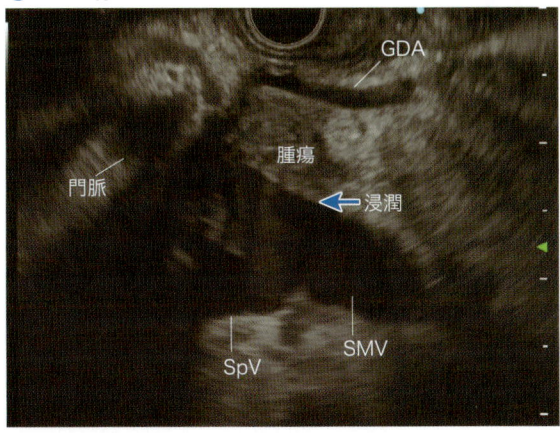

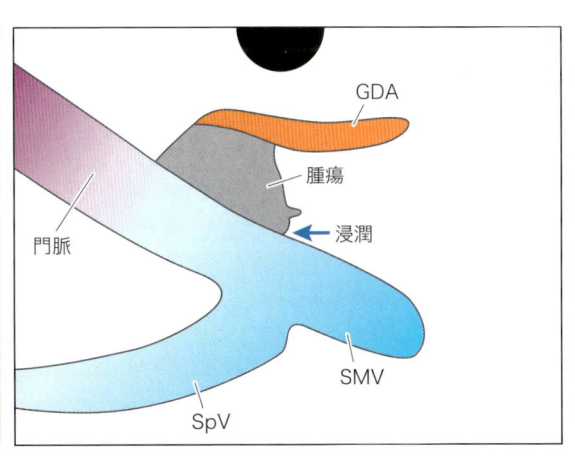

ⓑ CT再構築像

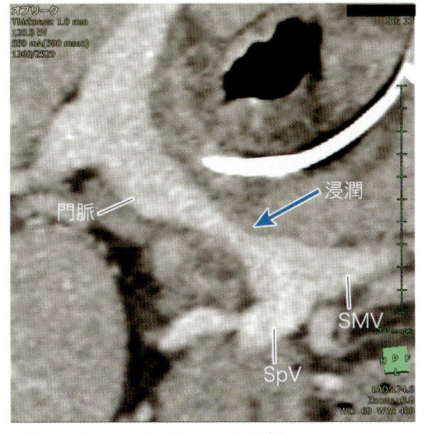

図2　D1からSMVの評価

2 GDA

　続いて，GDAの評価に移ります．門脈〜SMVから軽く反時計回転にして，腹側にプローブを向けると，GDA〜CHAが見えてきます（図3）．GDAの浸潤も明瞭にわかります．

ⓐ EUS像　　movie ❷-11

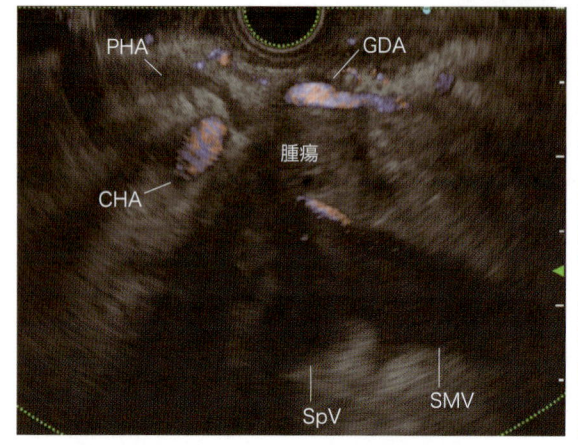
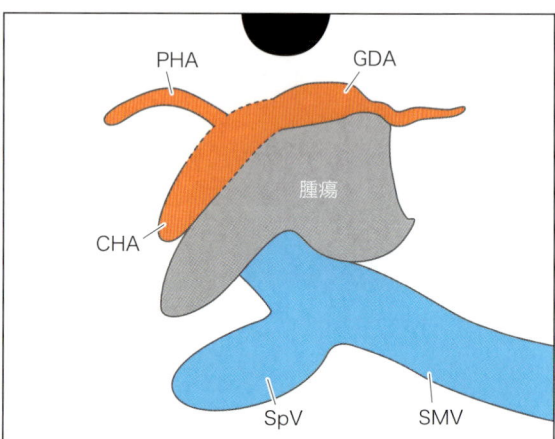

ⓑ CT再構築像

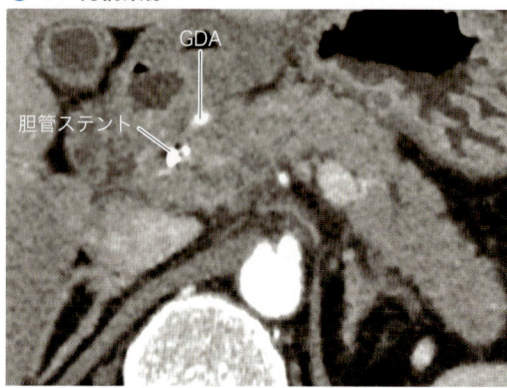

図3　D1からGDAの評価

3 GDA 根部

続いて GDA 根部の評価に移ります．GDA を見ながらさらに反時計回転に回すと，GDA 根部が見えます（図4）．

GDA 根部は膵頭十二指腸切除時に切除する血管となります．切離の際には，"きりしろ"が必要です．このため GDA 根部まで腫瘍が浸潤していると，"きりしろ"がとれなくなるので，「非切除」になるか「CHA 合併切除＋動脈再建」という術式になってしまいますので，GDA 根部に腫瘍の浸潤があるかどうかは非常に重要です．

この症例は，GDA 根部へも腫瘍が浸潤していることがわかります．

第2章

中級編 精査 血管や胆管の詳細な理解が必要だ！

ⓐ EUS 像　movie ❷-11

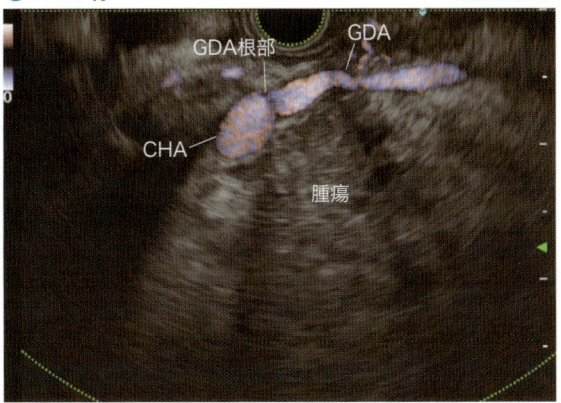
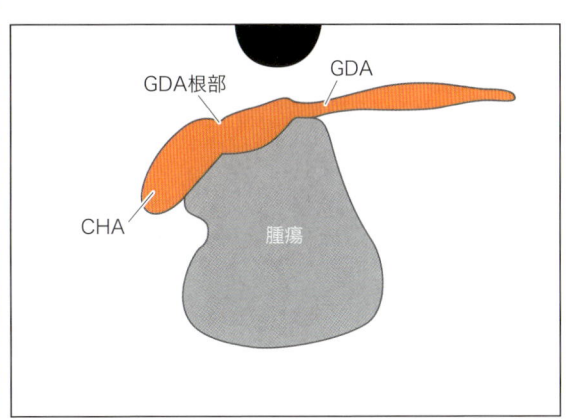

ⓑ CT 再構築像

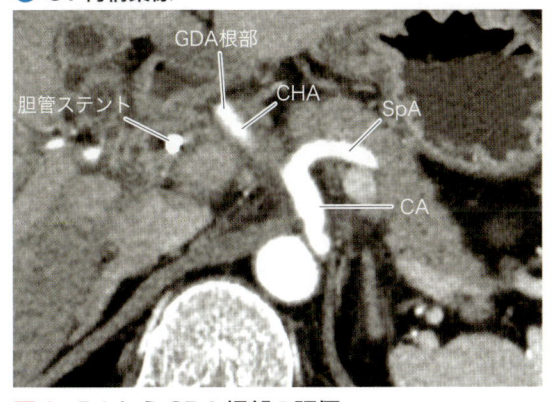

図4　D1 から GDA 根部の評価

　続いて CHA の評価に移ります．CHA は，切除可能性の評価にきわめて重要です．

　CHA は膵癌取り扱い規約第7版では，CHA のみへの浸潤であれば，ボーダーライン切除可能膵癌（第2章 D-2 参照）となりますが，動脈合併切除が必要となってくることから，肝動脈浸潤を伴う膵頭部癌は切除不能膵癌として扱われていることが多いです．

　この症例では，CHA も約半周（180度）程度の浸潤があることがわかります（図5）．

ⓐ EUS 像　movie ❷-11

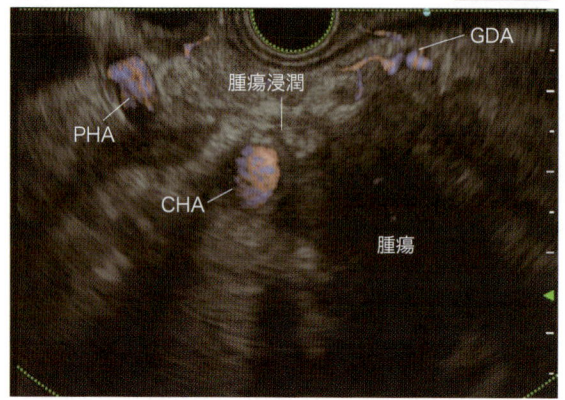
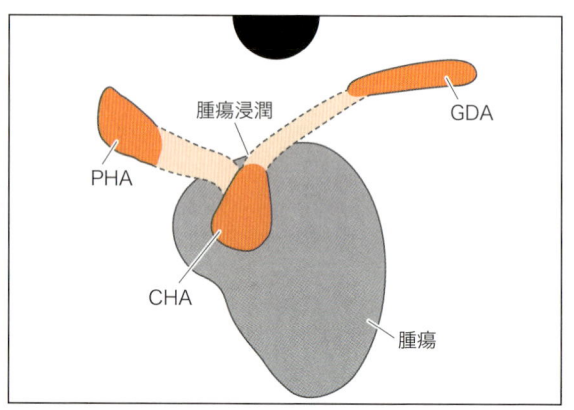

ⓑ CT 再構築像

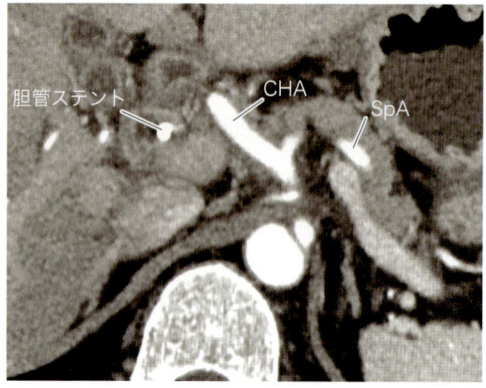

図5　D1 から CHA の評価

CHAをCA（腹腔動脈）方向に見ていくには，時計回転（背側）に回します．痩せている方はCHA〜CA〜Aoまで見えますが，この症例では見えませんでした（図6）．しかし，見える範囲まではしっかり追いかけることが大切です．再度反時計回転に戻し，CHA〜GDA〜PHA（固有肝動脈）まで確認します．

　この症例では，PHAへの浸潤は認めません．

ⓐ EUS 像　movie ❷-11

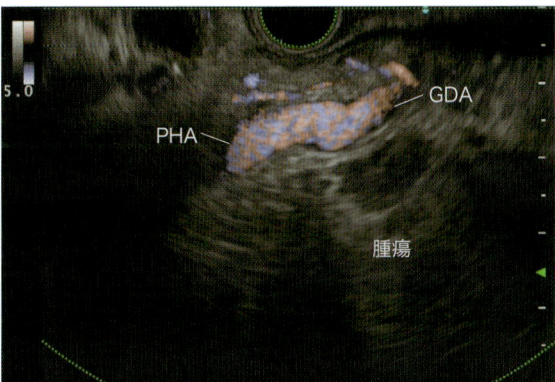
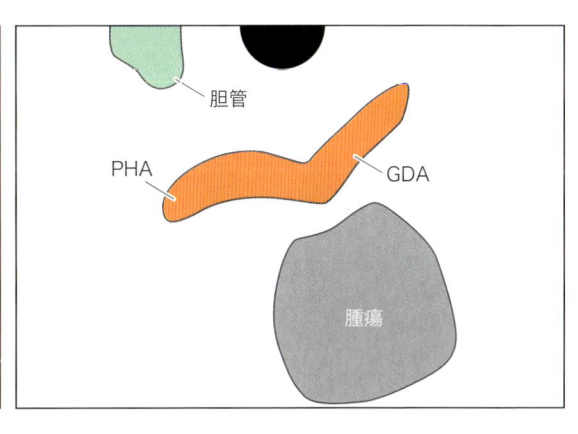

ⓑ CT 再構築像

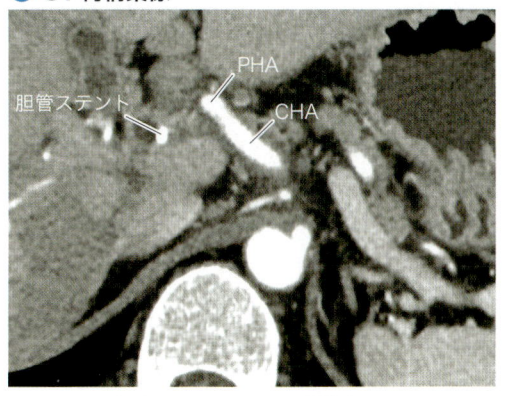

図6　D1 から CHA〜PHA の評価

Ⅱ　D2走査

1　GDA

続いて D2 から，腫瘍と血管の関係を見ていきます．

胆管を見ながらスコープをゆっくり引いてくると，GDA が見えてきます（図7）．

ⓐ EUS 像　　movie ❷-11

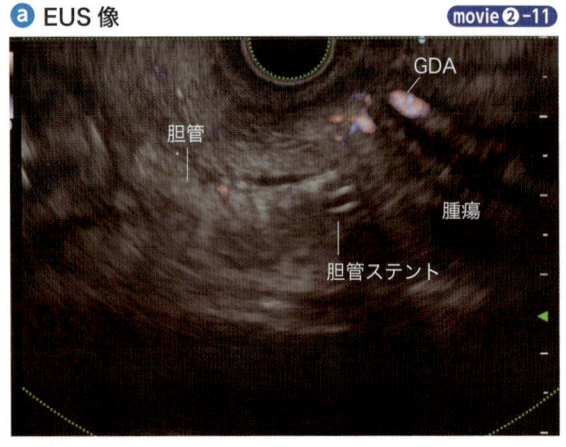
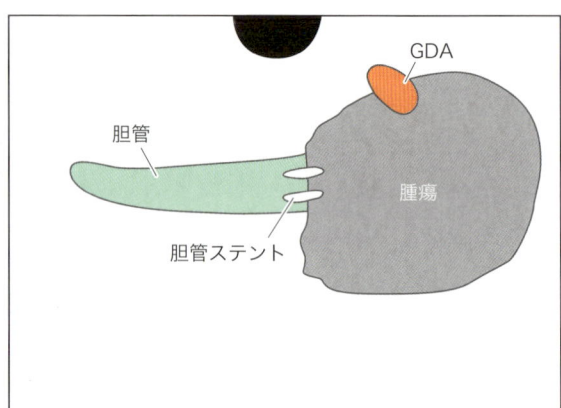

ⓑ CT 再構築像

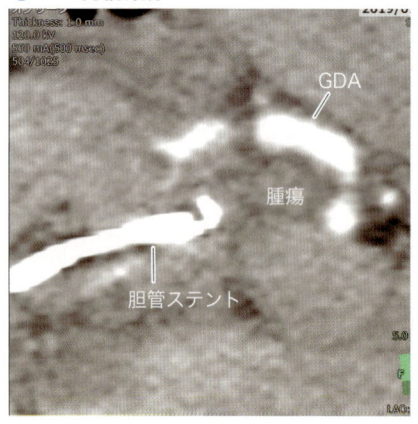

図7　D2 から GDA の評価

2 GDA～CHA

さらにスコープをゆっくり引いて，反時計回転を行うとGDA～CHAとつながります（図8）．
この症例では，D1走査よりもGDA根部への浸潤が明瞭となりました．
このようにEUSでは，部位を変えて多方面から血管を評価することが重要です．

ⓐ EUS像　movie❷-11

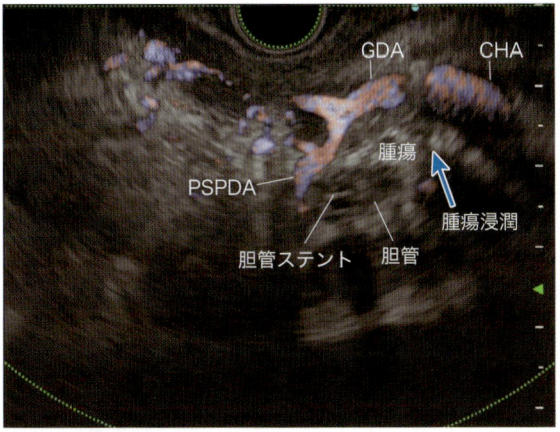

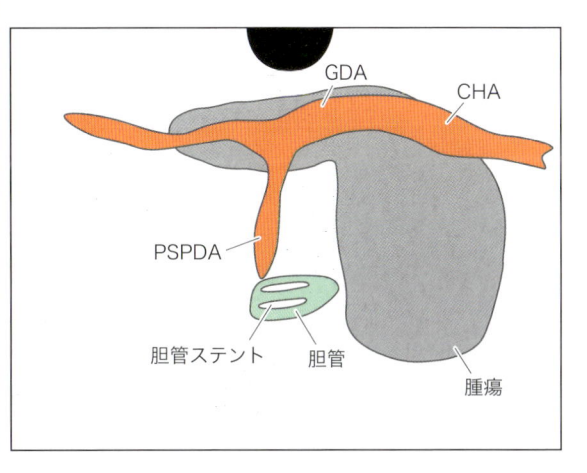

ⓑ CT再構築像

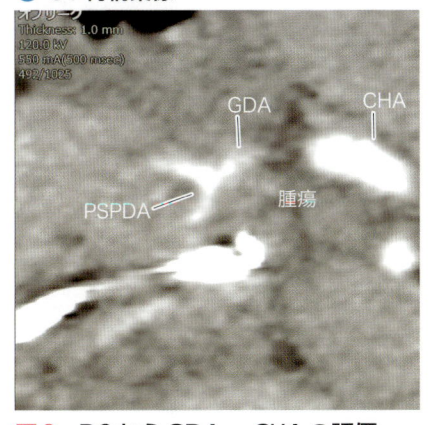

図8　D2からGDA～CHAの評価

PSPDA：後上膵十二指腸動脈

3 SMV

　GDA〜CHAから時計回転に回して腹側にスコープを振ると腫瘍に全周性に囲まれたSMVが認識できます（図9）．こちらも，D1走査よりSMVと腫瘍の関係が明瞭に描出されました．

　腫瘍と動脈の位置関係では図10のようになります．

　CHAには180度程度の浸潤がありますので，この症例は局所進行膵癌となります．

ⓐ EUS 像

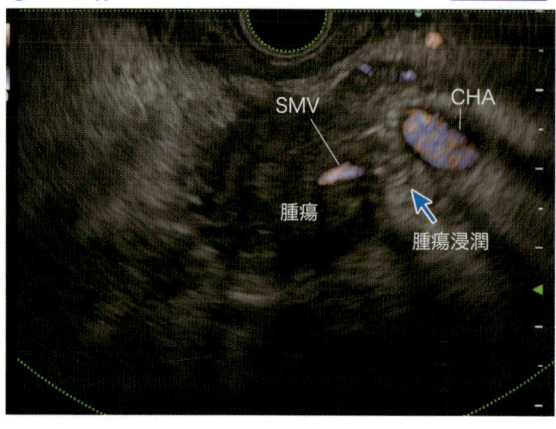

ⓑ CT 再構築像

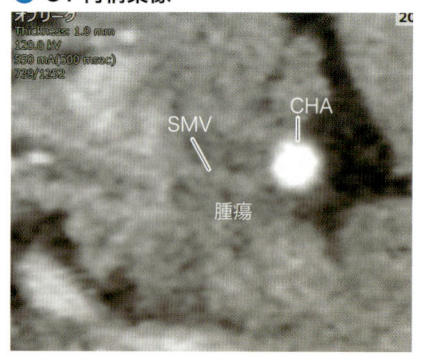

図9　D2からSMVの評価

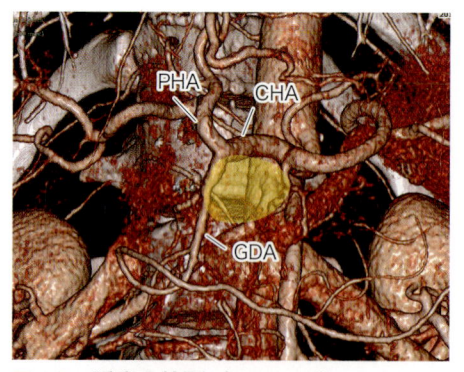

図10　腫瘍の位置（シェーマ）

1 D2 ~ D3 ~ D4 まで

movie

Summary

　まずは，十二指腸の基本的な走行を復習しましょう（図1）．

　D2は膵頭部右側を下行し，膵と右腎臓に挟まれている下十二指腸角（IDA）を経て，D3に移行します．D3はIVC，Aoの腹側，そしてSMA・SMVの背面に挟まれた狭いスペースを左方へ走り，そこからD4へ移行します．さらにトライツ靭帯のところで屈曲して空腸となります．全体としてC字状を呈し，ループ内側に膵頭部が接しています．

　これを横断面でみると図2のようなイメージとなります．

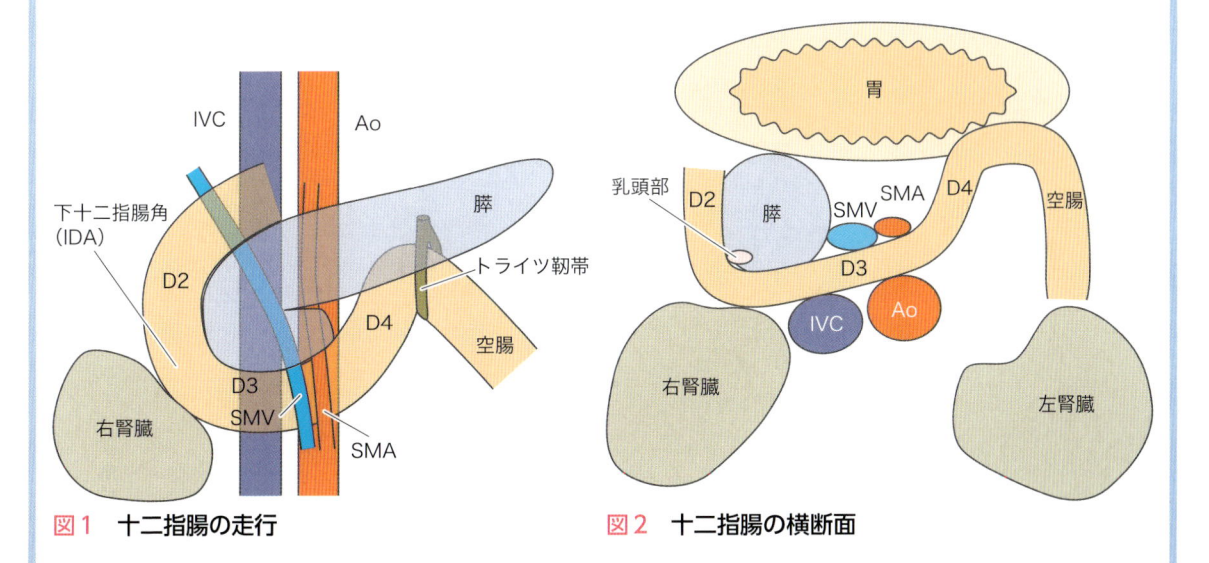

図1　十二指腸の走行

図2　十二指腸の横断面

観察の順序

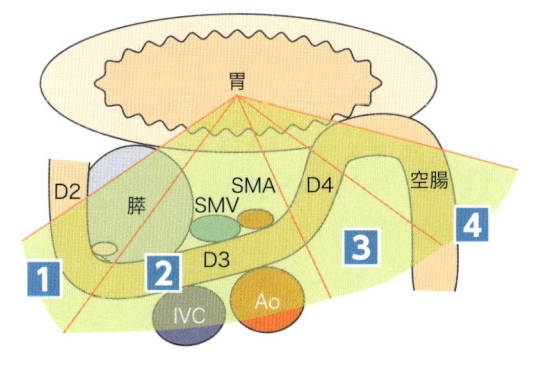

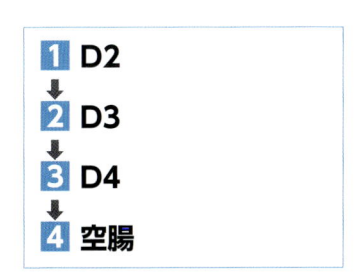

1	D2
2	D3
3	D4
4	空腸

十二指腸って見えるの？

　はい，十二指腸は，D1〜空腸近位部まで，連続して胃内から観察可能です．実は，普段も観察時に断片的に見えてはいるのですが，あまり意識していないので，他の小腸と区別も付きませんし，単なる「腸管」としての認識かと思います．

　しかし，ちゃんと連続して観察する追いかけ方をやると，十二指腸は見えるんです！

　十二指腸を見て何になるの？　という意見もあるかもしれませんが，十二指腸は膵頭部をぐるりと囲んでいますので，十二指腸をしっかり認識することは，膵頭部の辺縁の観察をしっかり観察することにもつながります．

十二指腸観察の流れ

　まず，十二指腸観察の流れのイメージをつかむことが大切です．胃内からの十二指腸は，図3のように上下のミラーイメージで描出されます．

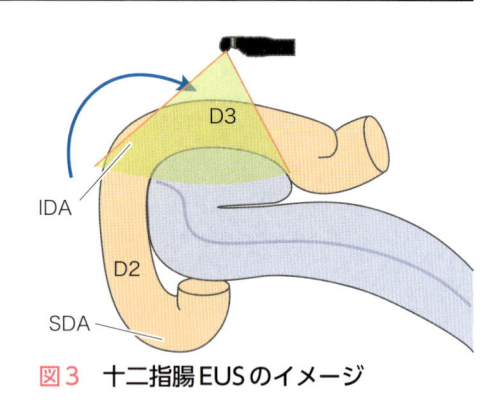

図3　十二指腸 EUS のイメージ

手順

1　D2

　普段，見慣れている胆管・主膵管が乳頭部（D2）に合流する部位を起点に観察をはじめましょう（図4）．痩せている方では，胃内走査から乳頭部は普段からよく見えますね．D3は➡の方向になります．ここで十二指腸の左側（足側）に右腎臓も認識できます．右腎臓はD3〜D2への移行部である下十二指腸角（IDA：infraduodenal angle）のメルクマールでもあります．

ⓐ EUS 像　movie ❸-1

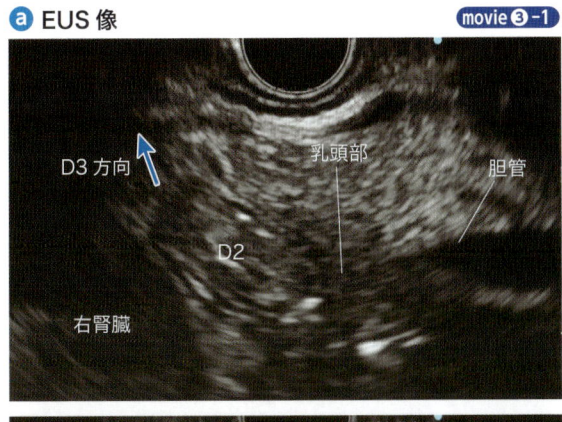

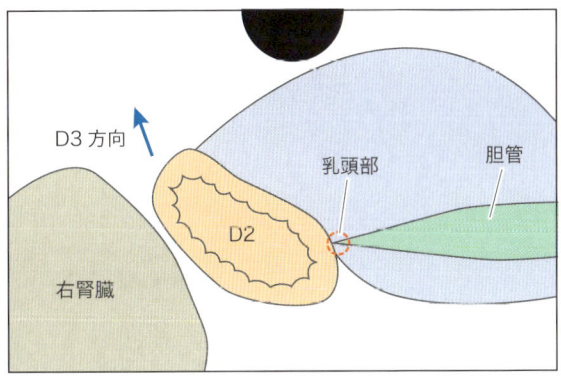

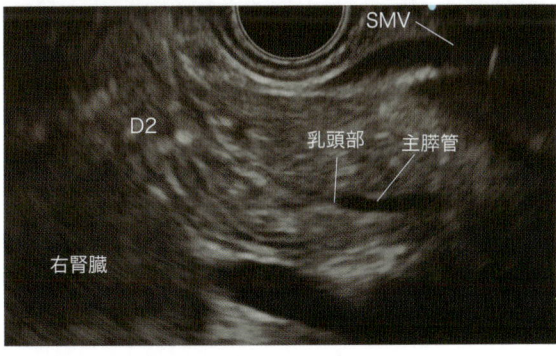

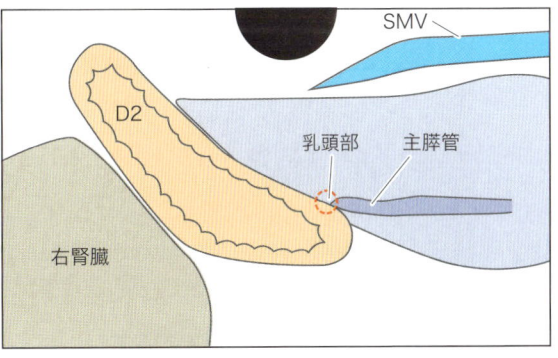

ⓑ CT

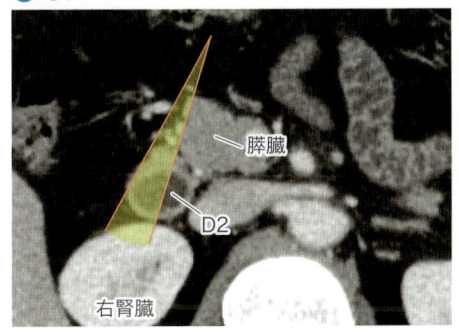

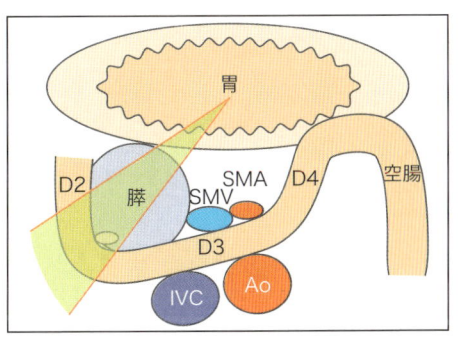

ⓒ CT 再構築像

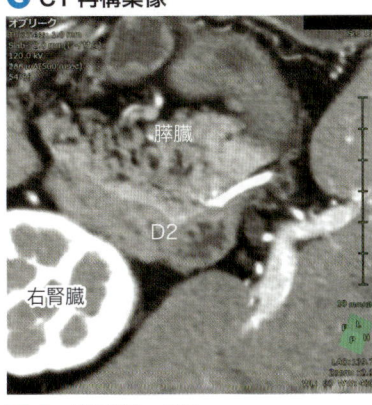

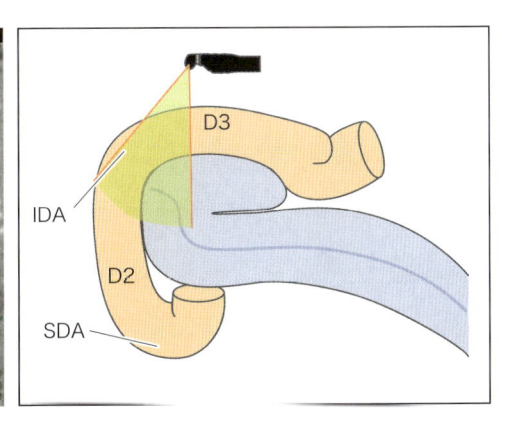

図4　乳頭部・D2

そこからD3方向に見ていくには，ずっと時計回転をかけていきます．

図4から，少し時計回転にするとSMAとドーナツ型の十二指腸が見えます（図5）．ちょうど，膵鉤部になりますね．ここのSMAとD3が見えたら，膵鉤部がしっかり見えたことになります．D3では，十二指腸は短軸に見えます（動画では見えていません）．

ⓐ EUS 像

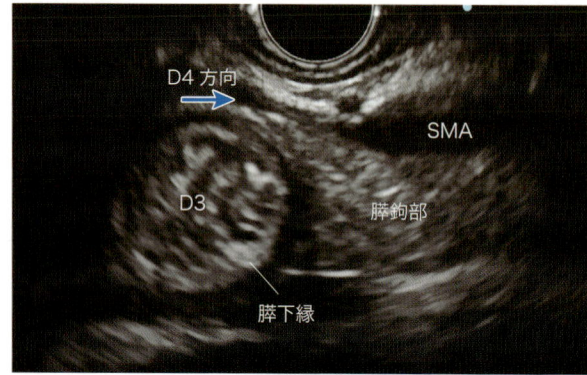

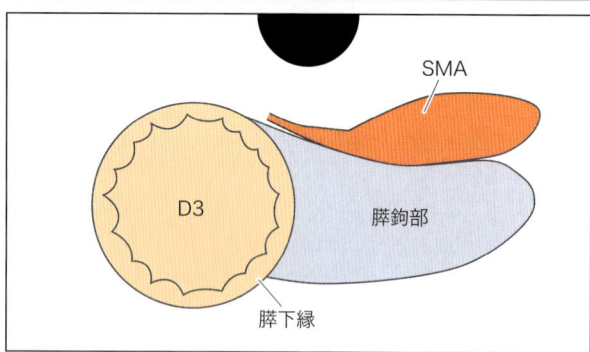

ⓑ CT

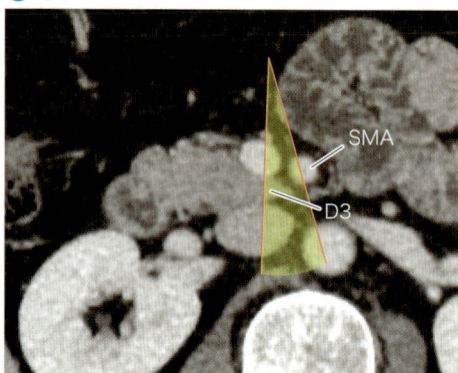
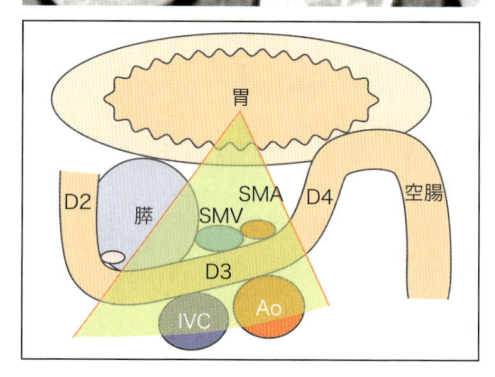

ⓒ CT 再構築像

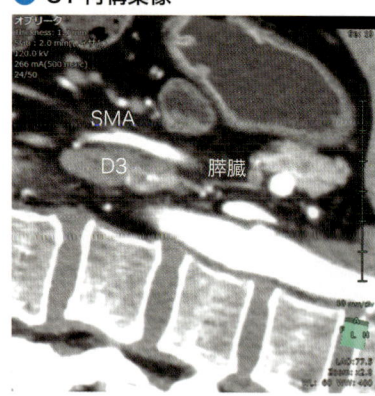
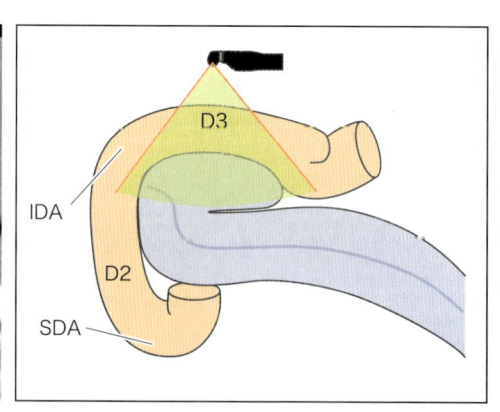

図5　膵鉤部とSMAとD3の関係

さらにもう少し十二指腸を見ながら時計回転していくとSMAとAoに挟まれたD3が認識できます（図6）.

ⓐ EUS像　movie ❸-1

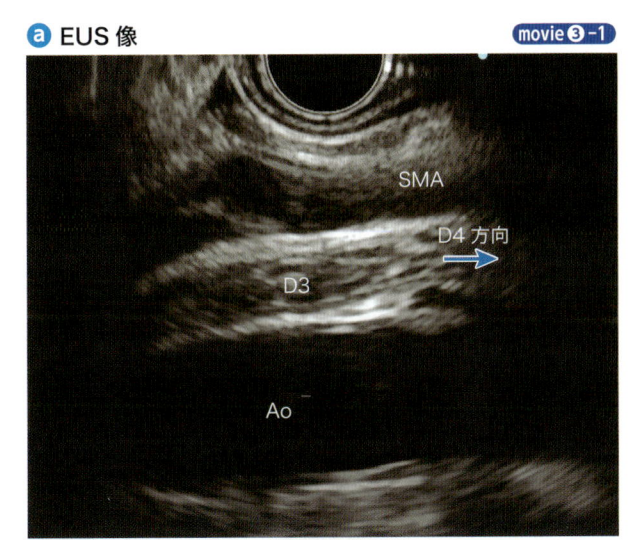

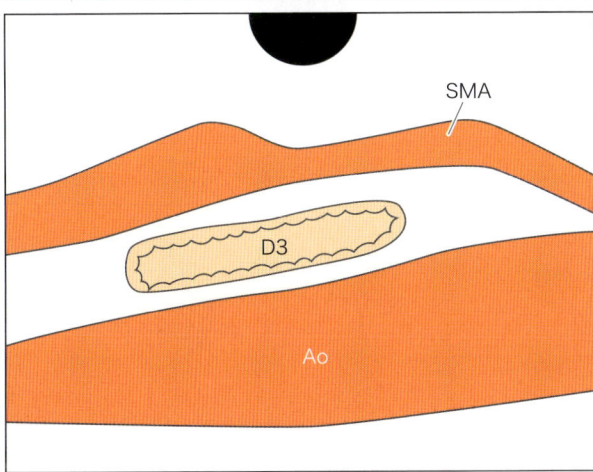

ⓑ CT

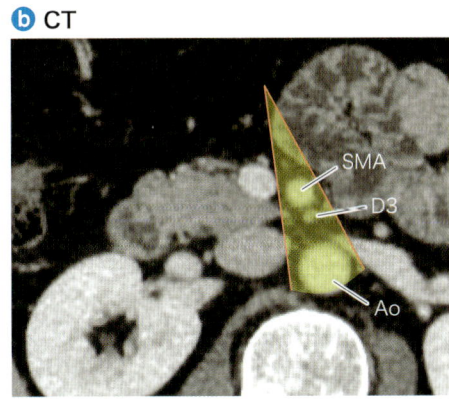

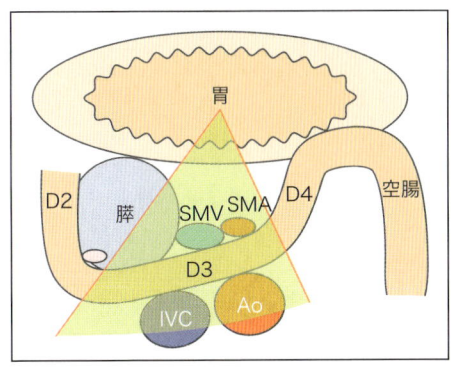

ⓒ CT 再構築像

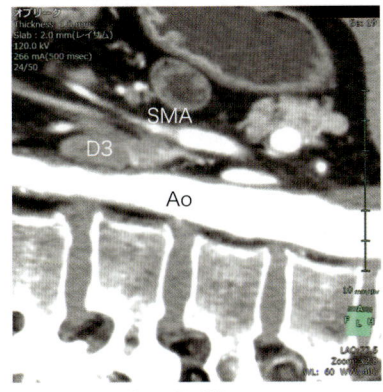

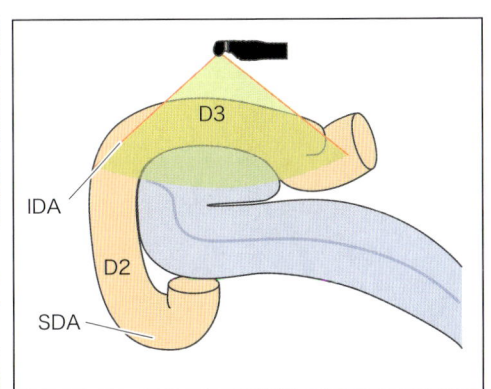

図6　D3（Ao部分）

3 | D4

さらに時計回転を進めると，十二指腸が短軸から長軸となります（図7）．ここがD3からD4への移行部と考えます．D4は，身体の頭側に向かいますので，ここでは，スコープの引き操作が必要です．

ⓐ EUS像　movie ❸-1

ⓑ CT

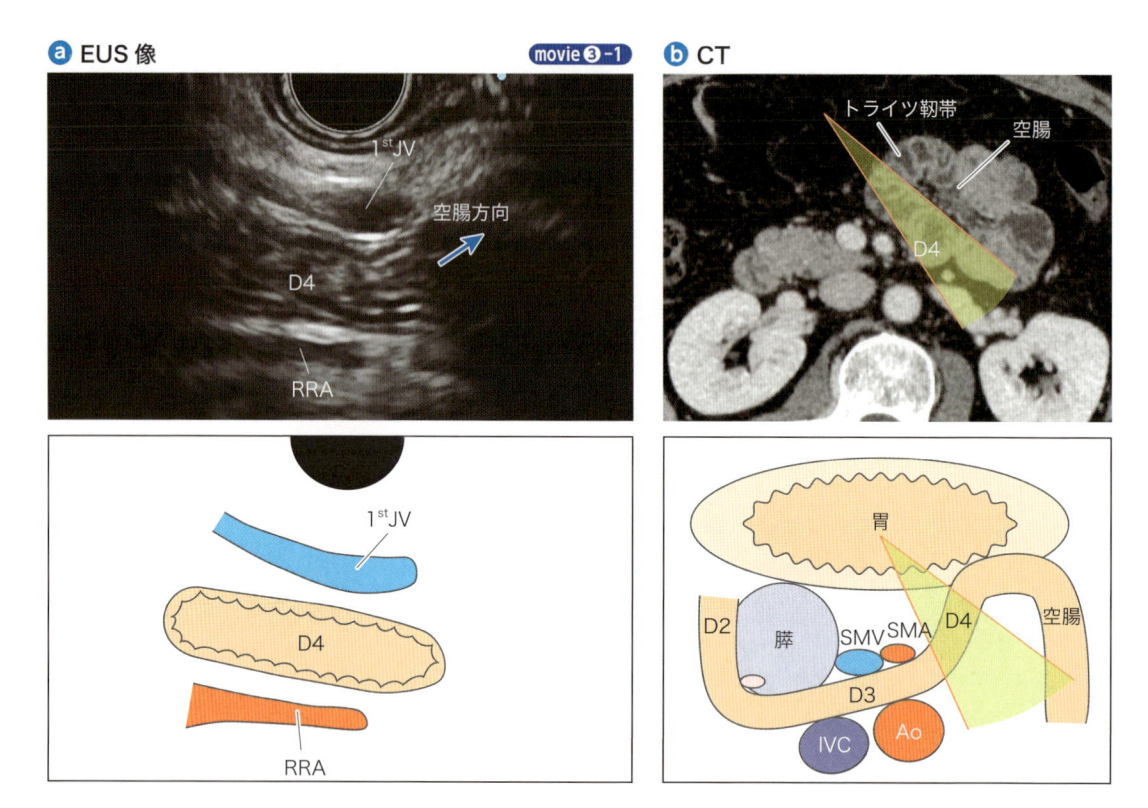

ⓒ CT再構築像

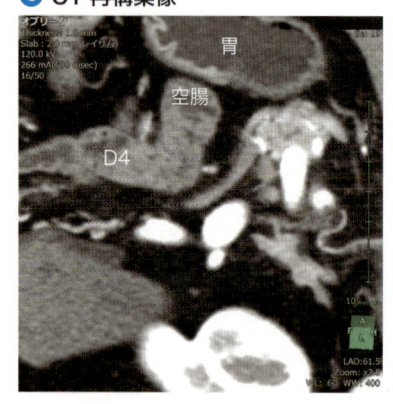
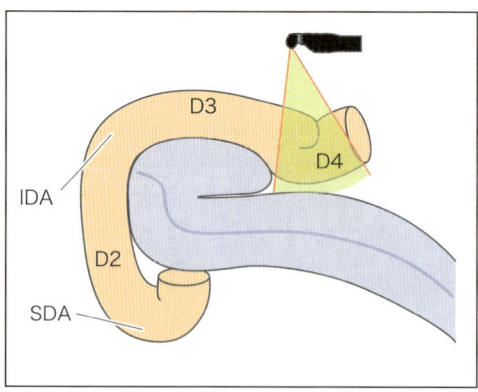

図7　D4

さらに時計回転で，空腸に移行し（1stJV などが伴走するのが目印です）画面の右側に消えていきます（図8）．ここから，リバースして D1 までトレースも可能です．反時計回転とスコープの押し操作で十二指腸を戻ります．

いかがでしょうか？ 慣れないうちは，十二指腸に脱気水を 200 mL 程度注入してから見ると見やすいので，おすすめですよ．試してみてください．

ⓐ EUS 像 movie ❸-1

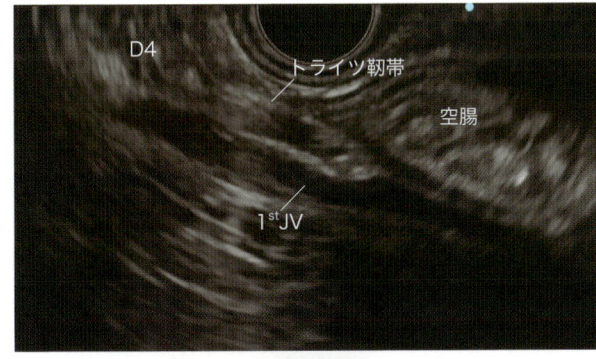

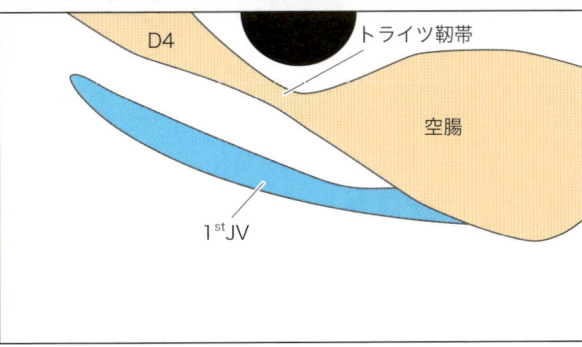

ⓑ CT

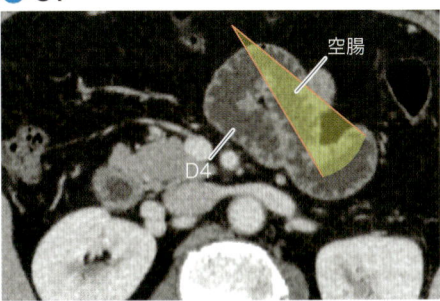

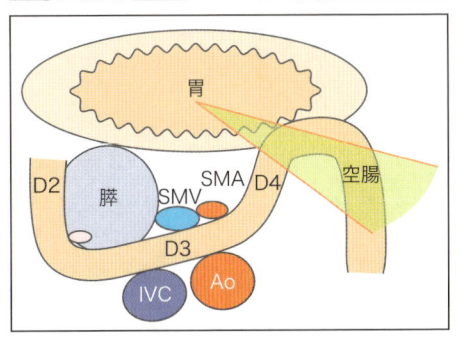

ⓒ CT 再構築像

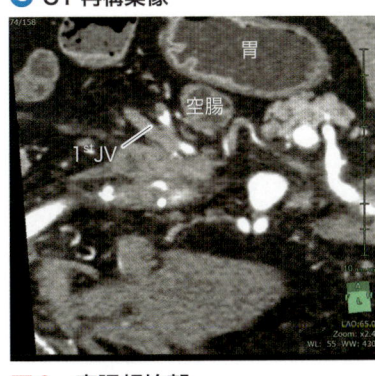

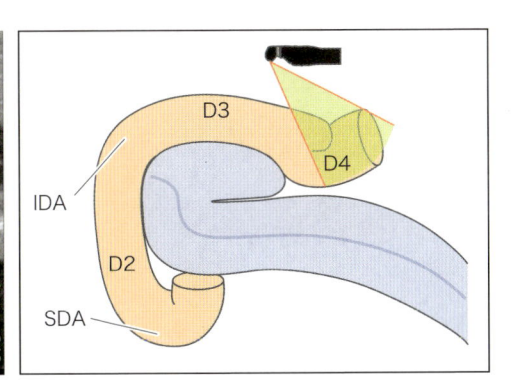

図8　空腸起始部

2 右副腎の描出

movie

Summary

- 右副腎は，胃内走査と D1 走査の両方で観察が可能です．
- 右副腎の見える場所をイメージしておきましょう！

胃内走査での観察の順序

ⓐ 胃内から見る右副腎の位置

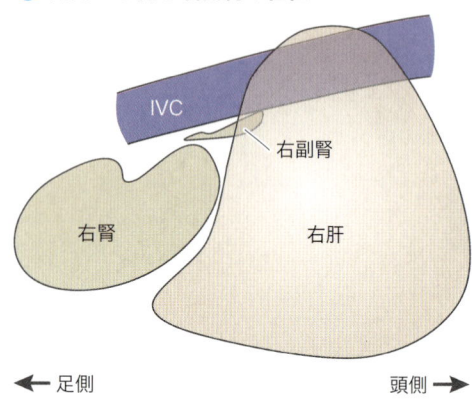

ⓑ 観察の範囲

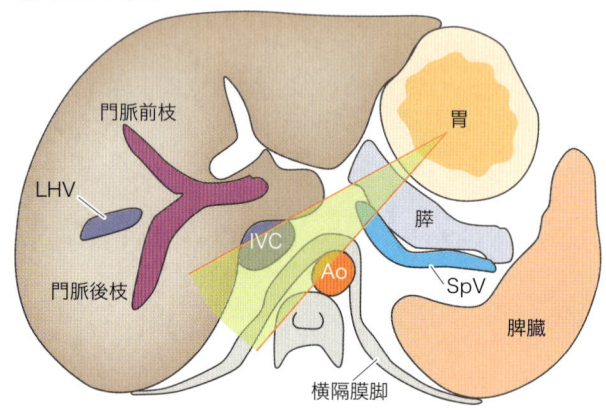

D1 走査での観察の順序

ⓐ D1 から見る右副腎の位置

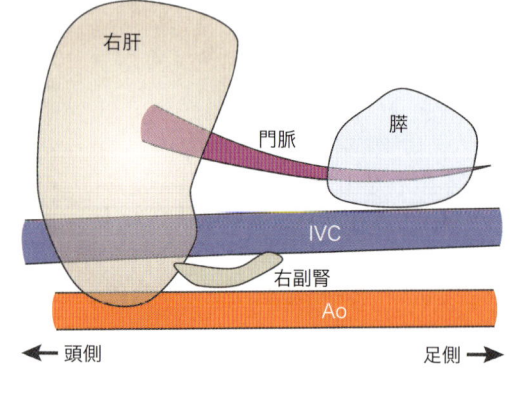

ⓑ 観察の範囲

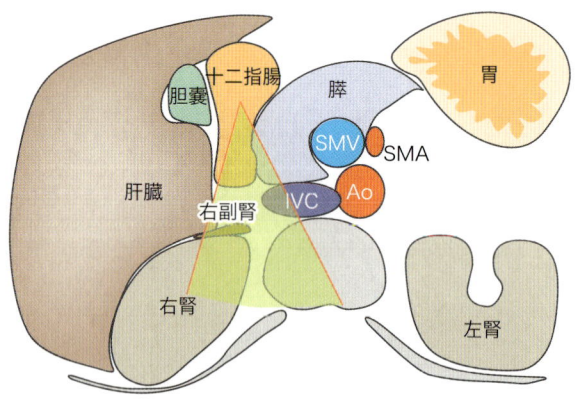

1 「君は副腎を見たか？」

私のメンターである山雄健次先生が，2004年に医学書院の「消化器画像」に，技術講座として「超音波内視鏡（コンベックス走査式）による膵・胆道領域の描出法」を6回の連載で書かれました．このセンセーショナルな言葉は，その第1回の1頁目の大見出しです[1]．

EUSを習いたてだった私は，この連載を夢中になって繰り返し読み耽ったことを昨日のように思い出します．さて，この連載第1回目の内容を細かく見ていきますと，「左副腎はいつも見ているよ」と書いてあります．そうです，「君は副腎を見たか？」は，**左副腎**のことだったんですね．さらに，2006年には「超音波内視鏡下穿刺術のためのコンベックス型超音波内視鏡による標準的描出法」が山雄健次委員長の下で作成され，左副腎を見ることはスクリーニングEUSにおいて「標準」となりました[2]．

あれから15年が経ちましたが，今やEUSでは，**「両側」副腎を見る時代**となりました．しかし，右副腎は「標準的描出法」には記載はありませんし，まだ体系的に見るように，指導を受けている先生は少ないと思います．

他の血管などでもそうですが，右副腎も画面には出ているけど，**きちんと認識されていない場合が多い**（特にD1での観察時）です．

画面に見えているものは，ちゃんと理解するようにするためにも，右副腎の見え方を覚えておきましょう．

右副腎は，胃内走査とD1走査の両方で観察可能です．

まずは胃内走査で，右副腎を描出する方法から解説します．

第1章A-2で胃内から肝左葉⇒IVC⇒Aoと観察しましたね．あの走査の，IVCからAoを見る間で右副腎は観察可能です（この稿は比較的痩せた方で観察しております．全例では見えませんのでご了承ください）．

まずは，肝左葉から時計回転を加えIVCを描出します．通常はそこからさらに時計回転を加えAoを描出しますが，右副腎を見たいときは，**IVCからゆっくり時計回転**をかけます．すると，IVCが肝外に出たところ（肝下面）で，肝外IVCと肝下面と右腎臓の間に，右副腎を描出することができます（図1）．

右副腎は，D1からの方がよく見えますが，痩せた方だと，胃内からも右副腎の描出ができます．胃内から右副腎を描出すると，周りから「お〜！」「えっ！？」などの反応があり（最初だけですが…）ちょっと嬉しくなりますよ！

ⓐ EUS 像 movie ❸-2

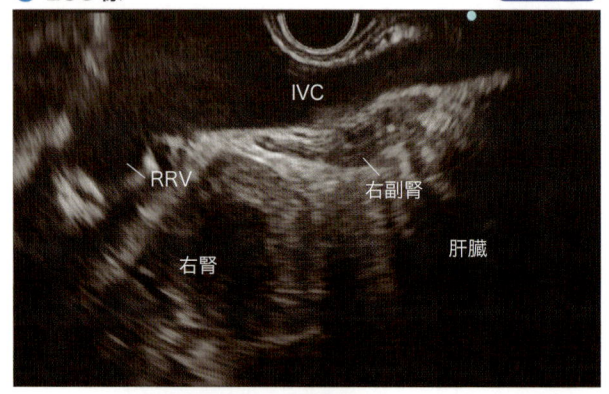

ⓑ CT

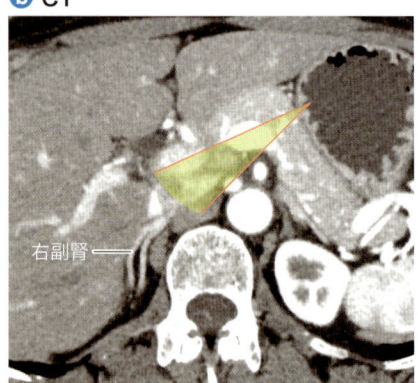

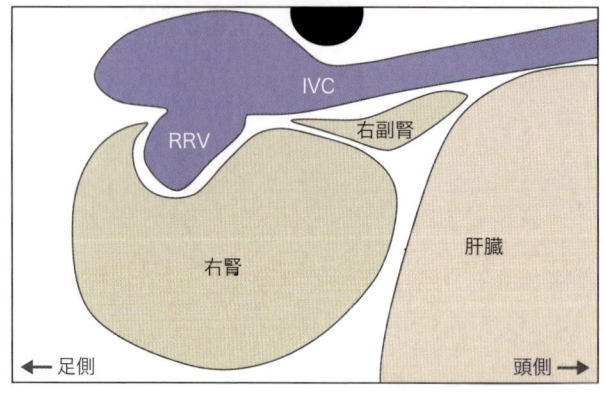

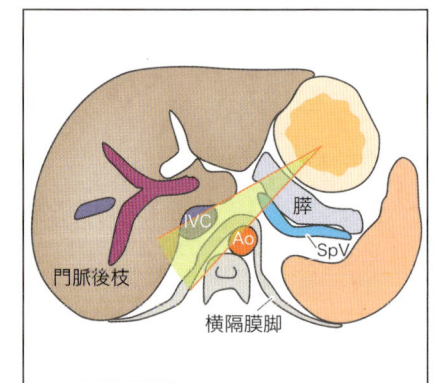

ⓒ CT 再構築像

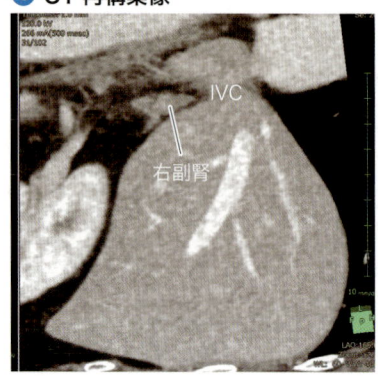

図1　**胃内からの右副腎の描出**

3 | D1 走査

　続いてD1走査です．

　まずは，D1のホームベースポジションである門脈の観察からはじめます．そこからスコープをダウン，押し操作を加えると，肝門部が見えます．

　ここで，少し時計回転に回すとスコープは背部に向かいますので，IVCが見えてきます（図2）．

ⓐ EUS像

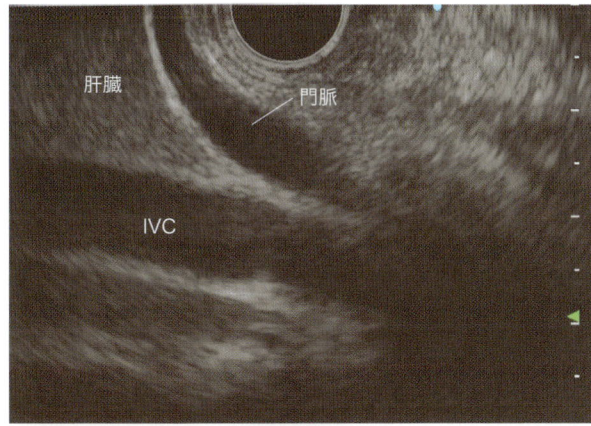

ⓑ CT

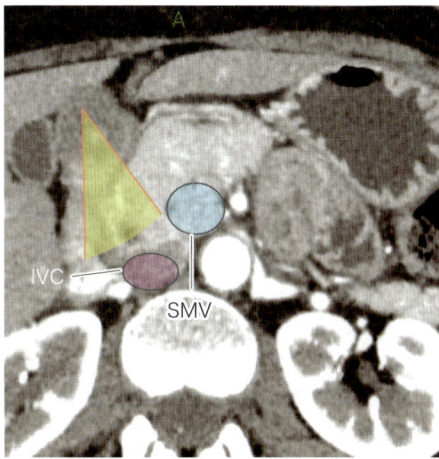

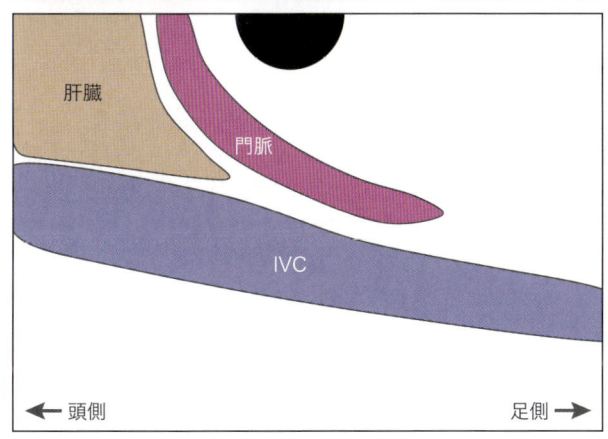

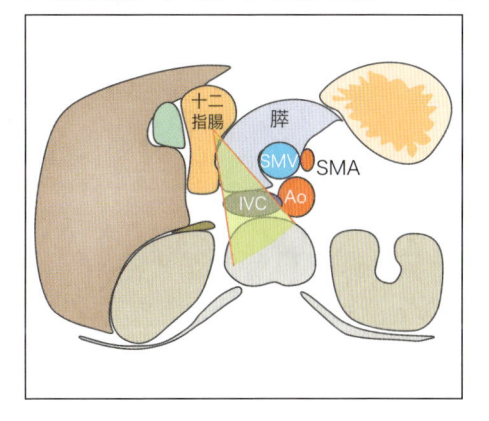

ⓒ CT再構築像

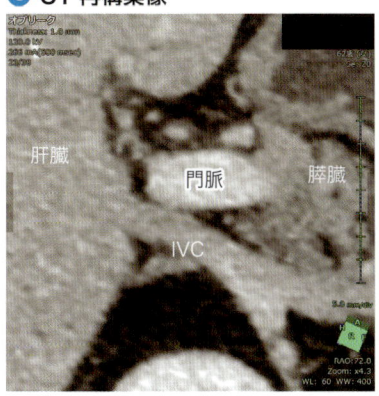

図2　D1からのIVCの描出

IVCからさらに時計回転をかけると，IVCの背側，横隔膜脚の腹側に右副腎が見えます（図3）.

左副腎のようなカモメ像（seagull sign，第1章A-3参照）が同一画面に出ることは少ないですが細長く見えるのが特徴です.

最後に，反時計回転をかけてホームベースポジションである門脈に戻って終了です.

注意点としては，**D1走査はスコープの自由度が少ないので，無理な走査は禁物です**.

いかがでしょうか？ 新時代のスクリーニングEUSは「**君は両側副腎を見たか？**」をキャッチフレーズにさらにレベルの高いスクリーニングをめざしましょう.

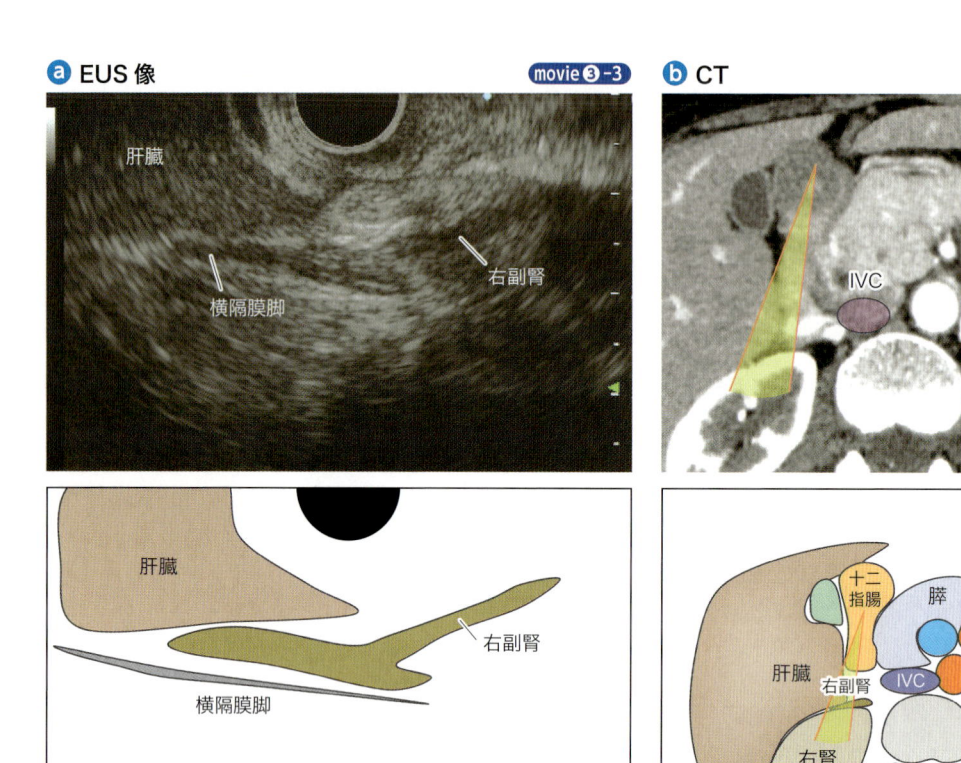

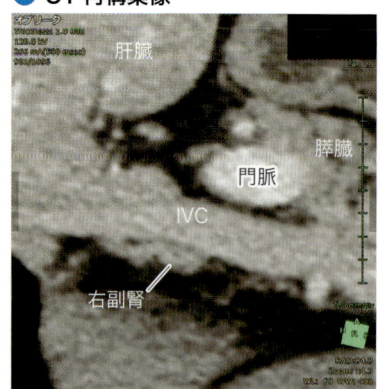

図3　D1からの右副腎の描出

■ 文　献

1）山雄健次：技術講座 超音波内視鏡（コンベックス走査式）による膵・胆道領域の描出法．消化器画像，6（5）：687-690，2004

2）「超音波内視鏡下穿刺術のためのコンベックス型超音波内視鏡による標準的描出法」（超音波内視鏡ト穿刺術標準化検討委員会/監），オリンパスメディカルシステムズ，2006

3 左腎静脈（LRV）〜 IVC

movie

Summary

- LRV の重要性を知ろう！
- LRV を追うのは意外と簡単！
- Ao と SMA に挟まれているところは追いづらい.

観察の順序

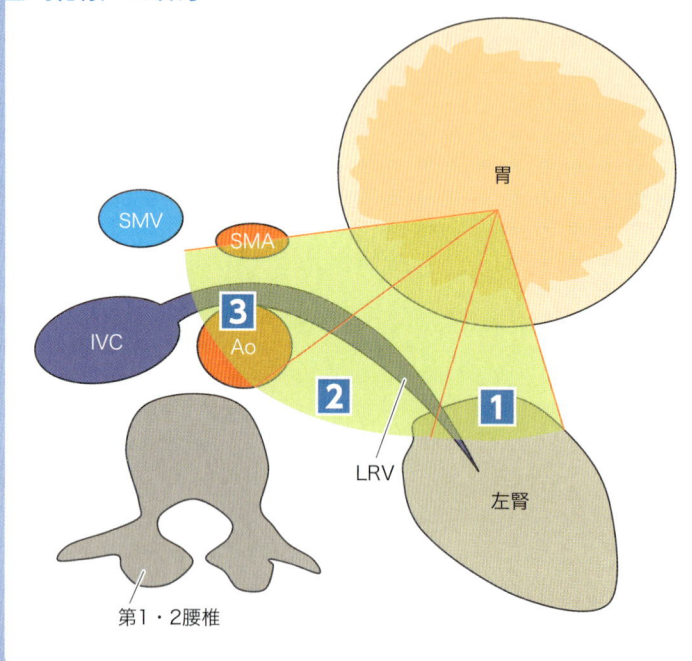

1 左腎
↓
2 LRV
↓
3 IVC

　まずは左腎静脈（LRV）を軽くおさらいしましょう.

　左腎から灌流した LRV は，第1・2腰椎の高さで腹部大動脈（Ao）の腹側，上腸間膜動脈（SMA）の背側，つまり Ao と SMA に挟まれ IVC に流入します（図1）. LRV のすぐ上には SMA の起始があります.

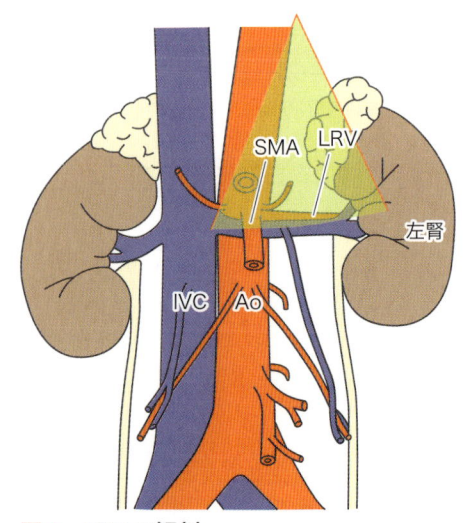

図1 LRV の解剖

LRVがなぜ重要かというと，EUS–FNAの稿でも説明しますが，大動脈周囲リンパ節の分類で，16aリンパ節と16bリンパ節を区分する血管だからです（第5章–3図1参照）．

　また大動脈周囲リンパ節のEUS–FNAにおいて，このLRVは重要なメルクマールとなります．

　EUSスクリーニングで，LRVを意識して観察することはほとんどないと思いますが，じつは胃内走査で膵体尾部を見ているときに見えている血管なんですね．LRVを見つけるのも左腎から反時計回転を加えて追っていくだけなので，途中までは全然難しくないです．

　ただ，AoとSMAの間に挟まれている部分は狭小化していますので，この部分を追いかけるのは難しいです．さらに，IVCに流入するところまでは，痩せた人でしか見えません．

　では見ていきましょう．

まず，左腎の描出です（図2）．これは楽勝ですね．

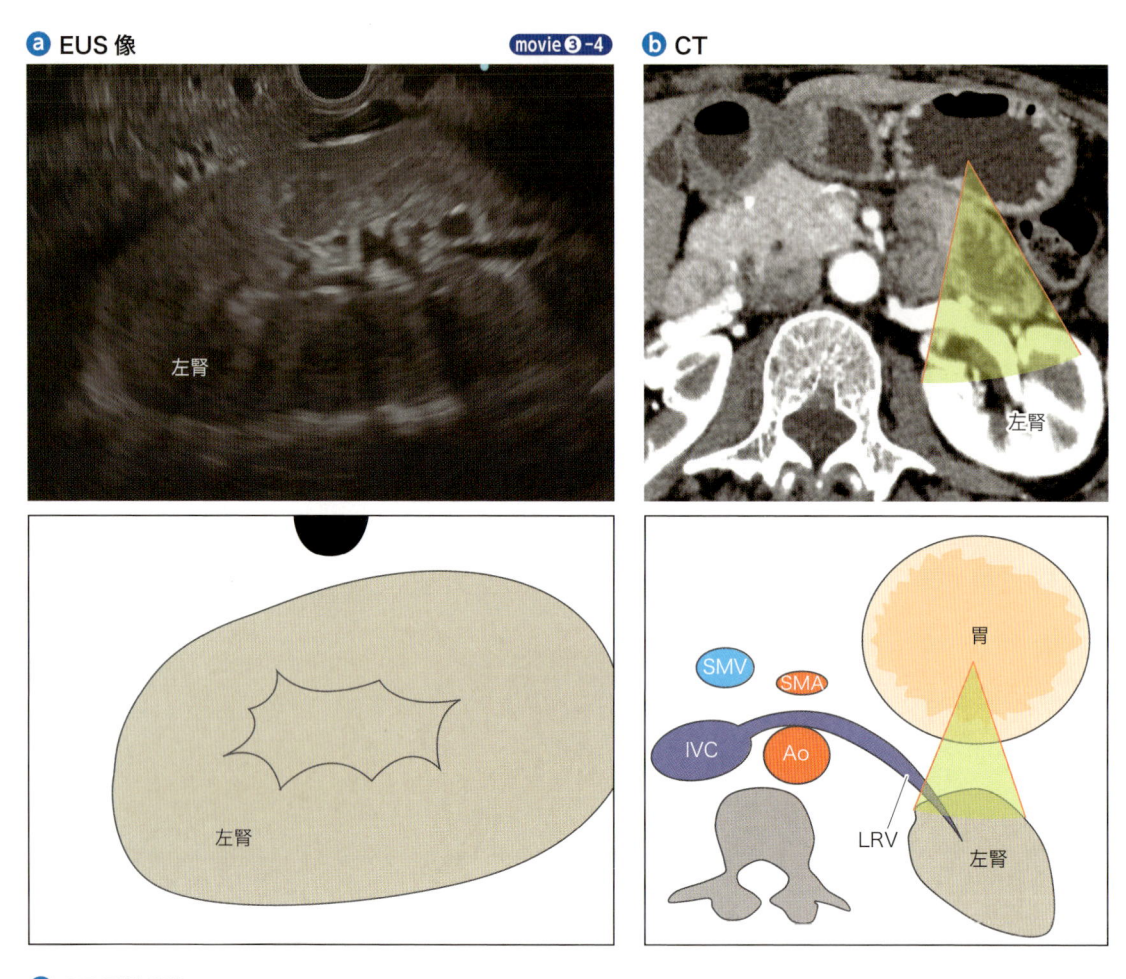

ⓐ EUS 像　movie ❸-4

ⓑ CT

左腎

左腎

SMV

SMA

IVC

Ao

胃

LRV

左腎

ⓒ CT 再構築像

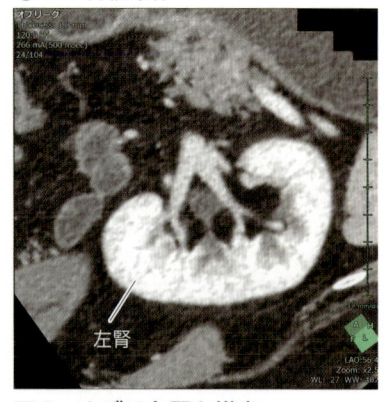

左腎

図2　まずは左腎を描出

そのまま左腎を6時に見ながら，反時計回転を加えましょう．

そしたら，腎門に出入りする血管が見えます（図3）．いちばん太いのが，LRVになります．やや，うねりながら伴走する小さめの血管が左腎動脈（LRA）です．

普段見ている膵と脾動静脈（SpA・SpV）はこれよりプローブに近いところにありますね．

ⓐ EUS 像 movie❸-4

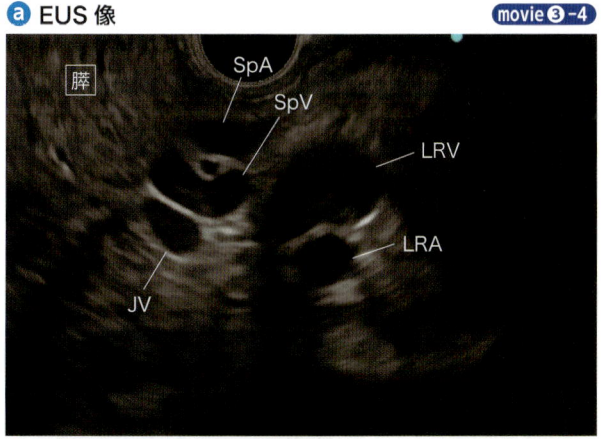

ⓑ CT

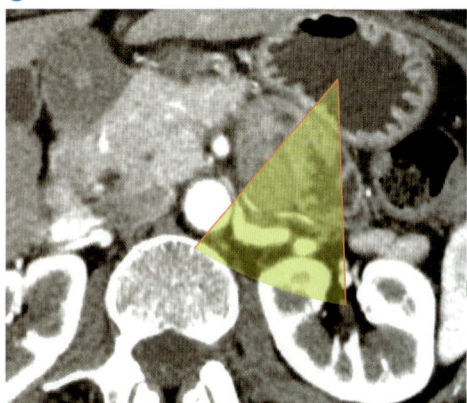

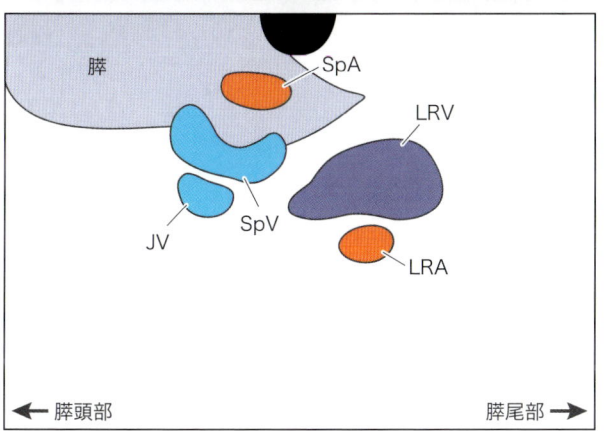

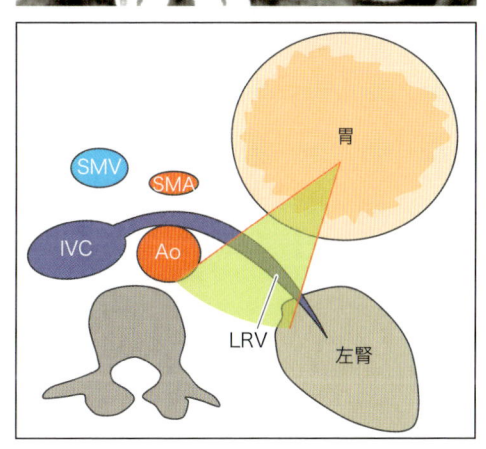

ⓒ CT 再構築像

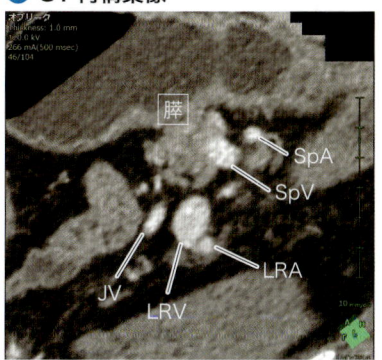

図3 **LRA・LRV の描出**

さらにこのLRVをIVC方向に追います.

　ちょうどAoとSMAに挟まれる部位ではLRVが生理的に狭小化していますので分かりにくくなりますが, ゆっくりと反時計回転を進めます. ゆっくり動かすのがミソです. そうすると, 普段よく見かけるSMAがAoから分岐する様子が認められます (図4). この様子は頭にたたき込んでおきましょう.

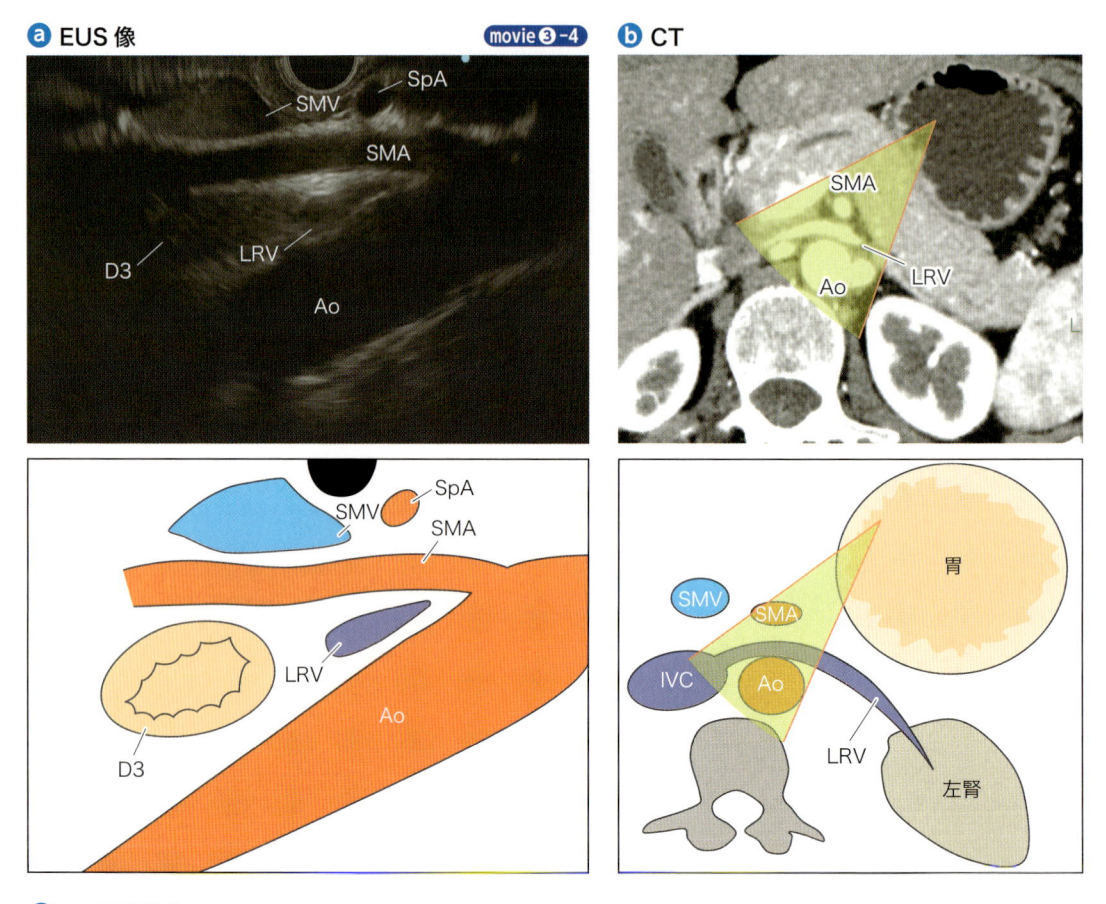

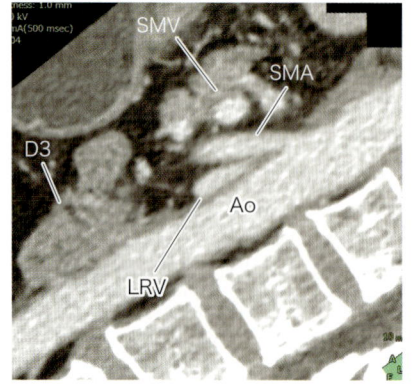

図4　LRVがSMAとAoに挟まれる部分

3 IVC

ここから，さらにIVCまで追ってみましょう．痩せた方であれば，LRVがIVC流入部まで見えます（図5）．動画では，ここから左腎まで戻る**ブーメランメソッド**を行っています．

普段，膵臓を中心に見ていると，こんなところは意識して見ていませんよね．

ただ，こうやって**EUSを別の視点で見ることを心がけておくと，視野が広くなって，EUS–FNAのときの守備範囲が格段に広がります**．試してみてください．

ただし，見え方は患者さんの条件次第ですので決して無理は禁物です．

ⓐ EUS像 movie❸-4

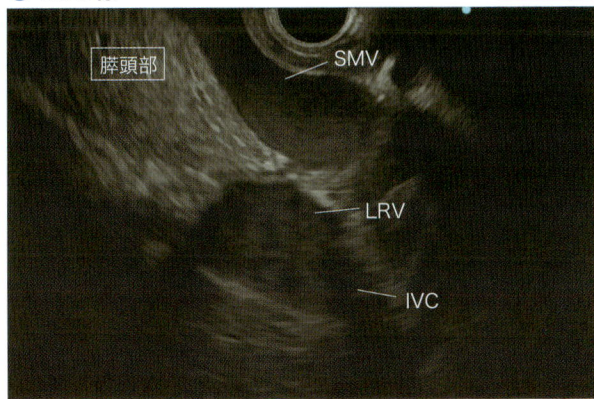

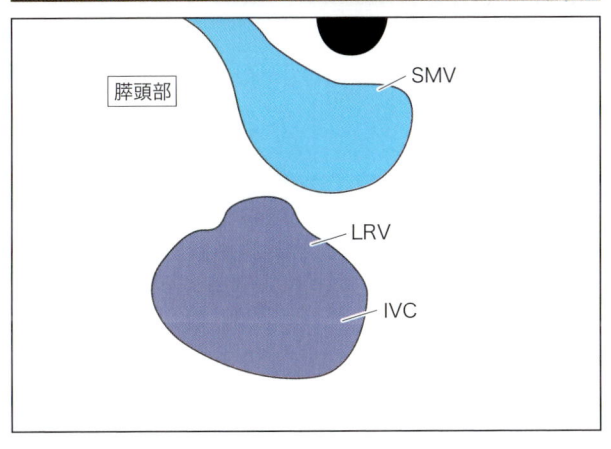

ⓑ CT

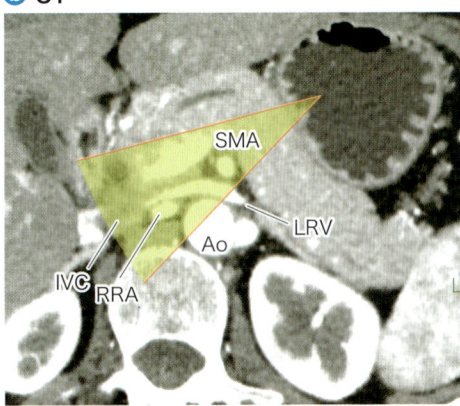

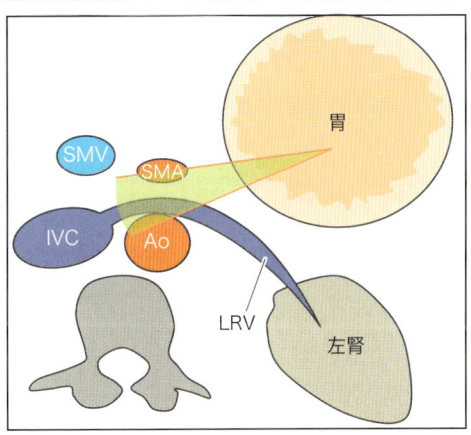

ⓒ CT再構築像

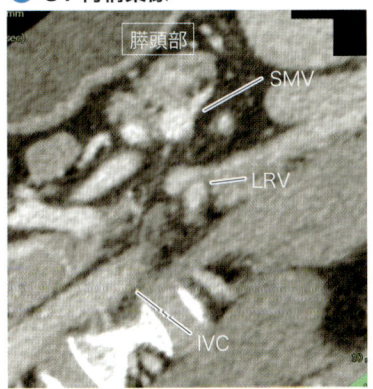

図5 LRV・IVCの流入部

4 ReRHA

movie

Summary

　普段通りに血管観察走査を行おうとして，CA⇒CHA⇒RHAと描出しようとしたら，「あれっ，RHAが追えない!?」ってときがありますよね．

　そんなときは血管破格が考えられ，その多くはReRHAです．「ReRHAはどうしたら見えるのかわからない！」って人も多いと思います．そんな時，さらっとSMAから分岐するReRHAをしっかり描出できたら，きっとあなたはハナタカです！

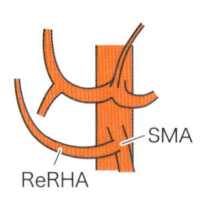

観察の順序

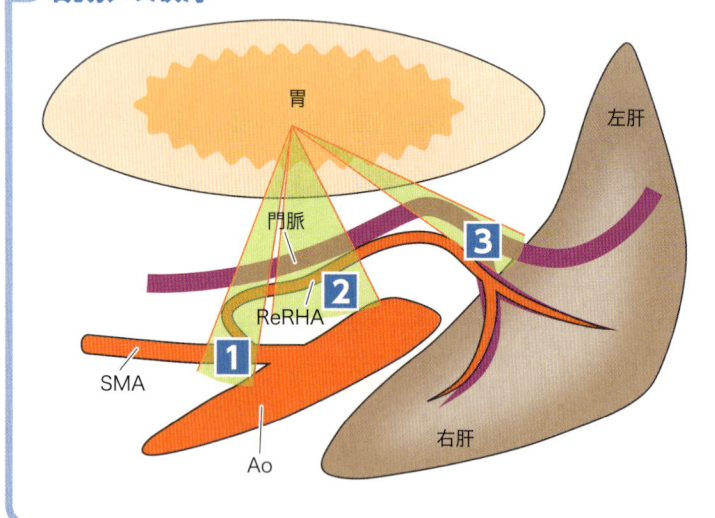

1 SMAからの分岐
↓
2 門脈と伴走
↓
3 右肝内への流入

ReRHA とは？

　置換右肝動脈（replaced right hepatic artery：ReRHA）とは，右肝動脈（RHA）が上腸間膜動脈（SMA）から分岐する解剖学的変異（破格）です．SMA から分岐した ReRHA は膵頭部背側を通り，肝十二指腸間膜内で胆管の背側を走行し肝内に入ります．

　RHA の破格には，ReRHA のほか，総肝動脈（CHA）が SMA より分岐する変異（replaced CHA）や，胃十二指腸動脈（GDA）から RHA が分岐している場合がありますが頻度は少なく，ReRHA を理解しておけばまず大丈夫です（表1）．

　ReRHA は通常の動脈分岐と比較し，解剖学的位置関係から膵頭部癌症例では浸潤を受けやすいという特徴があるので，膵頭十二指腸切除を行う場合は，ReRHA の有無の把握，そして EUS でも ReRHA の描出のしかたを知っておくのがよいでしょう．

表1　RHA の破格[1]

	ReRHA	ReCHA	GDA から RHA が分岐
イメージ	SMA / ReRHA	ReCHA / SMA	RHA / GDA
頻度	11 %	5 %	1 %

CTでの見え方

実際のReRHAの症例の血管MPRと造影CTを提示します.

血管MPR（図1）では，ReRHAはSMAの根部のすぐ近くから分岐しているのがわかります.

造影CTでは，ReRHAがSMAの腹側から分岐（図2a）し，膵頭部と門脈の背側を通って（図2b），さらに，胆管の背側を伴走して（図2c），肝右葉に流入します（図2d）.

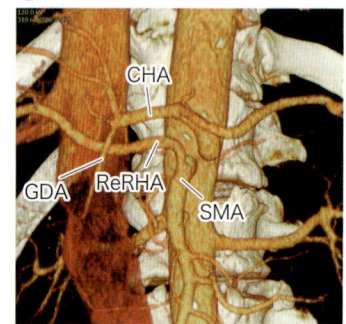
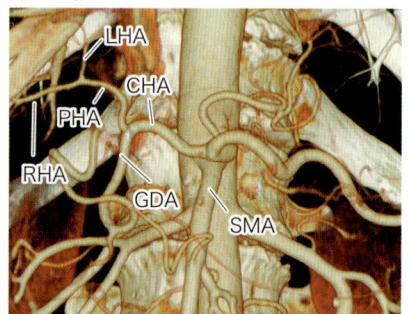

図1　血管MPR

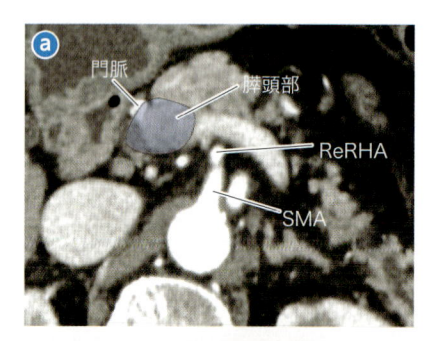
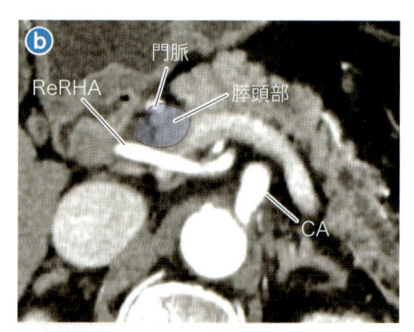

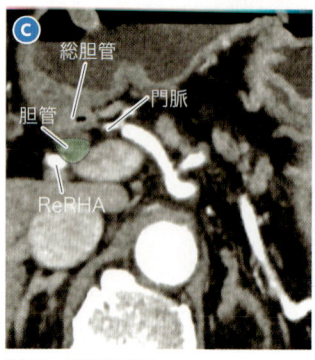
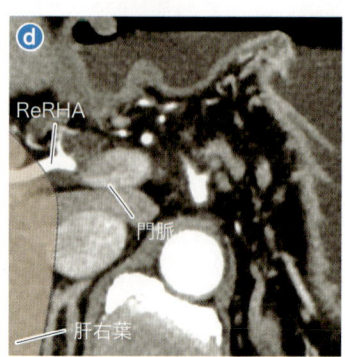

図2　造影CT

EUS の見かた

ではEUSでは，どのようにしたら描出できるでしょうか？

ReRHAは，胃内からの観察が連続して血管を追いやすいので，胃内走査をマスターすることをおすすめします．

1 SMA からの分岐

SMA根部を描出し，そこからスコープを反時計方向（腹側）に回転させると，ReRHAの分岐が確認できます（図3）．

ⓐ EUS 像　movie ❸-5

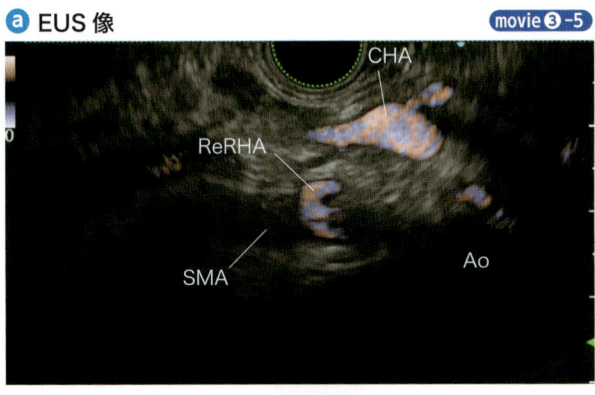

ⓑ CT

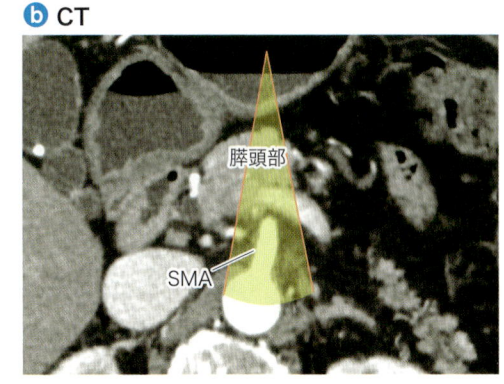

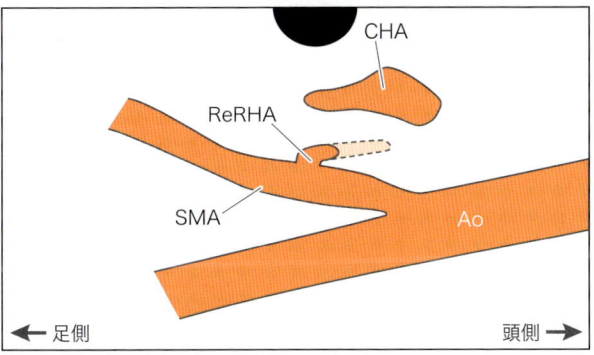

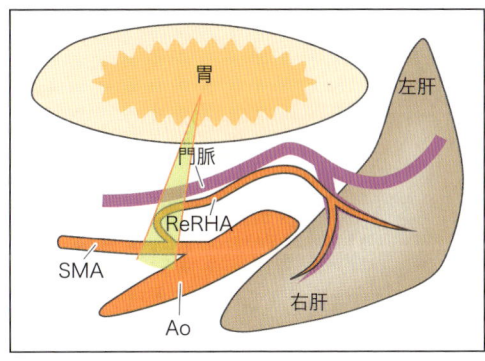

ⓒ CT 再構築像

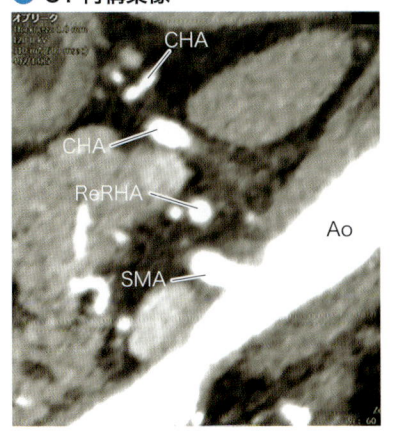

図3　SMA からの分岐

2 門脈と伴走

そのまま反時計回転を続けながらスコープを引いてくると，門脈の背側で門脈と伴走するReRHAを確認できます（図4）.

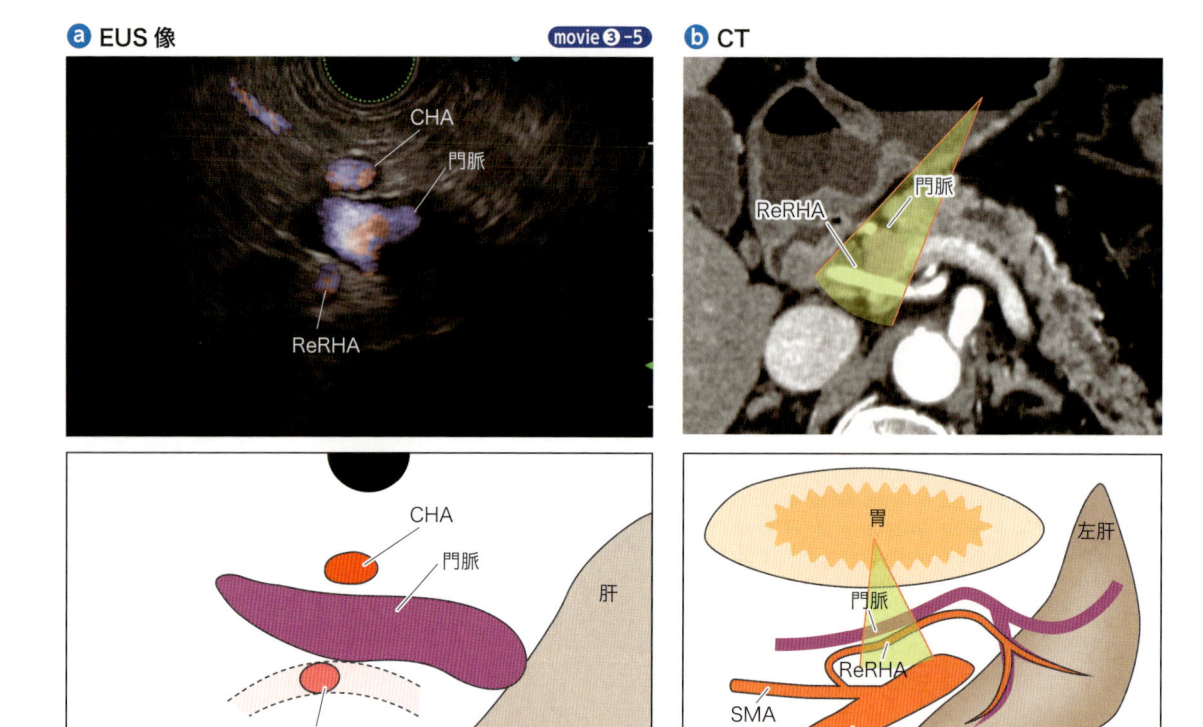

ⓐ EUS像　movie ❸-5

ⓑ CT

ⓒ CT再構築像

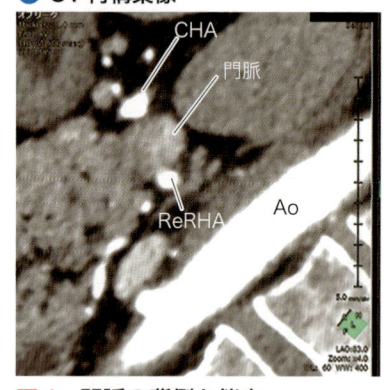

図4　門脈の背側を伴走

さらにひたすら反時計回転＋スコープの引き操作でReRHAを追いかけると，門脈の背側を伴走したまま，右肝門に流入していきます（図5）.

ⓐ EUS像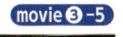

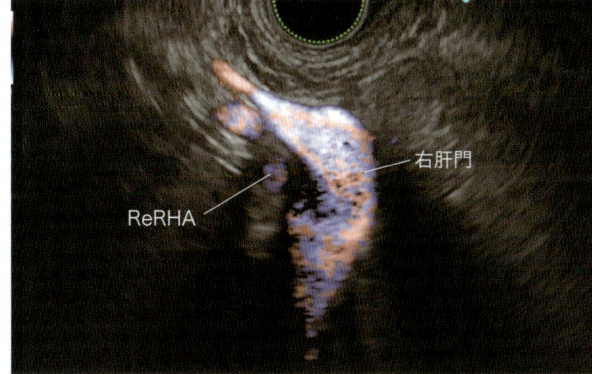

ⓑ CT

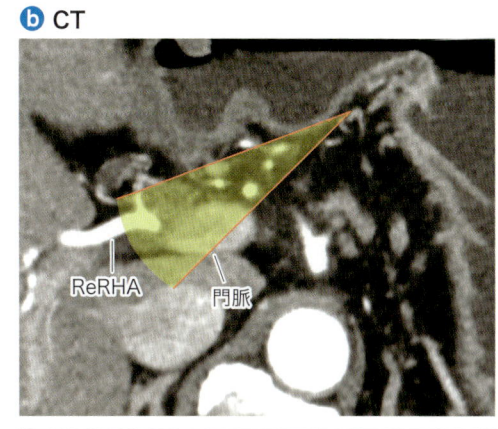

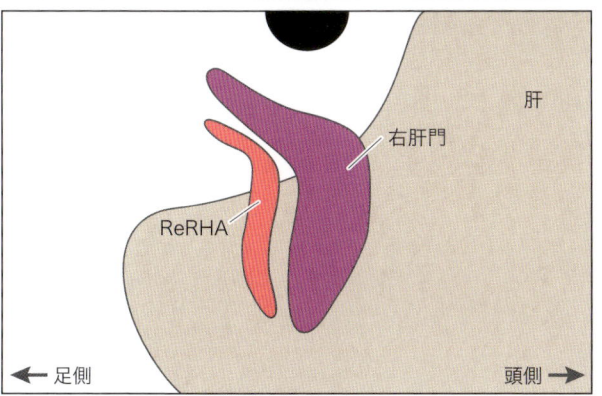

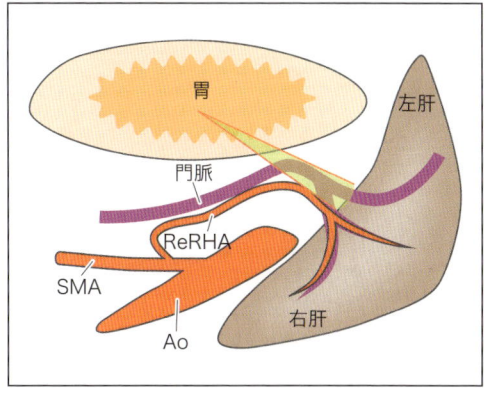

ⓒ CT再構築像

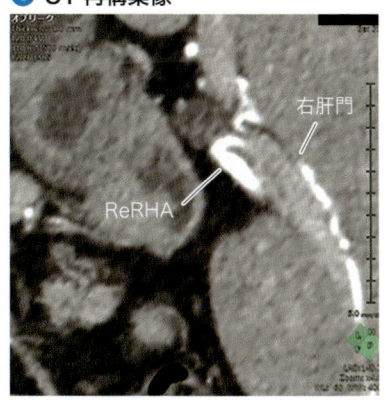

図5　右肝門への流入

4 リバース操作

そこからリバースで，時計回転＋スコープの押し操作で，ReRHA と SMA の分岐にもどることができます．

 **注 意**

> D1 からの走査も同様に ReRHA の観察は可能ですが，SMA 根部が深いため，無理のない範囲で行うことが重要です．

case 1 分枝型IPMN

movie

達成目標 ガイドラインの手術適応を理解し，壁在結節を正しく評価する．

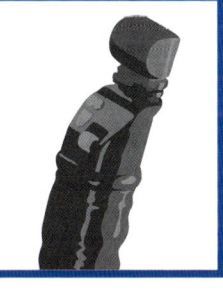

　IPMN（膵管内乳頭粘液性腫瘍）は，膵囊胞性疾患のなかで最も多く，また通常型膵癌のハイリスク要因とされています．そのため，IPMNの経過観察はEUSの最も多い目的の1つだと思います．

　スクリーニングEUSにおいて，IPMNの手術適応を決める最も重要な因子は壁在結節であり，これを正しく評価することが，EUSの役割でもあります．

　まずは，IPMN国際診療ガイドラインにおける分枝型IPMNの定義と，診療方針決定のアルゴリズムをおさらいしておきましょう（図1，2）．

　図2のように，worrisome feture（WF）のいずれかを認めた場合には，EUSによる精査が推奨されています．

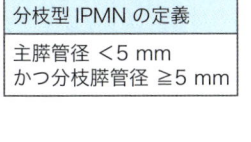

分枝型 IPMN の定義
主膵管径 ＜5 mm かつ分枝膵管径 ≧5 mm

主膵管

IPMN

分枝膵管

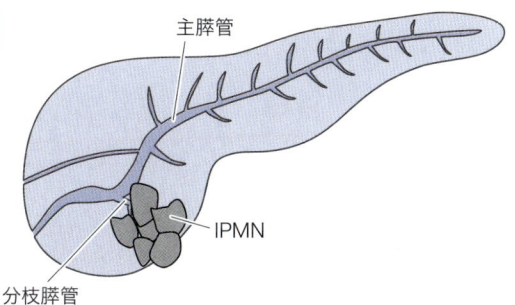

ⓐ MRCP　**ⓑ EUS 像**

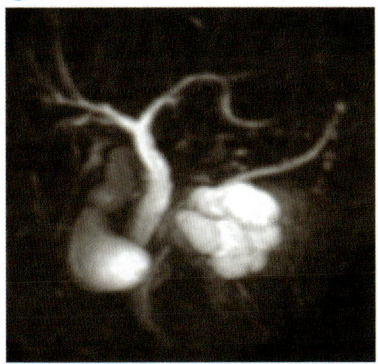 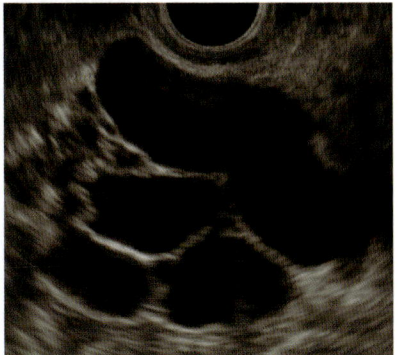

図1　分枝型IPMNの定義とERCP・EUS像

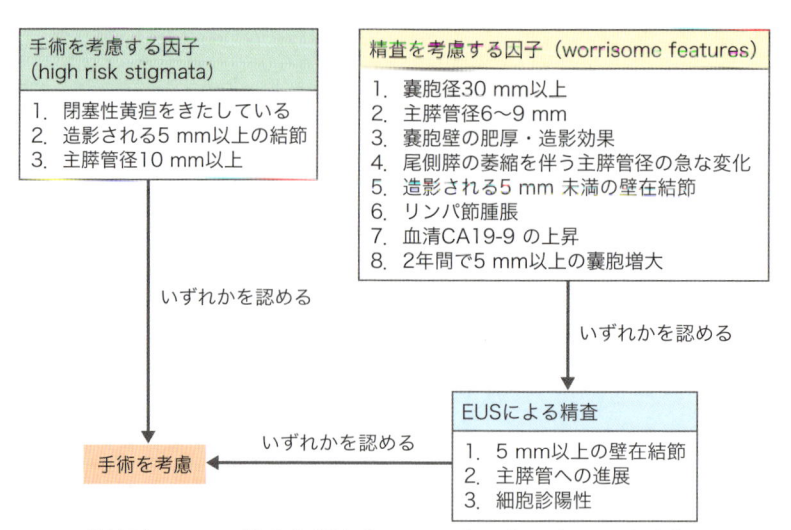

手術を考慮する因子 (high risk stigmata)	精査を考慮する因子（worrisome features）
1. 閉塞性黄疸をきたしている 2. 造影される5 mm以上の結節 3. 主膵管径10 mm以上	1. 囊胞径30 mm以上 2. 主膵管径6〜9 mm 3. 囊胞壁の肥厚・造影効果 4. 尾側膵の萎縮を伴う主膵管径の急な変化 5. 造影される5 mm 未満の壁在結節 6. リンパ節腫脹 7. 血清CA19-9 の上昇 8. 2年間で5 mm以上の囊胞増大

いずれかを認める

いずれかを認める

EUSによる精査
1. 5 mm以上の壁在結節
2. 主膵管への進展
3. 細胞診陽性

いずれかを認める → 手術を考慮

図2　分枝型IPMNの診療方針決定のアルゴリズム（2017年版）

症例

年齢：70代

性別：女性

受診機転：以前より膵囊胞をフォローされていた．囊胞が増大傾向にあり，囊胞内に結節を疑う病変があるが判然としないとのことで，今回精査目的に検査を施行した．

MRCP：膵体部の分枝膵管の拡張を認める．囊胞の一部に陰影欠損あり（図3 ►）.

造影CT：
軽度拡張した主膵管（図4a ►）と拡張した分枝膵管（図4a ▷）を認める．
結節を疑う充実部分（図4b ►）があるが判然としない．
さらに頭側には，囊胞状に拡張した分枝膵管（図4c ▷）あり．

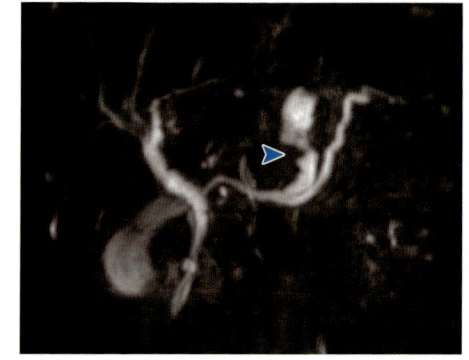

図3　MRCP

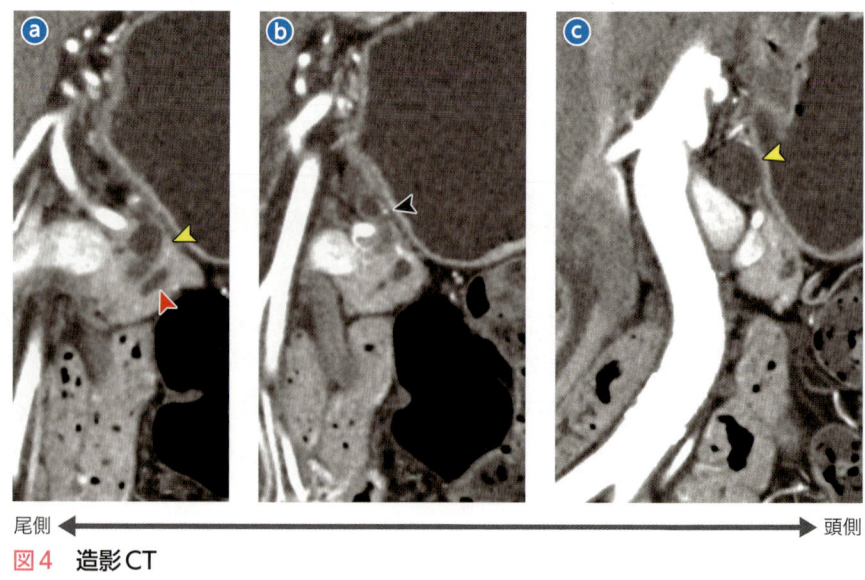

尾側 ◄————————————► 頭側

図4　造影CT

EUS

本症例のEUSでのイメージを示します（図5）．本症例の観察ポイントは下記の **1）**〜**4）** の4点となります．

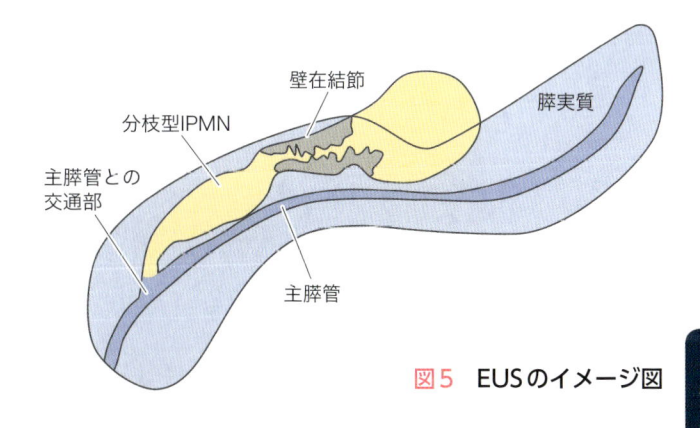

図5　EUSのイメージ図

図中ラベル：壁在結節，分枝型IPMN，膵実質，主膵管との交通部，主膵管

1） 壁在結節のサイズ（図6）

壁在結節は囊胞内に乳頭状の低エコーとして捉えられます（►）．サイズは8.4 mm径でした．

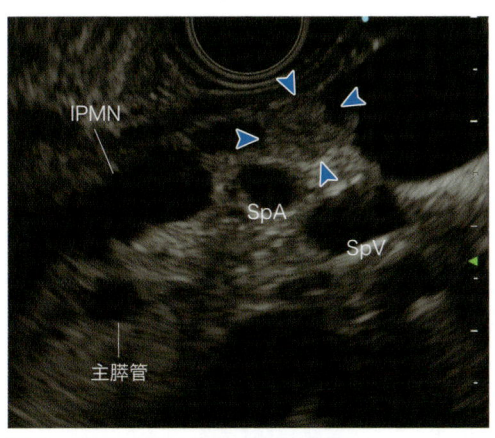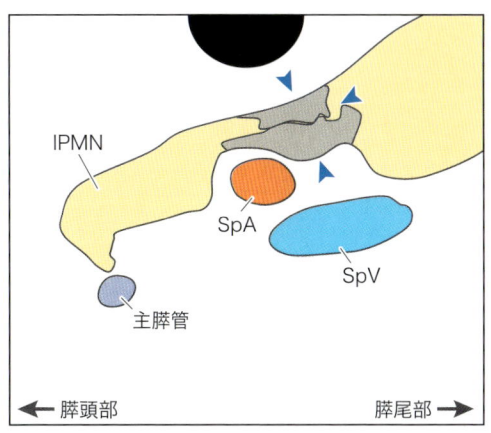

図中ラベル：IPMN，SpA，SpV，主膵管　←膵頭部　膵尾部→

図6　壁在結節の観察 movie**4**-1

► ：壁在結節

2） 浸潤の有無（図7）

本症例では，壁在結節をとり囲む囊胞壁の高エコー帯（►）は保たれており，浸潤はないと判断しました．

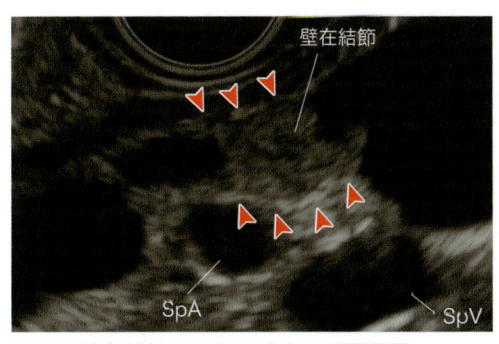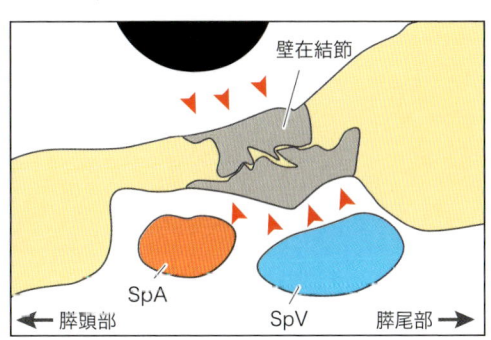

図中ラベル：壁在結節，SpA，SpV　←膵頭部　膵尾部→

図7　壁在結節の浸潤の有無 movie**4**-1

► ：高エコー帯

囊胞をこえた浸潤は認めない．

3) 主膵管への壁在結節の進展の有無 （図8）

分枝膵管（IPMN）〜主膵管を観察します．主膵管への壁在結節の進展は認めないことを確認しました．主膵管へ進展がある場合は外科的切除ラインが問題となりますので，この確認も大切です．

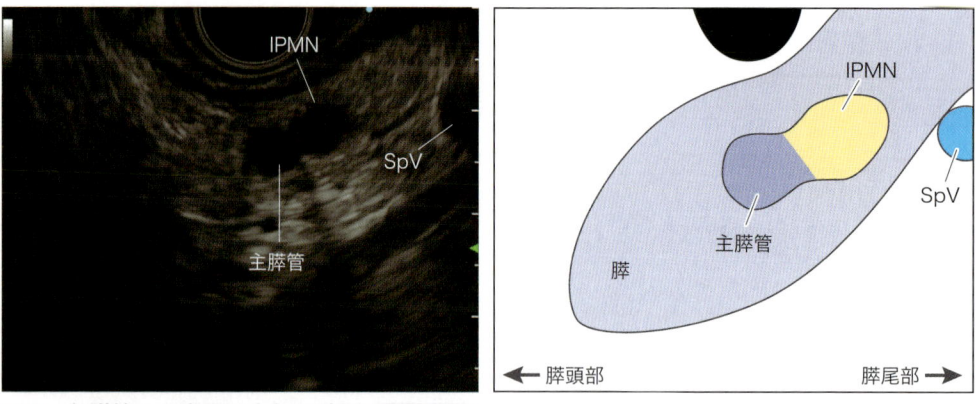

図8　主膵管への進展の有無の確認 movie❹-1
主膵管進展は認めない．

4) 壁在結節の造影効果の確認 （図9）

最後にソナゾイド造影にて，造影効果の確認を行います．壁在結節が確認できます（図9）．

EUSのBモードのみでは粘液塊も壁在結節と類似しています．非造影では鑑別が困難な場合がありますので，粘液塊やデブリでなく，腫瘍性病変であることを確認する一手間を惜しまないようにしましょう．

Ⓐ **非造影像（Bモード）**　　Ⓑ **造影像**

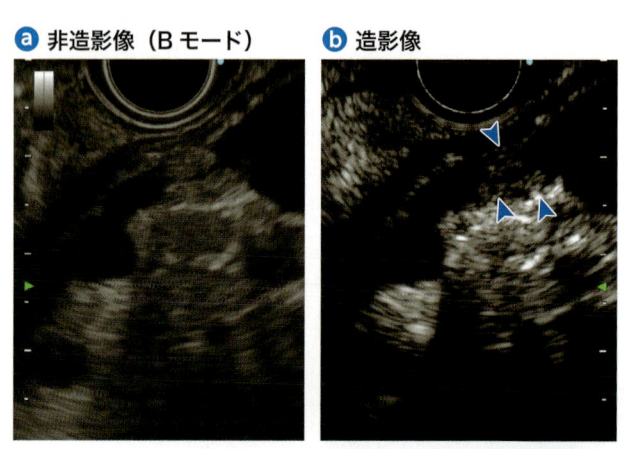

図9　ソナゾイド造影による造影効果の確認 movie❹-1
▶：壁在結節
造影効果ありと判断．

病理でカクニン！

　本症例は，膵体尾部切除が施行されました．

　結節部分には，異型の強い乳頭状〜鋸歯状構造をとり増殖する細胞異型を認めました（図10 ▶）．間質浸潤は明らかではなく，IPMC non-invasiveでした．

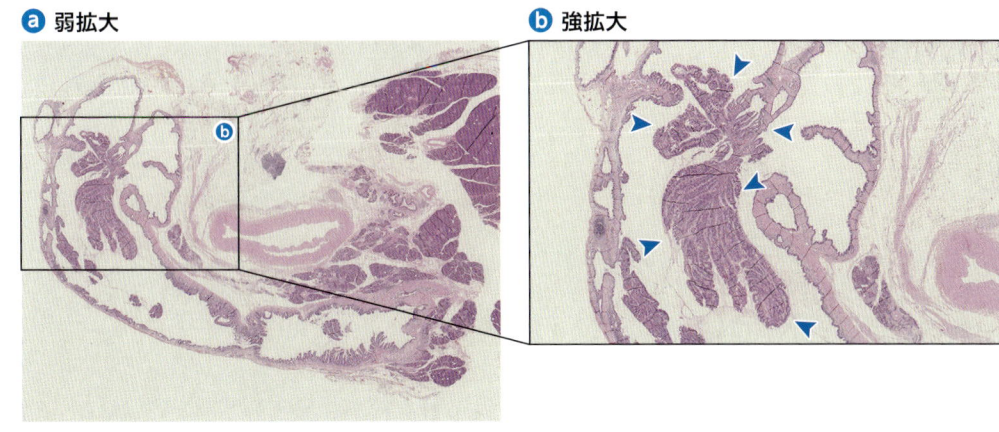

ⓐ 弱拡大　　**ⓑ 強拡大**

図10　病理

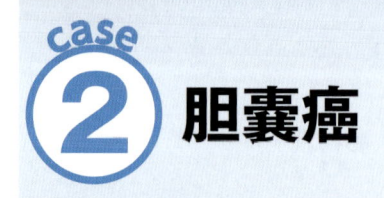

case 2 胆嚢癌

movie

達成目標	胆嚢癌を疑う場合の深達度を診断する.

　ここでは，胆嚢癌の深達度診断にポイントを絞り説明していきます.

　まずは，胆嚢壁の層構造の復習です. 胆嚢壁は，粘膜層（M），固有筋層（MP），漿膜下層（SS），漿膜層（S）に分かれていますね（図1）. 胆嚢壁をEUSでみると，内腔側から低・高エコーの2層に描出されます. 本によっては，高・低・高エコーの3層と記載もありますが，この3層の場合の第1層（高エコー）は境界エコーですので，あんまり重要ではありません. 重要なのは，低・高エコーの2層です. 内側低エコー層には，M，MP，SSの線維層（浅層）が含まれ，外側高エコー層にはSS脂肪層（深層）と漿膜が含まれます（図1）. 注意を要するのは，内側低エコーはSSの線維層（浅層）も含まれるため，EUS所見で外側高エコーが保たれている（内側低エコー層に限局している）からといって，SSへの浸潤はないとは言えません. このため，外側高エコーが保たれている場合は，「SS浅層以浅」と診断します. 逆に外側高エコーの菲薄化，消失があれば，「SS深層以深への浸潤」と診断します.

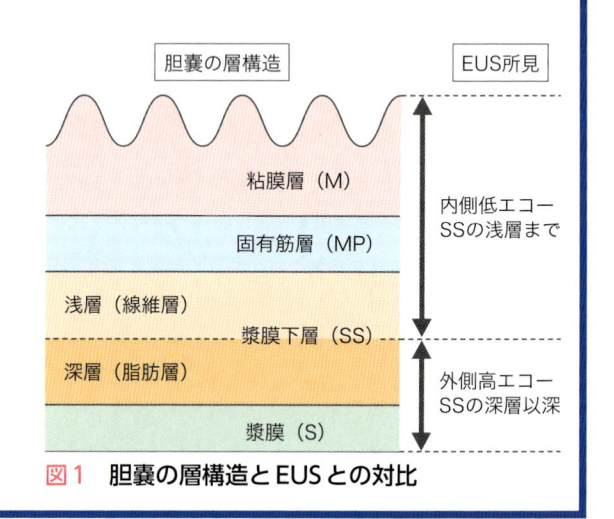

胆嚢の層構造 ／ EUS所見

粘膜層（M）
固有筋層（MP）
浅層（線維層）
漿膜下層（SS）
深層（脂肪層）
漿膜（S）

内側低エコー
SSの浅層まで

外側高エコー
SSの深層以深

図1　胆嚢の層構造とEUSとの対比

症例1

年齢：80歳

性別：女性

受診機転：人間ドックの腹部エコーにて胆嚢壁肥厚を認め紹介となった.

腹部エコー：胆嚢頸部よりに乳頭状隆起性病変を認める（図2▶）. 外側高エコーは保たれているように見える.

造影CT：胆嚢頸部〜体部に造影効果を伴う壁肥厚像を認める（図3）.

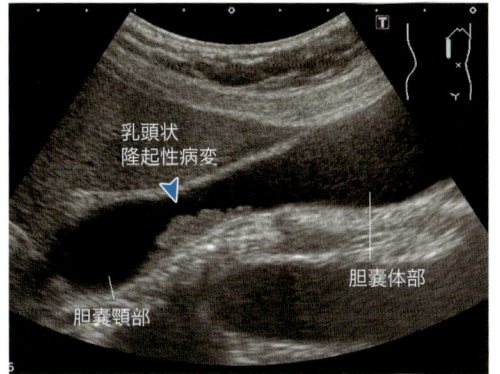
ⓐ 左側臥位縦走査

乳頭状
隆起性病変

胆嚢体部

胆嚢頸部

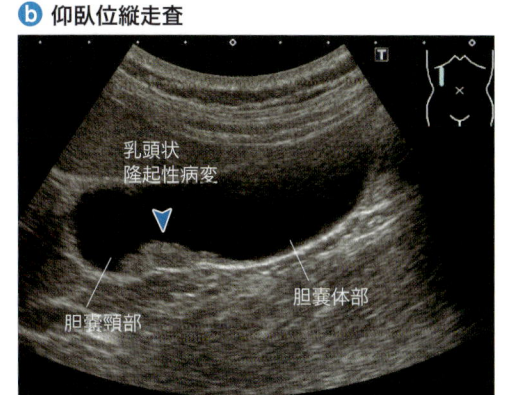
ⓑ 仰臥位縦走査

乳頭状
隆起性病変

胆嚢体部

胆嚢頸部

図2 腹部エコー

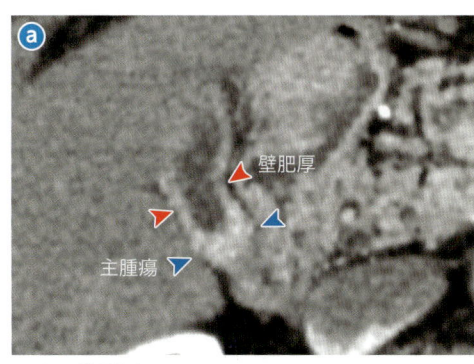

ⓐ

壁肥厚

主腫瘍

ⓑ

主腫瘍

図3 造影CT
a）主腫瘍（▶）に連続して胆嚢体部にも壁肥厚を認める（▶）.
b）胆嚢頸部の腫瘍.

EUS

　胆嚢癌の疑いで，EUSによる深達度診断を行うこととなりました．D1から胆嚢全体を観察しています（図4）.

　胆嚢頸部よりに乳頭状隆起性病変を認めます．体部よりには，あまり拡がりはなさそうです．

　胆嚢癌を見たら，必ず**膵胆管合流異常**の有無をEUSで確認することが大切です（図5）．もし合流異常があれば，外科手術の際，胆嚢摘出だけでなく，胆管切除（分流手術）も必要になります．術式にも影響しますので，合流異常は忘れずに確認しましょう！図5では，胆管，主膵管をしっかり十二指腸筋層部分まで確認し，合流異常がないことを確認しました．参考に，膵胆管合流異常のEUS像を2例示します（図6）．いずれも，膵実質内において主膵管と胆管が早期に合流していることがわかりますね．

　D1から腫瘍の主座を確認し，外側高エコーが保たれているかどうかを確認します（図7）．本症例は外側高エコーは保たれていたので，「SS浅層以浅」と読みました．ソナゾイド造影では，造影早期層から均一に染影効果を認めました．

　以上から，胆嚢癌「SS浅層以浅」と診断し外科切除となりました．

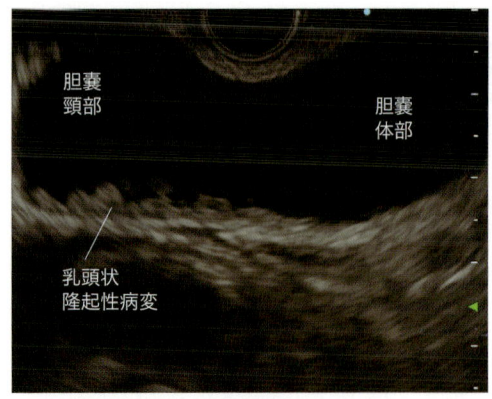

図4　胆嚢腫瘍 `movie❹-2`

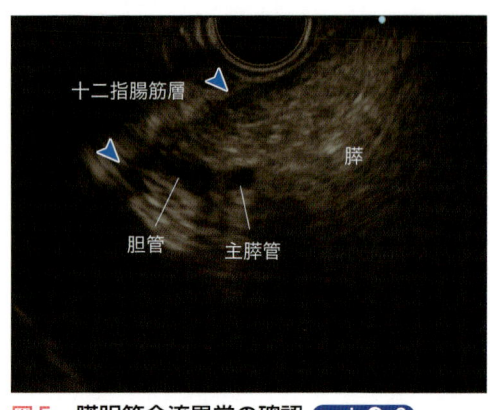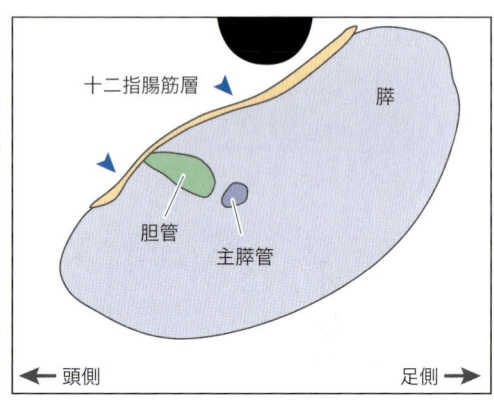

図5　膵胆管合流異常の確認 `movie❹-2`
合流異常は認めない.

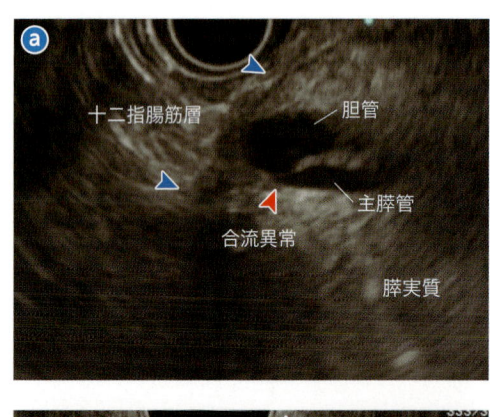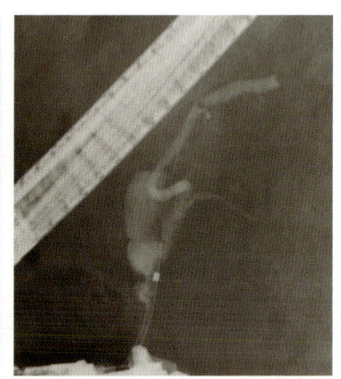

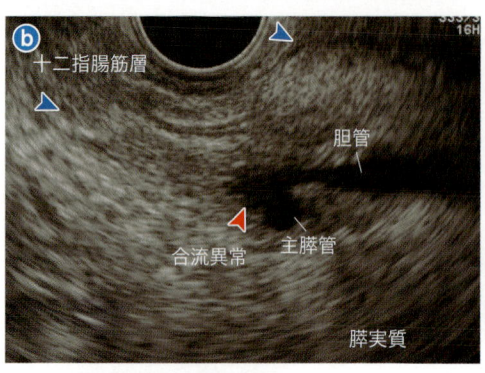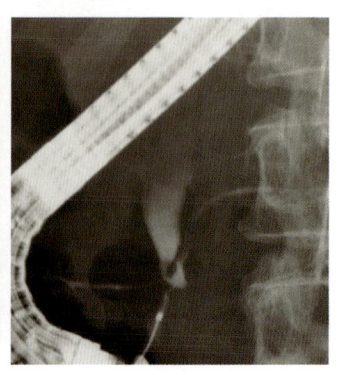

図6　膵胆管合流異常の例
左：EUS像，右：ERCP

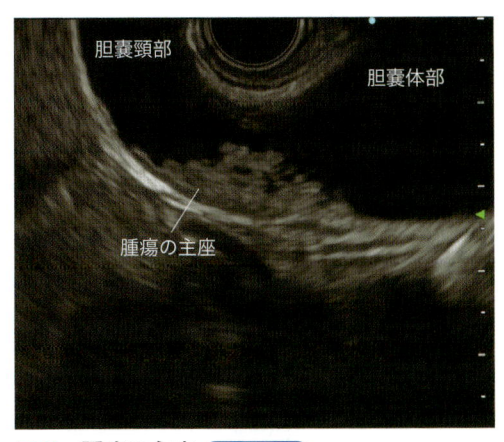
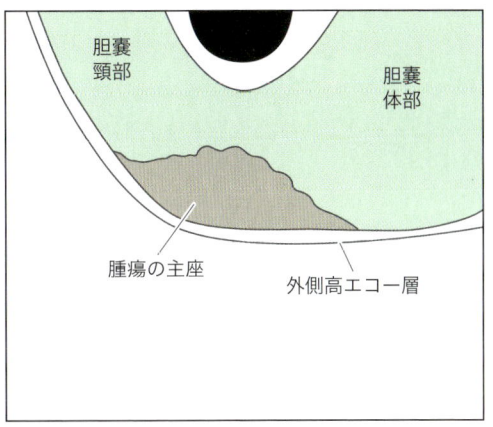

図7 腫瘍の主座 (movie❹-2)
外側高エコーは保たれている.

病理でカクニン！

　胆嚢頸部から胆嚢体部に不整隆起を呈する 30 mm 大の乳頭膨張型腫瘍を認め，病理学的には乳頭状腺癌から管状腺癌でした（図8）．進達度は，固有筋層を越えて，わずかに漿膜下層に浸潤しており，EUS の読み通り「SS浅層」にとどまっていました.

　最終診断は T2N0M0 stage II でした.

ⓐ 肉眼所見

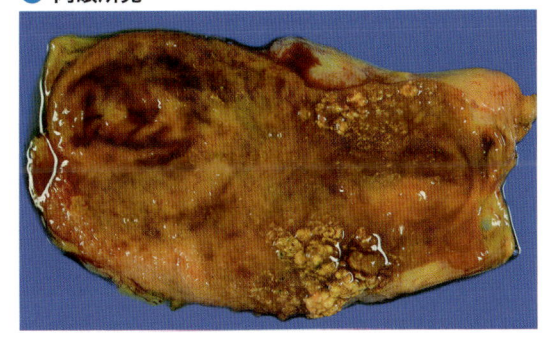

ⓑ 弱拡大

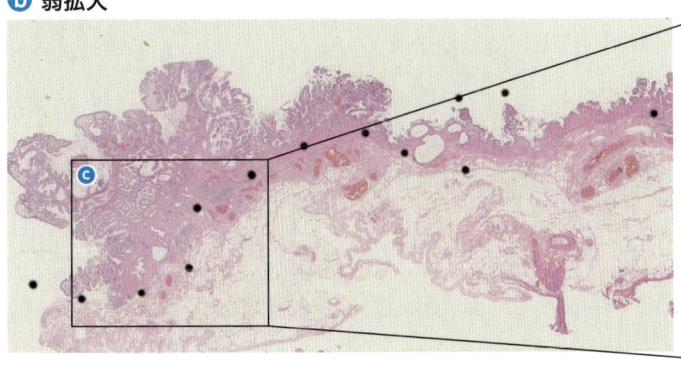

ⓒ 強拡大

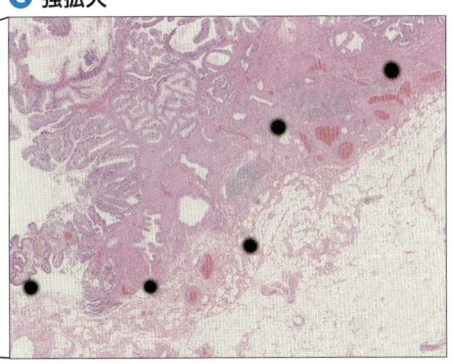

図8 症例1の病理

症例2

もう1例は，外側高エコーの消失を認めた，SS深層以深の胆嚢癌を提示します．

EUSでは，症例1と違い，腫瘍部分において**外側高エコーが消失**していることがわかります（図9 ►）．よく見ると，漿膜下層をあらわす高エコー層は，菲薄化し内腔側に引っ張られていますね．後ほど，病理像と対比しましょう．

本症例は，胆嚢癌「SS浅層以深」と診断し外科切除となりました．

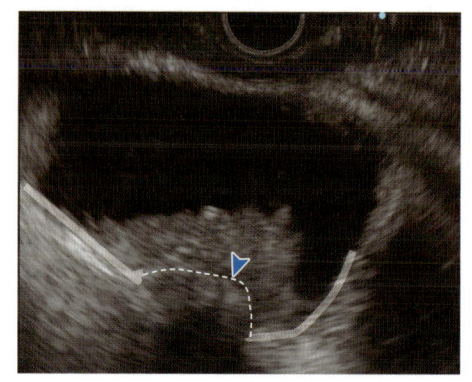

図9　症例2のEUS像 movie❹-3
外側高エコーの菲薄化．

病理でカクニン！

胆嚢体部から底部にかけて40 mm大の結節浸潤型の腫瘍を認め，病理学的には高〜中分化管状腺癌でした（図10）．進達度は，漿膜直下までの浸潤でしたが，漿膜露出はなく，T2でした．

病理画像では，SS脂肪層が内腔側に引っ張られているのがわかりますね．これがEUSでも反映されていたわけです．

最終診断はT2N1M0 stage ⅢAでした．

ⓐ 肉眼所見

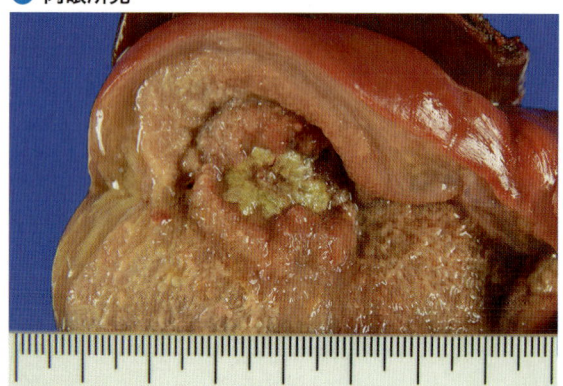

ⓑ 弱拡大

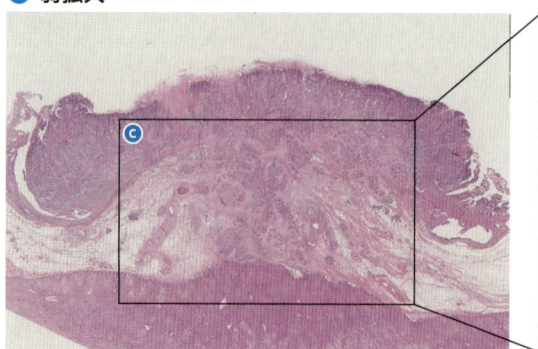

ⓒ 強拡大

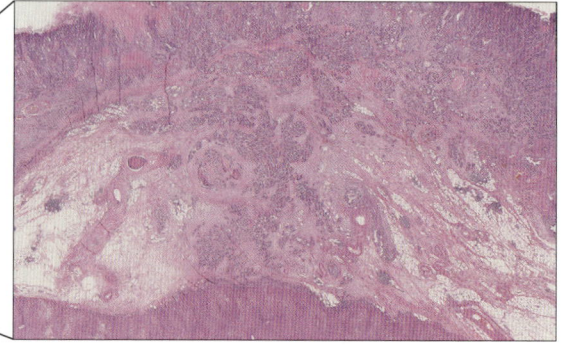

図10　症例2の病理

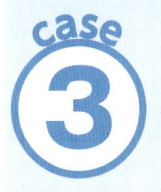

case 3 遠位胆管癌の精査

movie

達成目標　胆管癌の垂直方向，水平方向進展の評価・鑑別ができるようになる．

遠位胆管癌の精査ができるようになるためには，下記の4点が重要です．
①まずは肉眼型が膨張型か浸潤型かを判断する．
②局所進展度診断は，垂直方向・水平方向の両者を評価する．
③遠位胆管癌の場合は，膵浸潤の有無，GDA・CHA・門脈の浸潤がないかを見る．
④周囲のリンパ節転移の有無を見る．

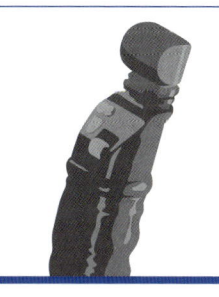

症例

年齢：70代

性別：女性

受診機転：肝障害の精査で胆管拡張を指摘．CTにて肝内胆管の拡張を指摘され紹介となった．

造影CT：上部胆管の拡張を認めるが，閉塞部位はCTでは明らかな腫瘍は不明（図1a）である．下部胆管と主膵管には拡張を認めない（図1b）．
CTでは腫瘍は不明であるが，膵上縁近傍の胆管閉塞を疑いEUSを施行した（図1a）．

ERC：膵上縁のレベルで偏位のない胆管狭窄像を認めた（図1c）．

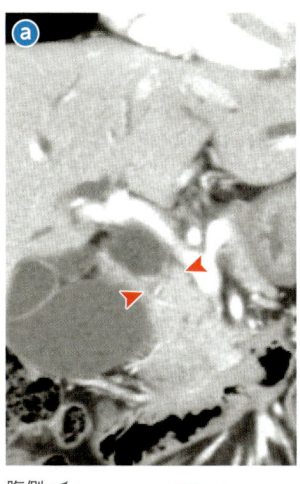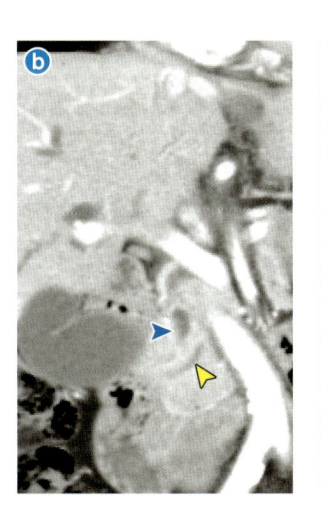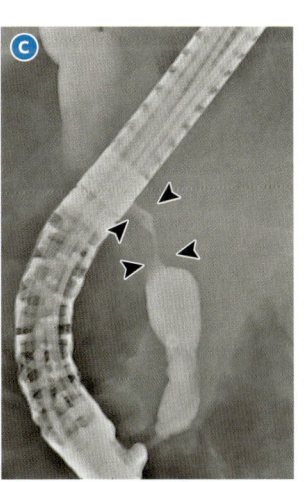

腹側 ◀━━━━━━━━━━━━━━━━━━▶ 背側

図1　造影CTとERC像
a）腫瘍部分（▶）．
b）腫瘍より下流の膵内胆管（▶）と主膵管（▷）．
c）胆管の閉塞が疑われる部分（▶）．

EUS

1) 胃内走査

　胃内走査から開始します．上部胆管の拡張を認め，膵上縁近傍に腫瘤性病変を認めます（図2）．胆管癌が疑われますね．

　まずは肉眼型で，大きく結節浸潤型か乳頭膨張型かを判別しましょう．結節浸潤型と乳頭膨張型の代表的なイメージは，図3のようになります．結節浸潤型は壁外浸潤しやすく，乳頭膨張型は表層進展しやすいという特徴がありますので，今後の精査で何を行うべきかを決定するポイントになります．

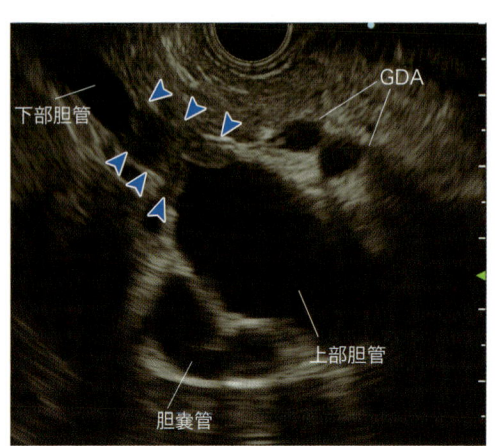
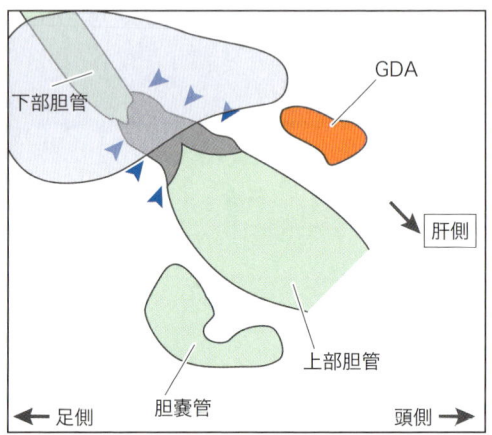

図2　EUS像 movie❹-4
▶：結節浸潤型の腫瘤性病変．

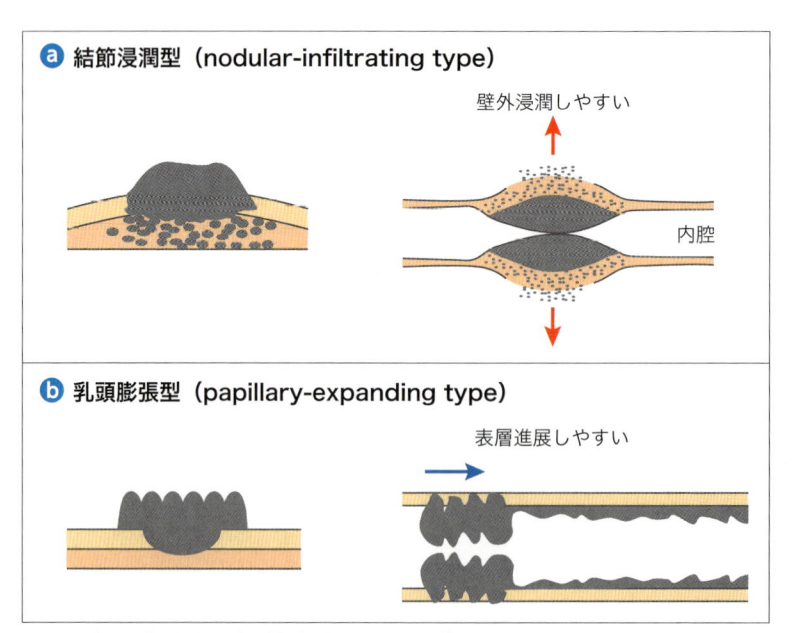

図3　膨張型と浸潤型の代表的なイメージ

それぞれのCTとERC像を提示します（図4, 5）．結節浸潤型は腫瘍の上下は急峻なV字の狭窄を，乳頭膨張型の場合は，鈍なU字型の狭窄を呈します．

胃内走査では，胆管上流方向に目立った表層進展がないことを確認した後，局所進展を詳細に見ます．この症例は膵への浸潤の有無が1番のポイントですが，長軸方向での観察は判断が難しいので，十二指腸走査に委ねることにします．

2）D1走査

続けてD1走査に移ります．

D1走査では，腫瘍を短軸に捉えることができるので膵実質との関係がわかりやすいですね（図6）．明らかに胆管壁を越えて膵浸潤していることがわかります．しかし，門脈への浸潤は認めません（図7）．また主膵管には異常は認めていません．ここでも，胆管を肝門部まで追っていますが，上流方向に目立った表層進展はありません．

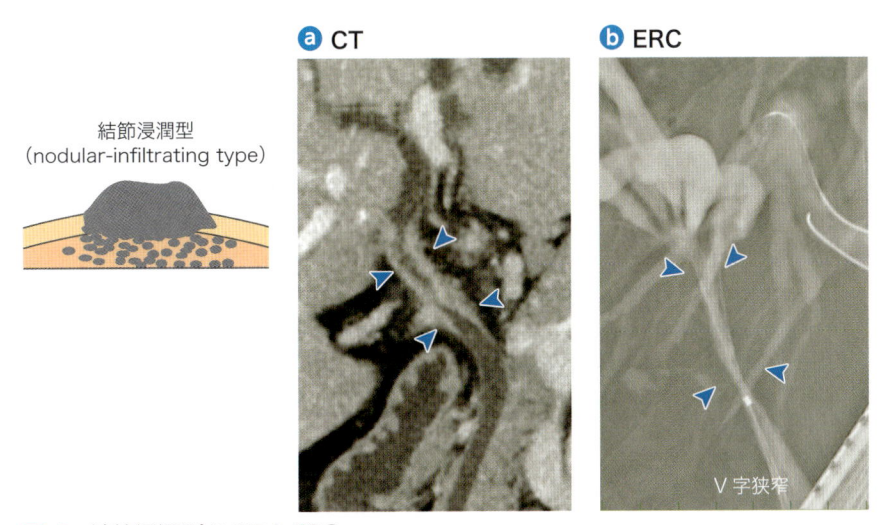

結節浸潤型
（nodular-infiltrating type）

ⓐ CT　**ⓑ** ERC

V字狭窄

図4　結節浸潤型のCTとERC

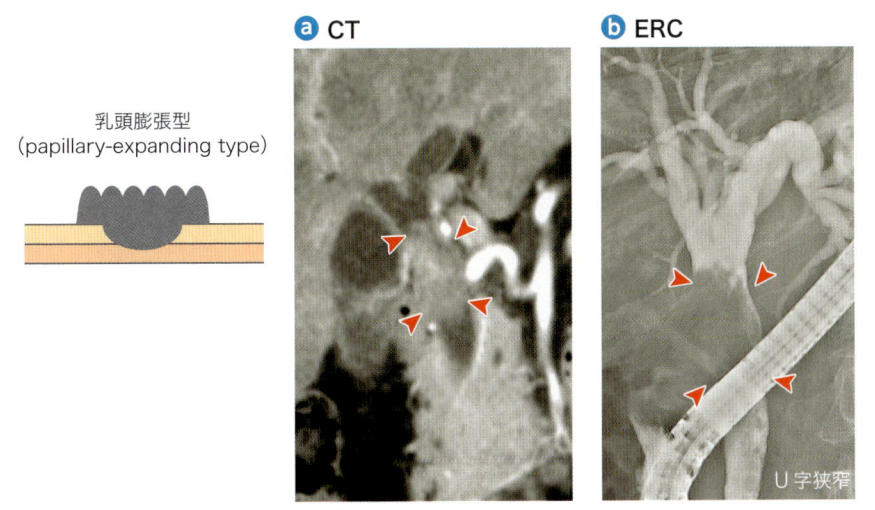

乳頭膨張型
（papillary-expanding type）

ⓐ CT　**ⓑ** ERC

U字狭窄

図5　乳頭膨張型のCTとERC

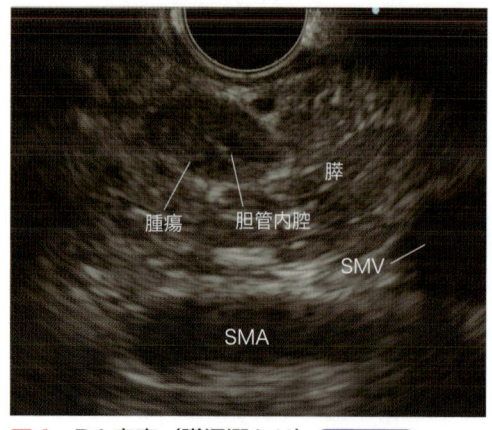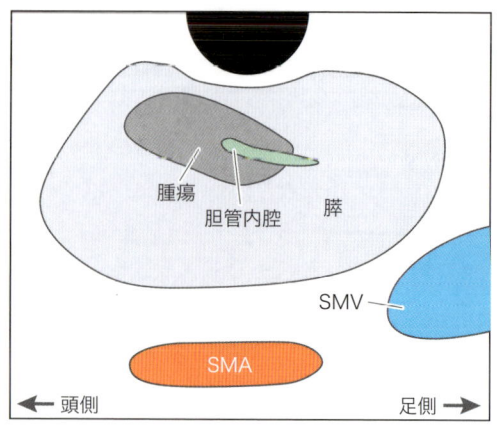

図6　D1走査（膵浸潤あり） movie❹-4

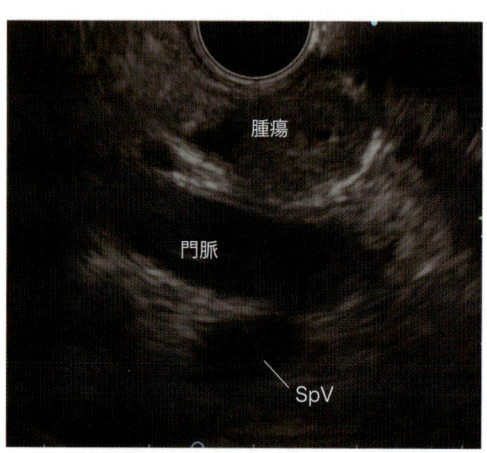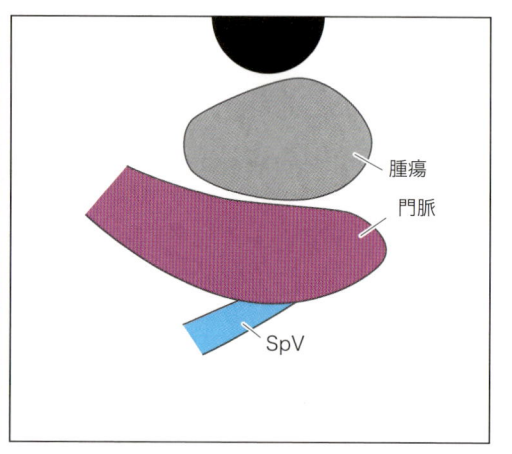

図7　D1走査での門脈との関係 movie❹-4
門脈への浸潤は認めない．

3）D2走査

　　さらに，D2走査になります．

　　胃内走査と同じく長軸で腫瘍が描出されますが，胃内走査より近い位置から観察が可能です（図8, 9）．胆管壁は下流方向（乳頭部胆管）にも壁肥厚が連続していることがわかります．腫瘍の近傍をPSPDAが走行しているのがわかります．

4）ソナゾイド造影

　　最後に，ソナゾイド造影を施行しました．造影効果は強くありませんでしたが，腫瘍内に造影剤の流入は確認できました（図10）．時に，胆管癌と鑑別困難な胆管結石がありますので，ソナゾイドなどで血流評価を行っておくことは大切かと思います．

　　ただし，膵胆道疾患のみに対するソナゾイドによる造影EUSは**保険適応外使用**（保険適応は肝腫瘍性病変）となるため，各施設において倫理委員会の承認を受けるなどの対応が必要です．

　　以上より，結節浸潤型，T3a（膵への浸潤あり），N0 stage IIaと判断しました．

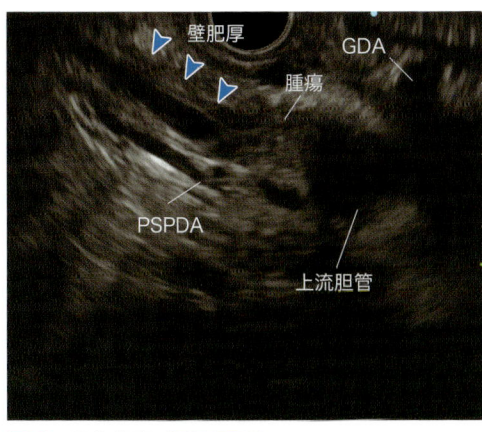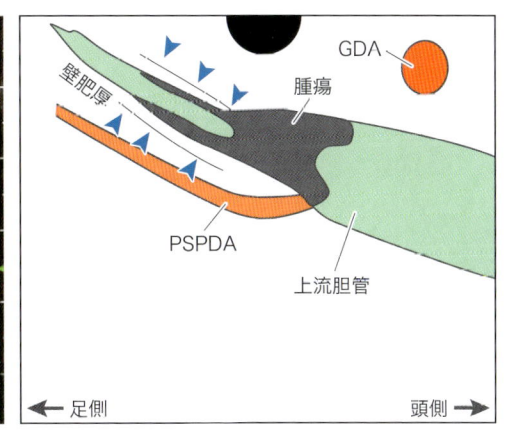

図8 D2走査 movie ❹-4

腫瘍が連続して下流方向（乳頭側）に向かって進展している.

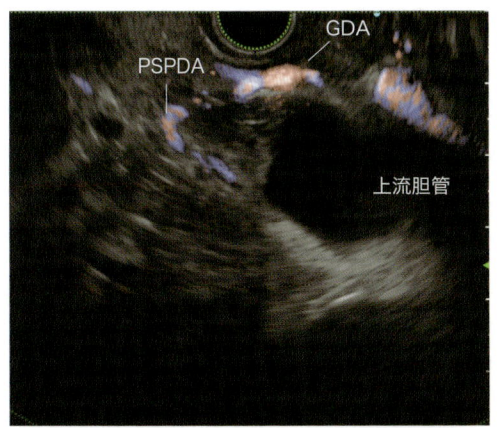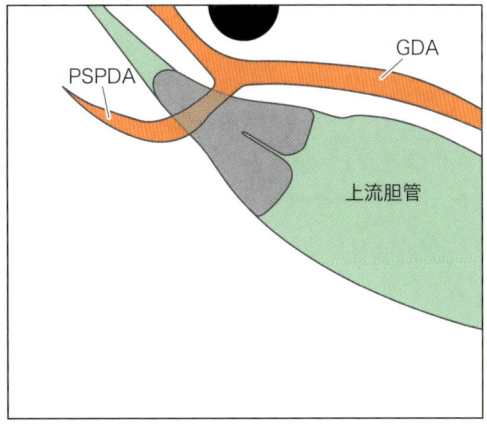

図9 D2走査での血管との関係 movie ❹-4

GDA・PSPDAとの関係が明瞭.

ⓐ 非造影像（Bモード）　　**ⓑ 造影像**

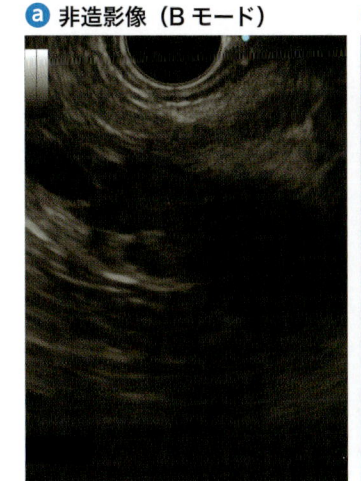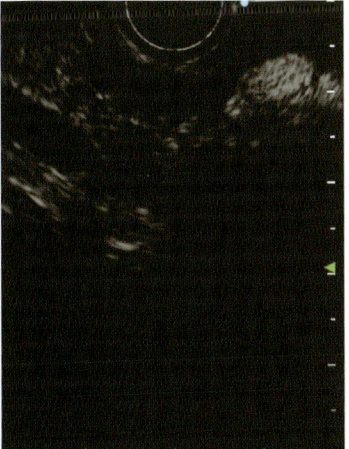

図10 ソナゾイド造影 movie ❹-4

病理でカクニン！

　膵頭十二指腸切除術が施行されました．中部胆管〜下部胆管を中心に胆管壁肥厚と内腔狭窄を呈する結節浸潤型の腫瘍を認め，組織学的に低分化腺癌が漿膜下層に浸潤しさらに，膵実質に連続性に浸潤を認めました（図11，panc1b 3 mm）．

　最終病理診断は，T3aN1M0 Stage Ⅱbでした．

　このように，胆管癌の場合は3方向から腫瘍を観察し，血管や膵実質との関係を評価することが重要です．

ⓐ 肉眼所見

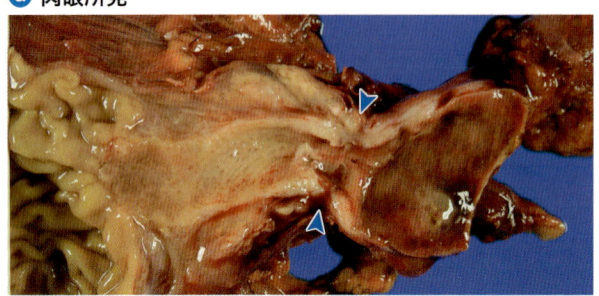

十二指腸側　◀────────────▶　肝臓側

ⓑ 弱拡大

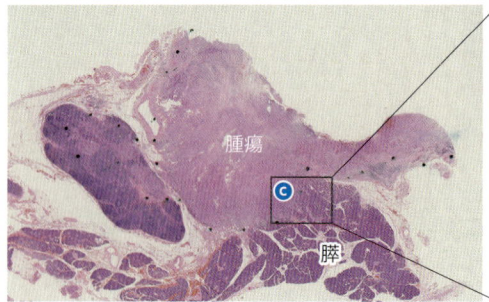

ⓒ 強拡大

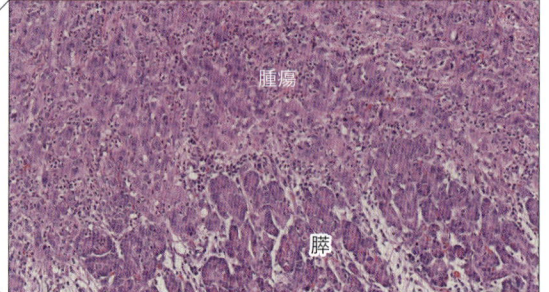

図11　病理

case 4　肝門部胆管癌

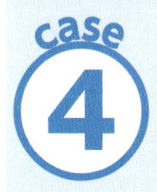

movie

達成目標　肝門部領域の解剖を理解して，壁肥厚の範囲および肝動脈浸潤を評価する．

胆管癌の術前精査は，水平方向への進展度診断そして垂直方向への進達度診断と，EUSで押さえるべき部分が多く，その分EUSの有用性が発揮できる領域になります．
まずは，肝門部胆管癌のBismuth分類を理解しましょう（表1）．
さらにRHA，総肝管～左右肝管は，連続して追えるようしましょう．

表1　肝門部胆管癌のBismuth分類

Type Ⅰ	Type Ⅱ	Type Ⅲa	Type Ⅲb	Type Ⅳ

Bismuth分類：胆管長軸方向の癌浸潤をもとにした肝門部胆管癌の局在分類．

症例

年齢：80代

性別：女性

受診機転：黄疸を主訴に近医受診，CTにて肝門部～中部胆管に腫瘤性病変と肝内胆管の拡張を指摘され紹介となった．

造影CT：肝内胆管の拡張を認める（図1a）．造影効果を伴う壁肥厚を認める（図1b）．主腫部はRHAに接しており（図1c），腫瘍下縁では膵内胆管にも壁肥厚がみられる（図1d）．左右肝管合流部近傍から遠位胆管にかけて壁肥厚と造影効果を認め，肝内胆管の拡張を認める（図1e）．腫瘍は膵内胆管からも壁肥厚がわかる（図1f）．

ERC：前区および左肝管の狭小化を認め（図2），Bismuth type Ⅱにあたると考えられる．

IDUS：プローブは前区域に誘導し，引きながら観察した．
前後区域の合流部に壁肥厚あり（図3a）．左右肝管合流部に壁肥厚あり（図3b）．膵内胆管にも壁肥厚あり（図3c）．

EUS

- 膵内胆管より肝門部にむけて胆管を中心に観察します．
- 膵内胆管に壁肥厚を認めますが，明らかな膵浸潤は認めません（図4a）．
- 主腫瘍下縁では，胆管は乳頭方向にも長く壁肥厚があることがわかります（図4b）．

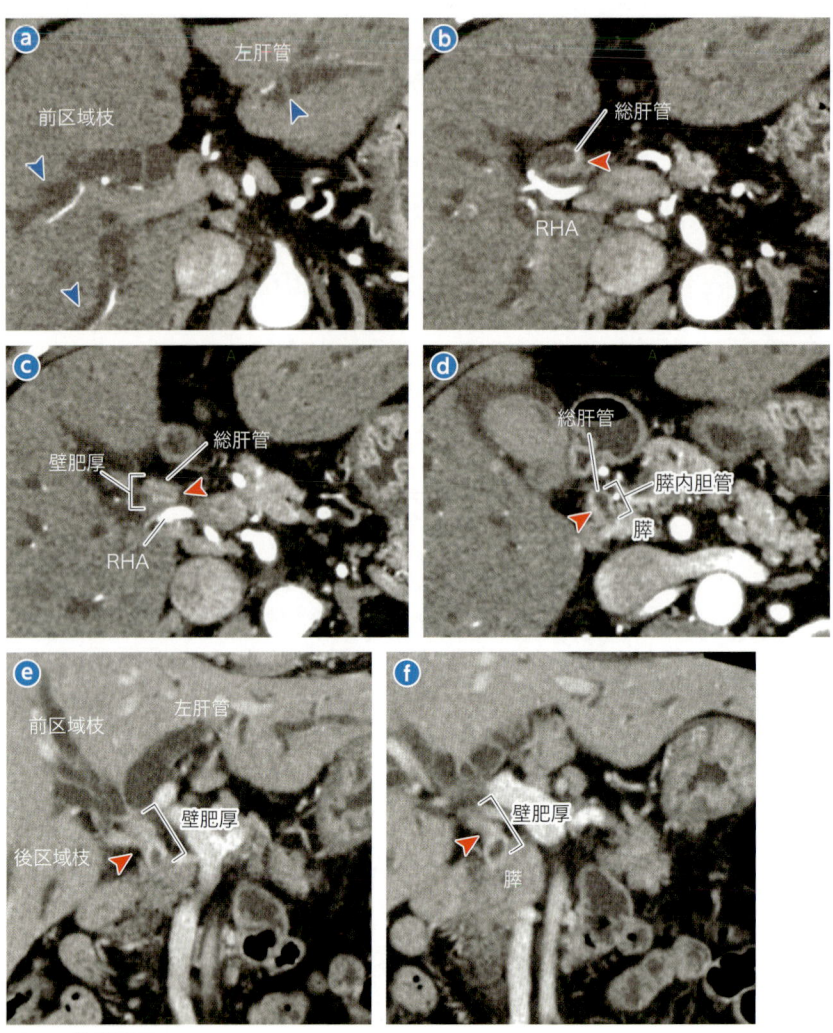

図1　造影CT

▶：肝内胆管，▶：腫瘍

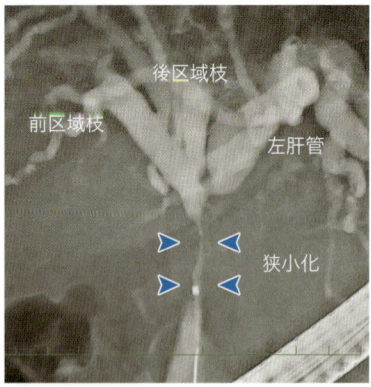

図2　ERC

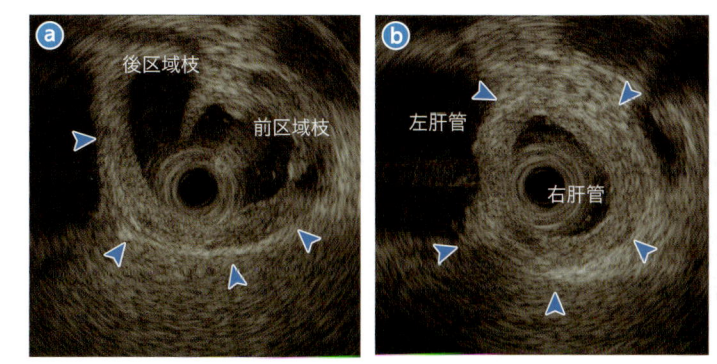
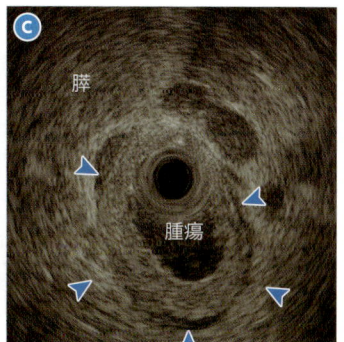

図3 IDUS

▶：壁肥厚

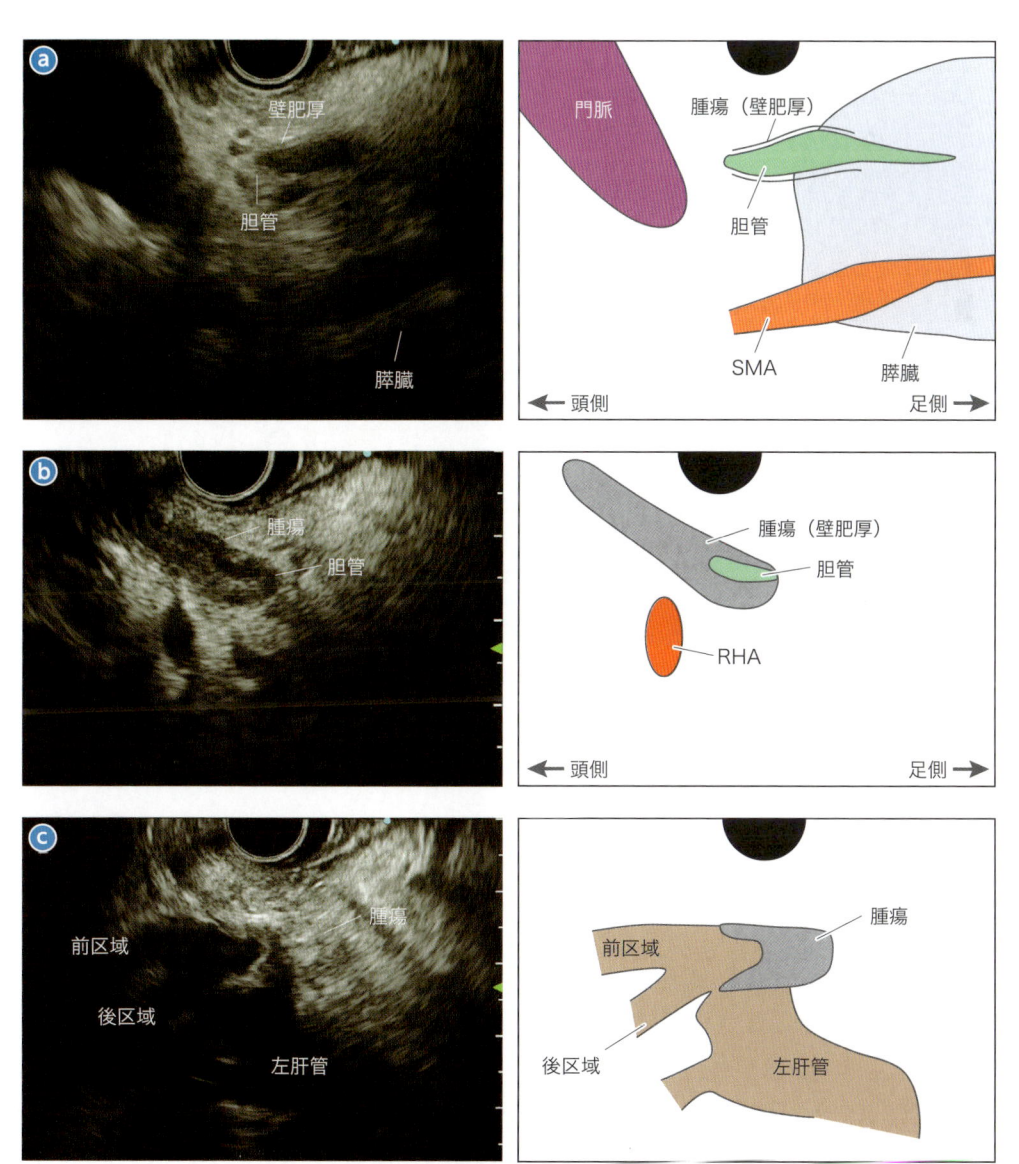

図4 EUS像（D1から肝門部を観察）movie❹-5

（次ページにつづく）

（つづき）

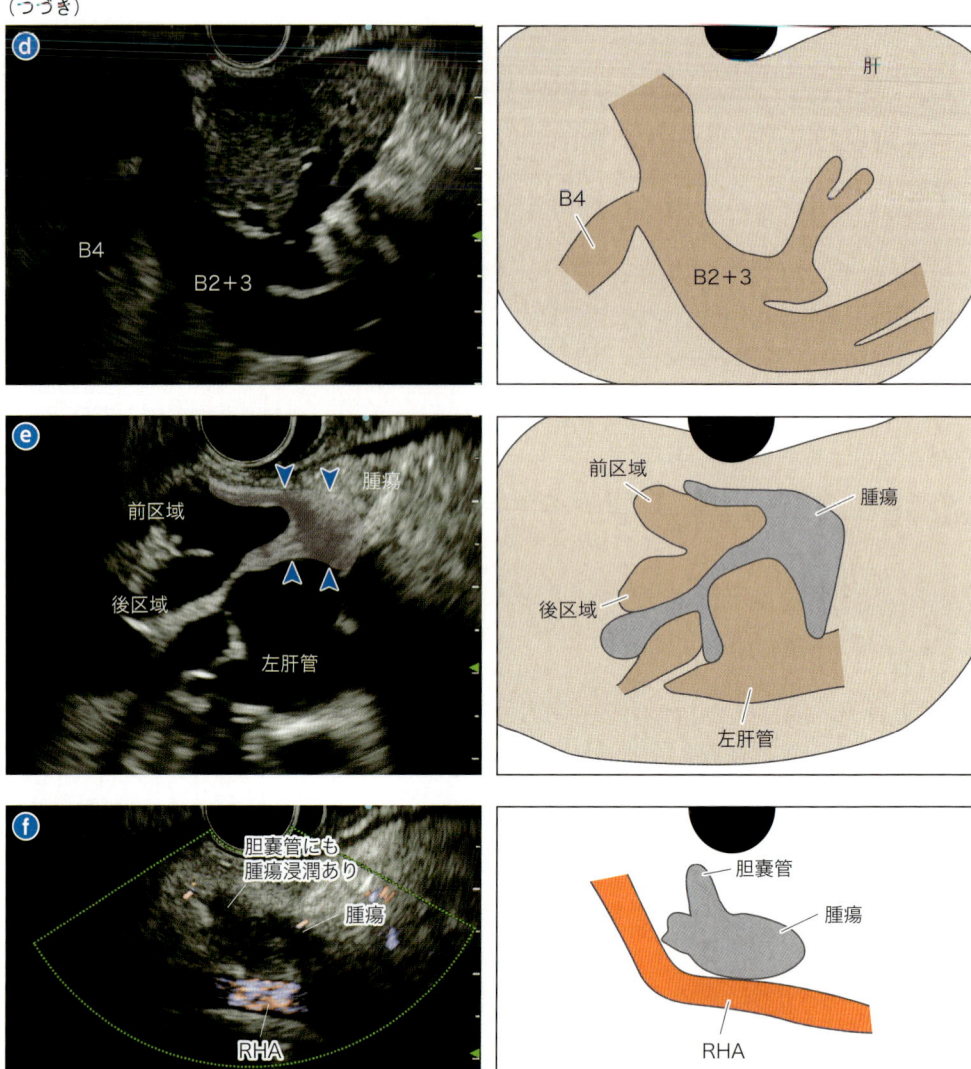

図4　EUS像（D1から肝門部を観察） movie ❹-5

- 主腫瘍上縁では，左右肝管も壁肥厚を認めます（図4c）．
- 左肝管は反時計回転で末梢まで観察可能です（図4d）．
- ►の部分まで壁肥厚が及んでいることから，腫瘍は前後区域の合流部にまで及んでいることがわかります（図4e）．
- 腫瘍は右肝動脈（RHA）にわずかに接していますが明かな浸潤はなさそうです（図4f）．ちなみにこの症例のRHAは，破格でSMAから分岐していますので，通常とは異なり，胆管と交叉はしていません（第3章-4参照）．また，胆囊管にも腫瘍が及んでいることがわかります．

　以上，EUSや他のモダリティーとあわせて，Bismuth type IIの肝門部胆管癌で，下流は膵内胆管まで長く壁肥厚あり．RHAはわずかに接する程度と判断されました．根治性からいけば，拡大右葉切除（もしくは拡大右葉切除＋膵頭十二指腸切除術合併切除）が望ましいところですが，80代という年齢と肝予備能から，肝外胆管切除術の方針となりました．

　術中所見も右肝動脈への浸潤はなく，剥離可能で，胆管断端には上皮内への表層進展を認めましたが，肝外胆管切除術が可能でした．

切除標本

　上部胆管に約2 cmの範囲で結節浸潤型の腫瘍を認めました（図5）．腫瘍は，漿膜下層に線維化を伴って進展しており，漿膜直下まで浸潤をきたしており，一部は胆嚢頸部まで腫瘍進展を認めました．

　最終診断はT2N0M0 stage ⅢAでした．

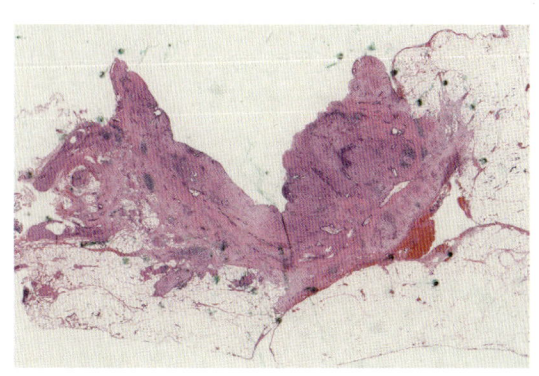

図5　病理

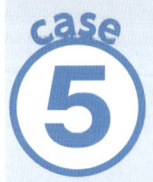

case 5 切除可能膵癌（Stage Ⅰの小膵癌）

`movie`

達成目標 間接所見を丁寧に拾って小膵癌を見落とさないようにしましょう.

　ご存知の通り，膵癌の予後は不良です．そのなかで，長期予後の期待できる腫瘍径10 mm以内の「早期の膵癌」を見落としなく発見することはEUSの使命でもあります.

　エコー・CTでは，小膵癌自体（直接所見）を捉えるのは困難であることが多いため，これらのモダリティーで間接所見を認めた場合は，積極的にEUSを用いることが重要です.

　小膵癌はEUSでも捉えることが困難な場合があります．pNETのように髄様性な腫瘍細胞ではなく，スキルスに線維化を伴い主膵管を閉塞させながら拡がるため，閉塞性膵炎の影響により病変はわかりにくくなることが多いので要注意です.

　最初は，境界不明瞭でぼんやりした腫瘤であっても，少し時間が経って目が慣れてくるとしっかり腫瘤として捉えることができます．本症例も10 mmの膵癌で，最初はEUSでも腫瘤としての認識が難しかった症例です．じっくり目を凝らして見てください.

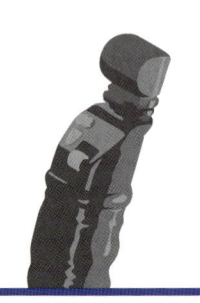

症例

ⓐ 腫瘍より尾側　　　　　　　　　　　ⓑ 腫瘍部分

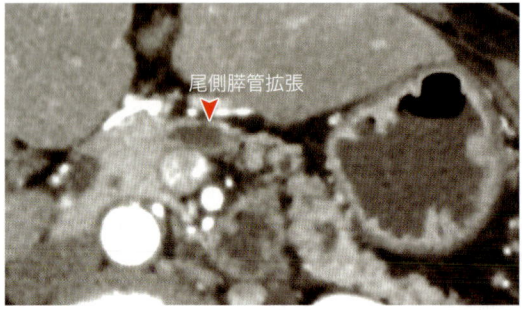

図1　造影CT

年齢：70代

性別：女性

受診機転：検診の腹部エコーにて膵管拡張を指摘され紹介.

造影CT：膵体尾部の膵管拡張は認める（図1a）が，膵管狭窄部位には淡いLDA（低吸収域）はあるものの明らかな腫瘍は認識できない（図1b）.

MRCP：膵頭体移行部に主膵管狭窄と，尾側膵管の拡張を認める（図2）.

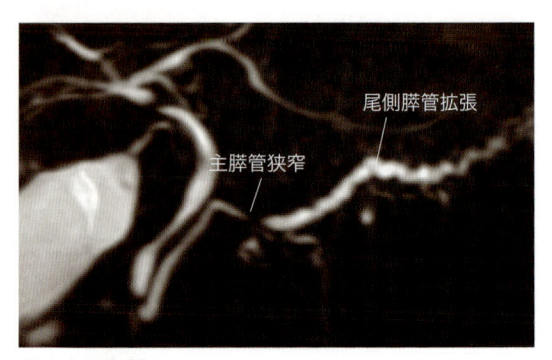

図2　MRCP

EUS

1) D1 走査

　尾側膵管をメルクマールに膵頭部に追っていくと主膵管途絶部に一致して境界不明瞭な低エコー腫瘤を認めます（図3a）．目が慣れないうちは「んっ!? 慢性膵炎かな？」と感じましたが，2〜3回往復して「間違いない！」と確信できるようになりました．

　腫瘤径を計測すると 10.6 mm でした（図3b）．

　GDA・SMV とは近いですが，わずかに離れているようでした．また，PSPDA も認識可能です．EUS–FNA のとき，誤穿刺しやすい血管ですので，しっかり走行を確認することが重要です（図3c）．

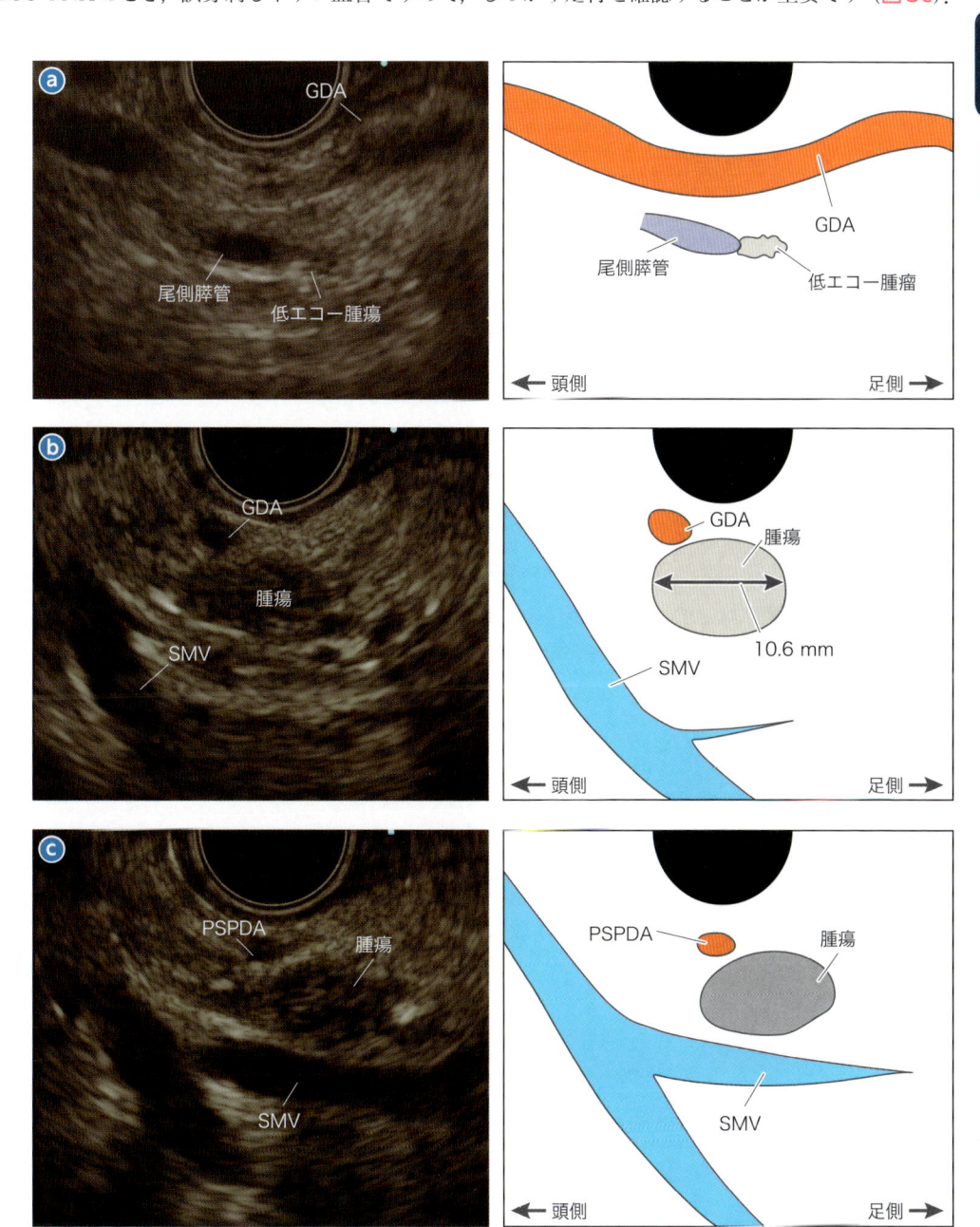

図3　D1 走査による EUS 像 movie❹-6

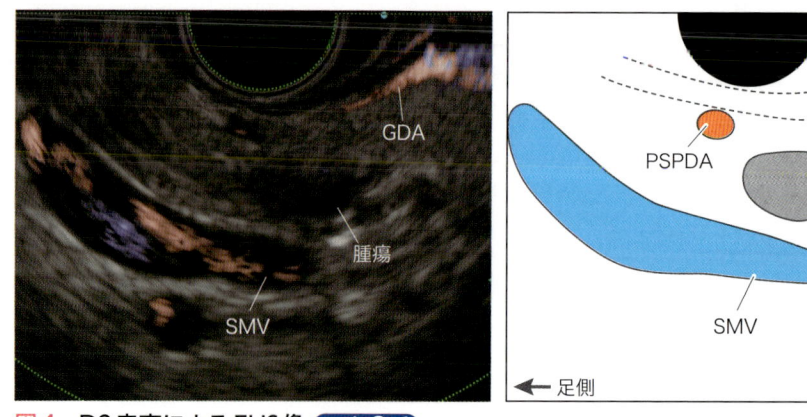

図4　D2走査によるEUS像 movie❹-6

2) D2走査

　D2走査で，SMVとGDAに挟まれる峡部に腫瘍を認めます．GDA・SMVとはやはり距離があります．ここでもPSPDAが認識可能です（図4）．

　またGDA側が腹側，SMV側が背側になりますので，取り扱い規約のS（前方組織浸潤），RP（後方脂肪組織浸潤）は「なし」と判断しました．

　リンパ腫大もありませんでしたので，T1N0M0 Stage Iの膵癌を疑いました．EUS-FNAを22Gで行い膵癌と病理学的にも確認されました．

病理でカクニン！

　外科にて膵頭十二指腸切除術が施行されました．割面像でも，腫瘍の存在部位がわかりにくい状態でした（図5a）．

　最終病理診断は，腫瘍径は10 mm大で，pT1cN0M0 pStage Ⅰ Aでありました（図5b, c）．検診で間接所見が指摘され，EUSでのみ腫瘍が認識可能で，外科切除しえた小膵癌を紹介しました．このような理想的なバトンパスで発見される小膵癌が増えるといいですね．

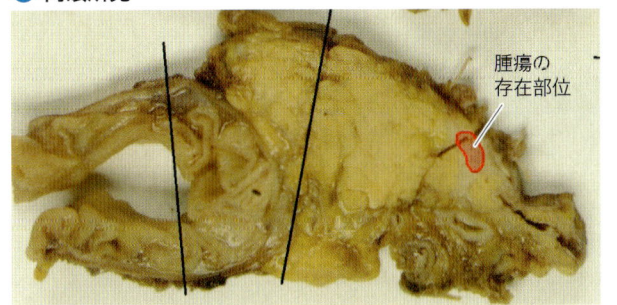

ⓐ 肉眼所見

腫瘍の
存在部位

ⓑ 弱拡大

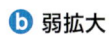

ⓒ 強拡大

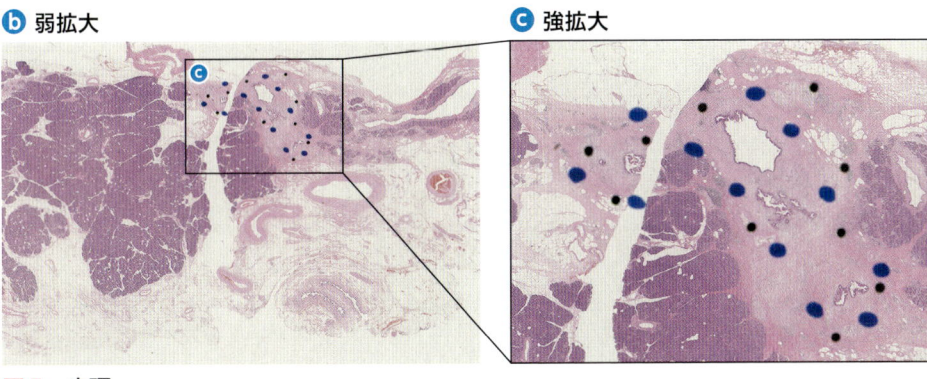

図5　病理

case 6 膵神経内分泌腫瘍（pNET）

`movie`

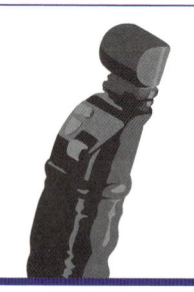

達成目標　pNET に典型例・非典型例があることを知ろう！ 鑑別診断を知ろう！

pNET G1/G2 の典型的な所見は，境界が明瞭で内部均一な血流豊富な腫瘤像を示します．一方で，NET G3 や NEC G3 の典型例は NET G1/G2 の典型像とはかけ離れ，浸潤性膵管癌に似た画像所見を呈します．すなわち，悪性度が高くなると，血流が乏しく，境界も不明瞭になってきます．

このように pNET は，NET G1 から NEC G3 まで広いスペクトラムをもつ疾患であるため，画像所見が多岐にわたり，また非典型例も多く存在します．

膵神経内分泌腫瘍（pancreatic neuroendocrine tumor: pNET）は膵腫瘍のなかでは，膵癌に次いで多い腫瘍です．pNET は悪性度が低い高分化なものからきわめて予後不良な低分化なものまで幅が広く，それによって顔つき（EUS 像）が変わってきます．このため，**pNET は悪性度に応じて多彩な像を呈する**ことを知っておきましょう．

WHO 2017 分類と画像所見の典型を理解しましょう（表1）．G1・G2 などの高分化 NET の典型例は，腫瘍の膨張性発育の性格を反映し，類円形で境界明瞭・辺縁整，内部が均一な低エコー像を呈することが多いため（図1），比較的小さくても見つけやすい腫瘍です．ただし，pNET は浸潤性膵管癌と違い，主膵管拡張・途絶などの二次性変化をきたすことは少ないので，膵野を含め膵全体を詳細に観察する必要があります．また，インスリノーマやガストリノーマのように，機能性腫瘍によるホルモン症状を呈しながらも，腫瘍が小さいために CT では発見できないことも稀ではありません．小病変においては MDCT の感度が下がるため，EUS が有用とされ，欧米のガイドラインにおいても，pNET に対しては，機能性のみならず，非機能性においても EUS も行うことが推奨されています[1, 2]．

高分化な pNET と鑑別すべき疾患として，多血性膵腫瘍が対象となるため表2の4つがあげられます．

パラガングリオーマは EUS-FNA などの生検により**異常高血圧（クリーゼ）をきたす危険がある**ため，**EUS-FNA は原則禁忌**とされていますので注意が必要です．

NET G3 や NEC G3 は基本的に乏血性で，浸潤傾向が強いため，境界不明瞭で辺縁不整となりま

表1　pNET　WHO 2017 分類と画像所見

分類	分化度	Ki67 指数	画像所見
pNET G1	高分化	＜3	類円型，境界明瞭，辺縁整，内部が均一な低エコー像，多血性
pNET G2		3〜20	
pNET G3		＞20（通常は＜55%）	NET G2 と NEC G3 の中間の所見
pNEC G3	低分化	＞20（通常は＞55%）	境界不明瞭，辺縁不整，乏血性

表2　高分化な pNET と鑑別すべき疾患

SCN（特に solid variant type，第4章-9参照）

SPN（第4章-7参照）

転移性膵腫瘍（特に腎細胞癌）

パラガングリオーマ

す（図1）．鑑別すべき疾患として，通常型膵癌や腺房細胞癌があがります．画像診断だけでは鑑別困難なので，やはり EUS–FNA による診断が必要です．

　ここでは約30 mm 大の比較的典型的な pNET G2 と，最近検診などで指摘される 10 mm 未満の pNET の症例を提示します．特に EUS–FNA による組織採取も重要となるので，小さな pNET に対する FNA のテクニックも合わせて紹介します．

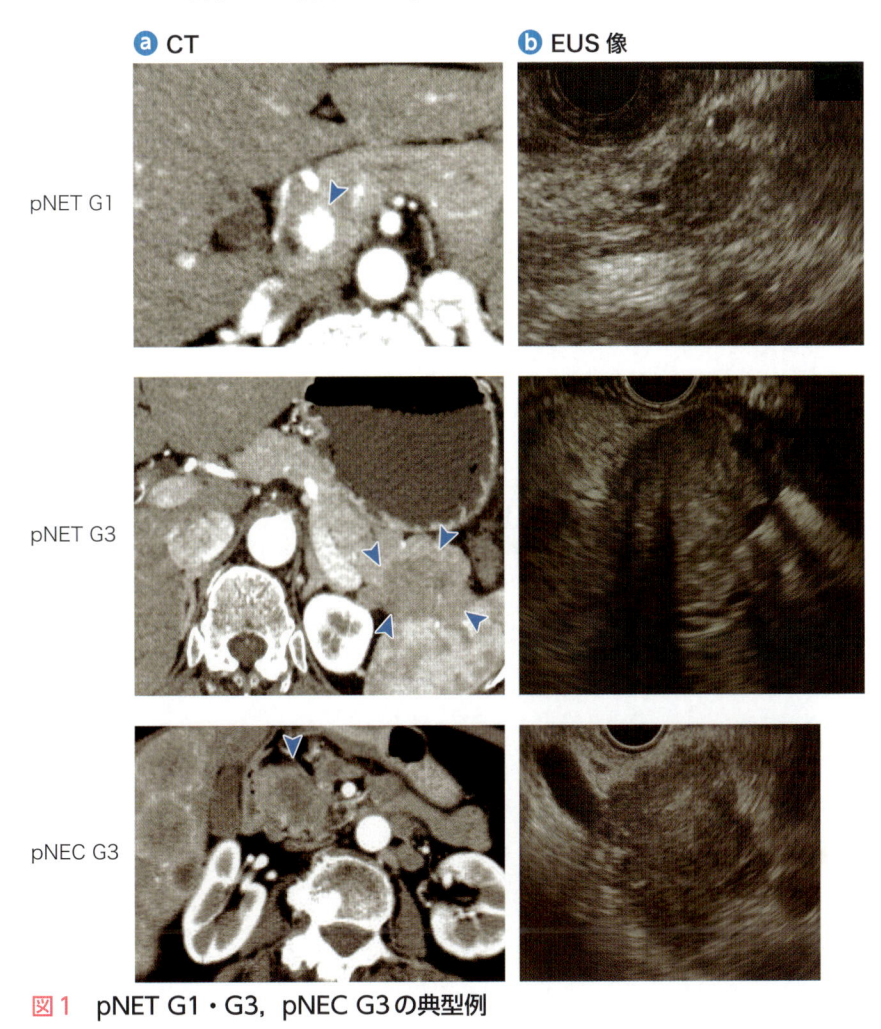

ⓐ CT　　　**ⓑ EUS 像**

pNET G1

pNET G3

pNEC G3

図1　pNET G1・G3，pNEC G3 の典型例

症例 1

年齢：70代

性別：男性

受診機転：腹痛の精査にて膵体部腫瘍を指摘されて来院．

造影CT：膵体部に 30 mm 大の造影効果に乏しい境界明瞭な辺縁整な腫瘤（図2 ▶）を認める．

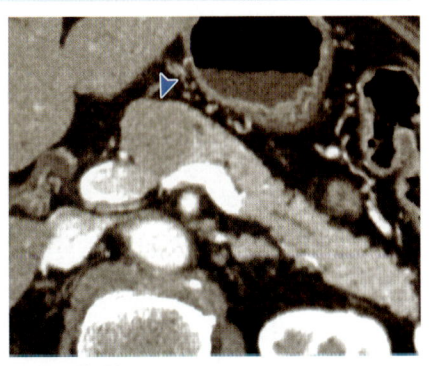

図2　造影CT

EUS（図3）

　EUSは胃内走査から観察しています．膵体部に境界明瞭で内部均一なやや低エコー腫瘤を認めますね．主膵管は圧排されていますが拡張はしていません．

　エラストグラフィー（図4）で観察すると「Hard」として捉えられます．ドプラでは血流信号はわずかで，典型的なpNETではありませんが，やや悪性度の高いpNETや腺房細胞癌，SPNなどが鑑別としてあげられます．EUS-FNA（図5）を施行したところpNETであり，Ki67指数は8％であり悪性度はG2でした．このため外科切除を行っています．

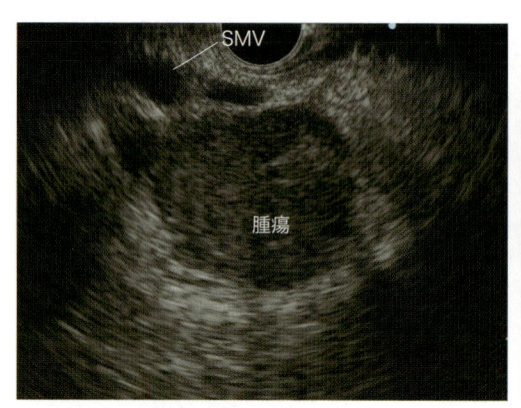
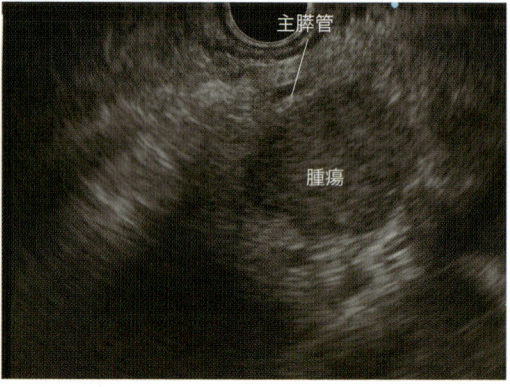

図3　EUS movie 4-7

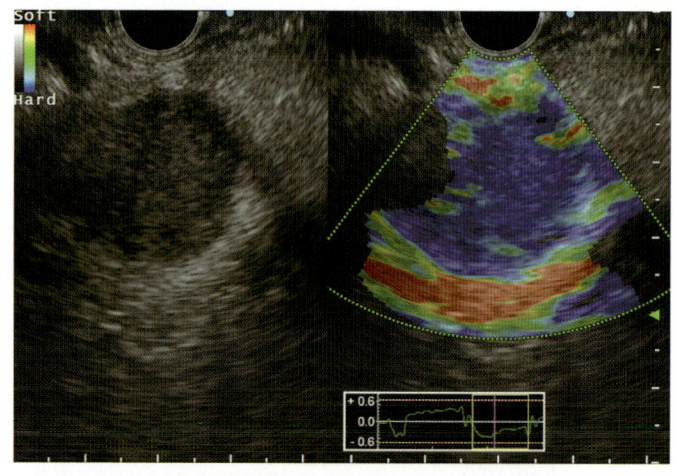

図4　エラストグラフィー
movie 4-7

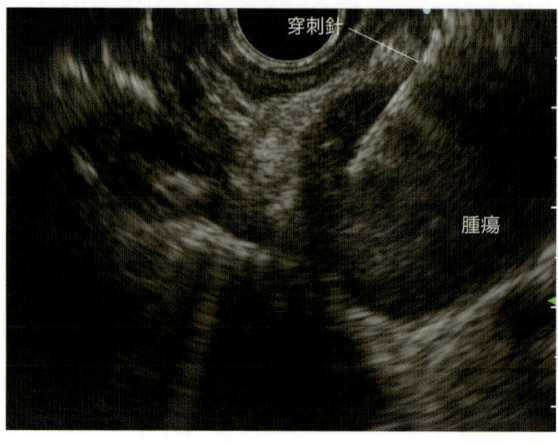

図5　EUS-FNA movie 4-7

病理でカクニン！

約30 mm大の結節型髄様腫瘍で，強拡大で腫瘍は，索状〜乳頭状に配列増殖をしていました（図6）．

Ki67はFNAと同じく8％でNET-G2でした．

（図6）

ⓐ 弱拡大

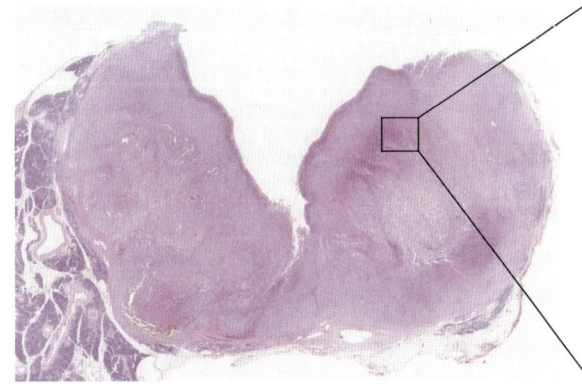

ⓑ 強拡大

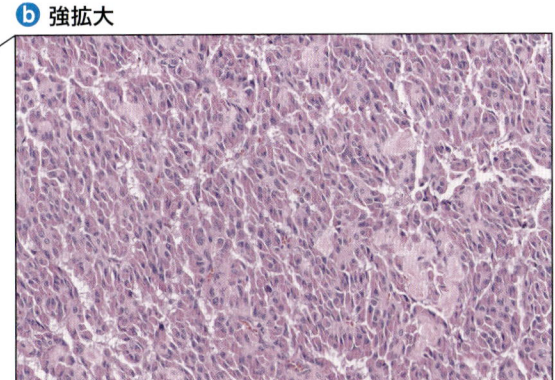

図6　病理

症例2

年齢：40代

性別：男性

受診機転：検診の腹部エコーにて膵体部に5 mm大の腫瘤性病変を指摘されて紹介となった．

造影CT：膵体部に5 mm程度の造影効果のある境界不明瞭な腫瘤を認める（図7 ▶）．

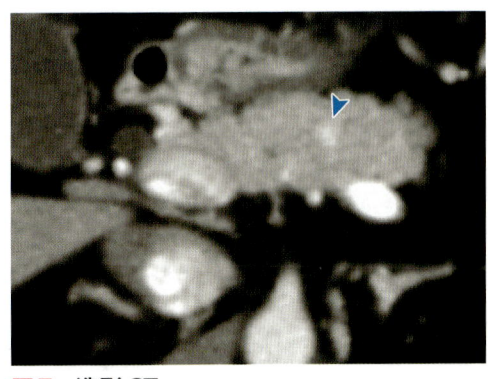

図7　造影CT

EUS

- 膵体部に，境界明瞭，辺縁やや不整で内部均一な低エコー腫瘤を認めます（図8）．
- カラードプラでは明かな血流信号は認めませんでした．
- 主膵管には拡張や途絶は認めませんでした．

主膵管に影響を与えない，境界明瞭・内部均一な低エコーを有する膵腫瘤といえば，鑑別疾患として，まずpNET，そしてSPNがあげられると思います．造影CTでの造影態度・患者の性別（SPNは男性には少ない）を考えるとやはりpNETが一番可能性が高いと考えられます．

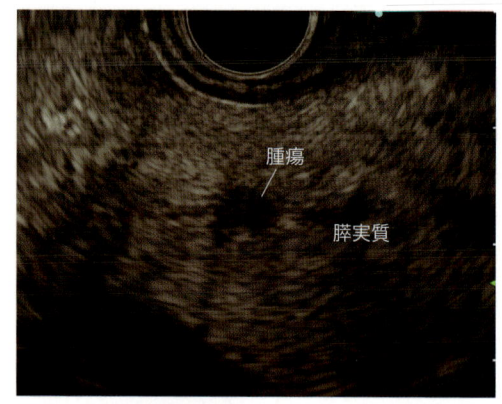

腫瘍

膵実質

図8　EUS　movie ❹-8

EUS-FNA

そこで，診断確定のため，EUS-FNAを施行しました（図9）．

穿刺針は22G EZ-Shot3 plus（オリンパス社）を使用しています．ドプラで血流がないことを確認したら，なるべく腫瘍の真ん中を穿刺するようにします．このような小さな病変は，穿刺時に真ん中からズレてしまうと，腫瘍内でのストロークをとることが難しくなります．

小さい病変のFNAはここからが大切です．

型のごとく，スタイレットを押し出して陰圧をかけてストロークをはじめるわけですが，いきなり大きなストロークをとろうと欲張ってはいけません．

通常は1 cmを越える病変であれば，図10のようにストロークがとれますが，特に1 cm未満の小さなpNETやリンパ節・SMTやSCNなどの場合，穿刺後すぐは，図11のように，腫瘍と針と一緒に動いてしまい，ストロークがとれません．おそらく針と腫瘍との間の摩擦が強く，一緒にくっついてきてしまうのです．ですから，最初の10～20回のストロークは，手前に抜けてしまわないように，図12のように，腫瘍の真ん中から奥半分で短いストロークをゆっくりと繰り返します．

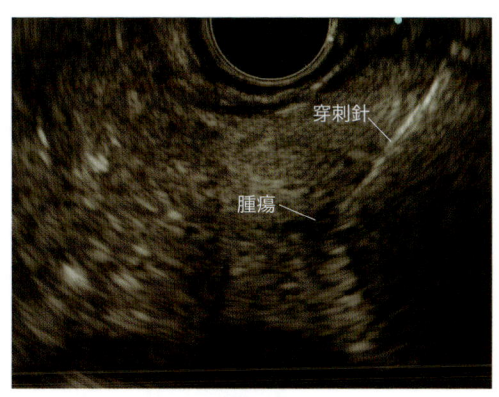

図9　EUS-FNA `movie④-8`

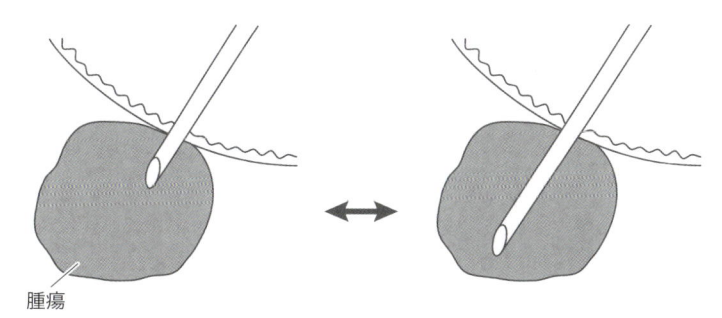

図10　通常のストローク

そうすると徐々に摩擦抵抗が減ってきて，穿刺針の動きがよくなります．

　こうなってくるとしめたものです．しっかり腫瘍の手前側にまで針を引き戻し，大きなストロークを意識して，そこから20〜30回穿刺吸引を行った後に終了します．

　もし，腫瘍がもう少し大きい場合は，図13のように，スコープのエレベーターを使って，腫瘍内で扇状に針を動かし腫瘍全体を穿刺する fanning technique も有用です．

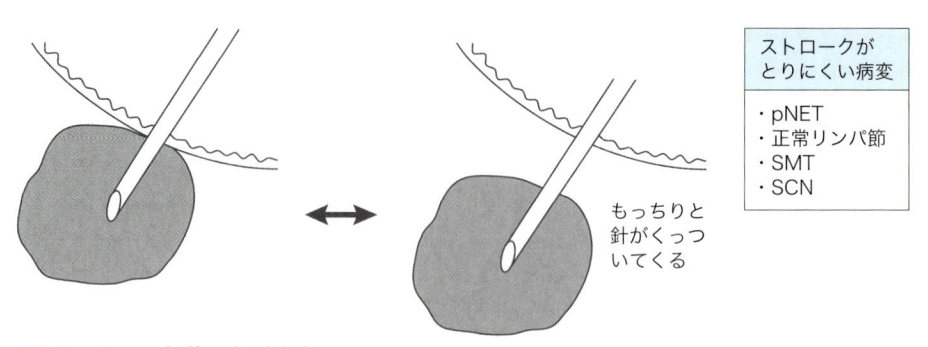

もっちりと
針がくっつ
いてくる

ストロークが
とりにくい病変

・pNET
・正常リンパ節
・SMT
・SCN

図11　1 cm 未満の小型病変

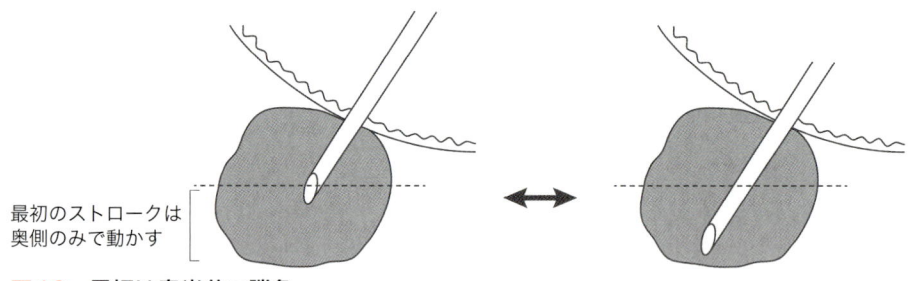

最初のストロークは
奥側のみで動かす

図12　最初は奥半分で勝負

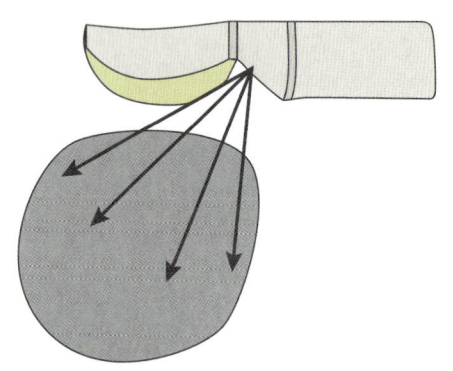

図13　fanning technique

病理でカクニン！

　病理では，予想通り pNET-G1 と診断されました（図14）．2 cm 以下の小さい腫瘍，そのなかでも特に 1 cm 以下の非機能性 pNET は，最近は経過観察もオプションの 1 つとなっています．この方は現在，手術はしないで経過観察中です．

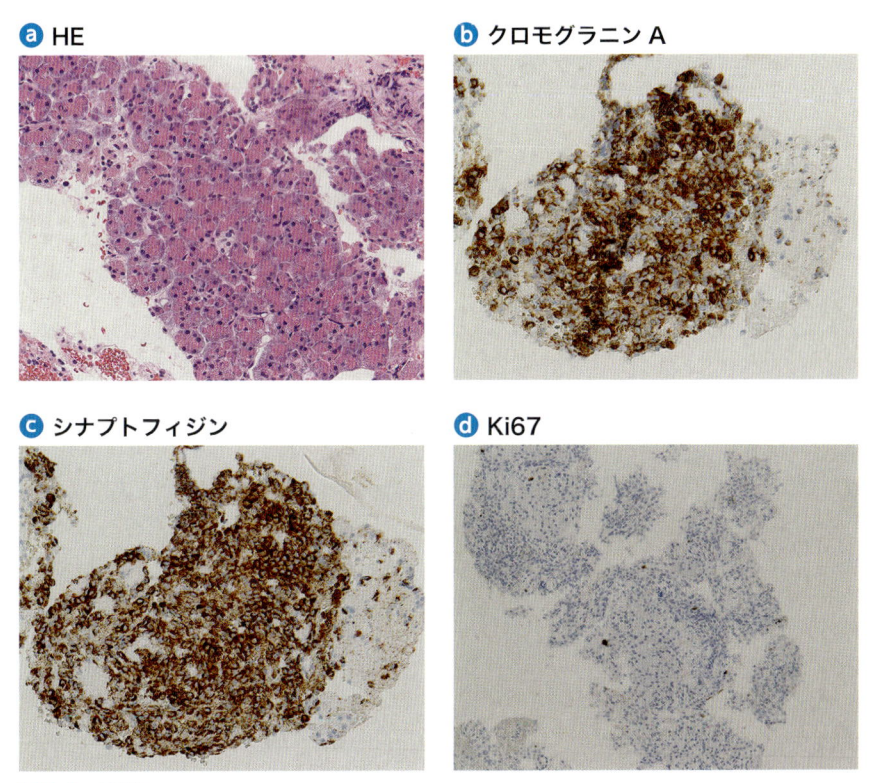

ⓐ HE 　　　**ⓑ** クロモグラニン A

ⓒ シナプトフィジン 　　**ⓓ** Ki67

図14　病理

▦ 文献

1 ）Falconi M, et al：ENETS Consensus Guidelines Update for the Management of Patients with Functional Pancreatic Neuroendocrine Tumors and Non-Functional Pancreatic Neuroendocrine Tumors. Neuroendocrinology, 103：153-171, 2016

2 ）Ramage JK, et al：Guidelines for the management of gastroenteropancreatic neuroendocrine (including carcinoid) tumours (NETs). Gut, 61：6-32, 2012

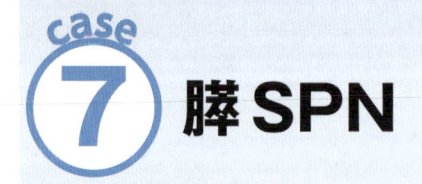

case 7 膵SPN

movie

達成目標 稀な疾患ですが，常に鑑別疾患としてあげられる腫瘍．特徴を覚えよう．

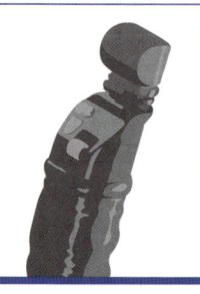

　SPNの典型例は若い女性の体尾部に存在する石灰化や囊胞変性を伴う膨張発育型の画像所見です．腫瘍内出血しやすいため，腹痛を契機に見つかることもあります．しかし，これらのキーワードがそろうのは多くはなく，「何の変哲もない比較的くりっとした充実性腫瘍」も意外とSPNの典型例ですし，男性例も稀ではありません．

　EUS-FNAが診断に有用です．SPNは低悪性ですが縮小例も再発例もあり，診断がついたら基本は外科的切除です．

　膵SPN（solid pseudopapillary neoplasm）は，分化傾向不明な上皮性腫瘍に分類され，全膵腫瘍の1〜3％と比較的稀な腫瘍で，若い女性の膵体尾部に多いといわれています．男性発生は稀といわれていましたが，最近では報告が増えています．Hanadaらによる日本の多施設SPNの288例の集計では，26％が男性でした[1]．

　典型例は，充実部分と囊胞成分が混在する境界明瞭な腫瘍（図1）であり，しばしば著明な石灰化を有します（図2）．このような特徴的な所見がみられれば，膵SPNを鑑別に上げることは簡単ですが，意外とこのような特徴がなく，pNETや通常型膵癌など他の充実性腫瘍との鑑別に悩む症例もあります．個人的には，「何の変哲もない比較的くりっとした充実性腫瘍」を見たら，必ず膵

ⓐ CT（腫瘍の辺縁）

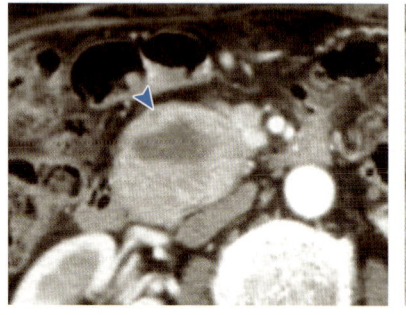

ⓑ CT（腫瘍の中央）

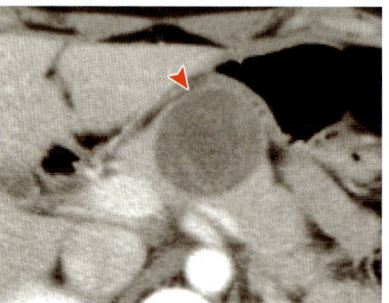

ⓒ EUS像

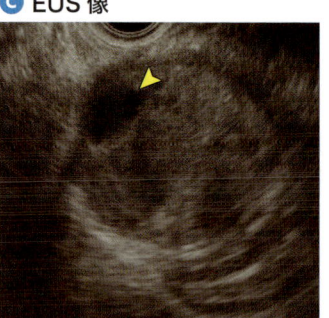

ⓓ 肉眼所見

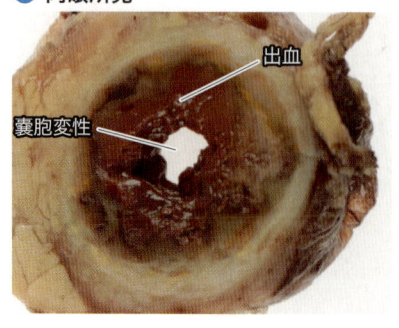

出血

囊胞変性

図1　SPN典型例（囊胞変性） movie❹-9
a）肉眼所見と同じような囊胞変性した部分（▶）がみられる．
b）腫瘍内は出血．血液で満たされている状態（▶）．
c）▷：囊胞変性部．

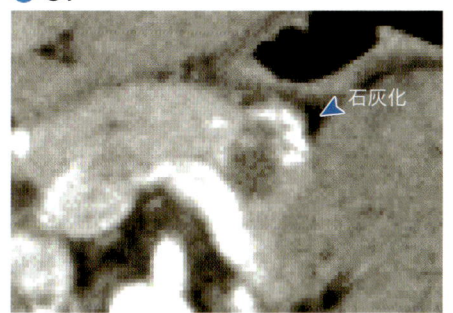

ⓐ CT

石灰化

ⓑ EUS 像

石灰化

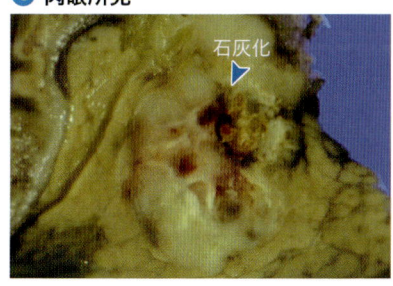

ⓒ 肉眼所見

石灰化

図2　SPN典型例（石灰化）　movie❹-10

SPNを鑑別にあげています．

　腫瘍内出血をきたしやすいため，初発症状が腹痛であることが多いです．

　SPNはWHO 2010分類では，「低悪性度腫瘍」に分類されていますが，時に悪性度の高いSPNも報告があります（WHO分類でも「高度悪性転化」として扱われています）．Hanadaらの報告でも，6例（2％）に術後再発を認めており[1]，SPNの2,744例のsystematic reviewでも4.4％の再発を認めています[2]．個人的にも，SPN術後多発肝転移症例の経験がありますが，効果のある薬物治療はいまだ開発されていません（SPNのほぼ100％にCTNNB1遺伝子異常が検出されますが，この遺伝子異常に対する治療薬はまだ開発段階）．ですので，発見されたら基本的には手術が推奨されます．

　ここでは，小型の膵SPNの症例を提示します．

症例

症例年齢：50代

性別：女性

受診機転：検診の腹部エコーにて膵体部に10 mm大の腫瘤性病変を指摘され紹介となった．

腹部エコー：膵体部に10 mm大の低エコー腫瘤を認め膵癌が疑われた（図3）．

造影CT：腫瘍は認識できなかった．石灰化も認めなかった（図4）．

MRCP：膵体部に5 mm大，造影効果の弱い領域を認め，膵管の狭窄が疑われる（図5▷）．また，尾側膵管に3 mm程度の拡張を認め膵癌が疑われた（図5▶）．

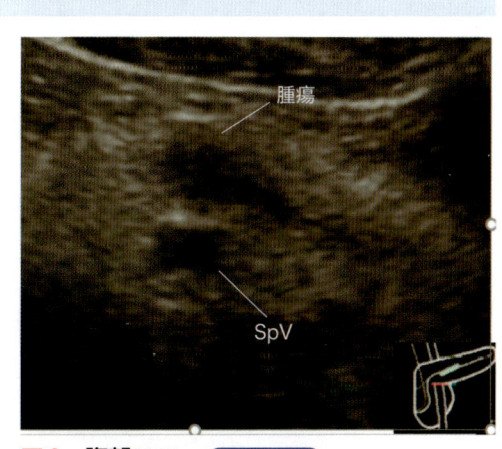

腫瘍

SpV

図3　腹部エコー　movie❹-11

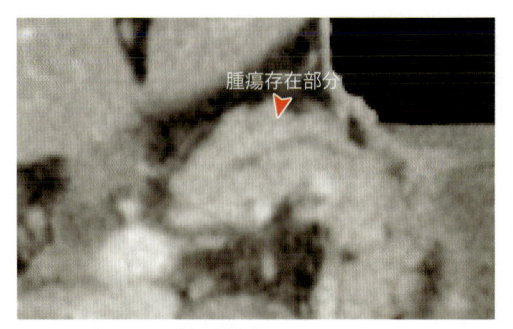

図4 造影CT（門脈相）
CTでは腫瘍部分が不明瞭.

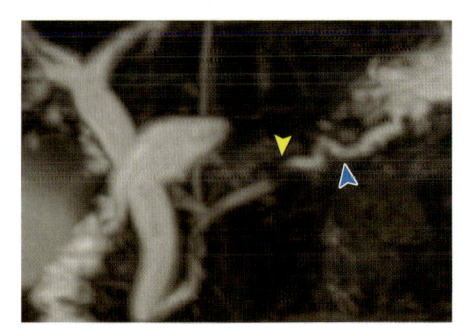

図5 MRCP

EUS，EUS-FNA

- EUSでは境界明瞭，辺縁やや不整で均一な11.7 mmの低エコーの腫瘤を認めました（図6, 7）. 内部に一部音響陰影を伴う高エコー領域を認め石灰化と判断しました．同部位で主膵管途絶を認めます.

- EUS–FNAは22Gで2回施行しました（図8）.

- ソナゾイド造影では軽度の隔壁様に染影効果を認めました.

　鑑別としてpNETか膵SPNが最も考えられ，他に通常型膵癌，SCN（solid variant type），腺房細胞癌があげられました.

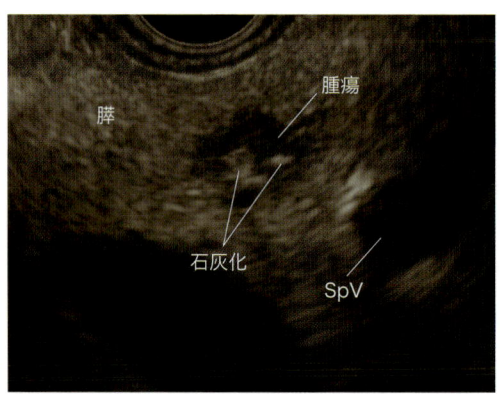
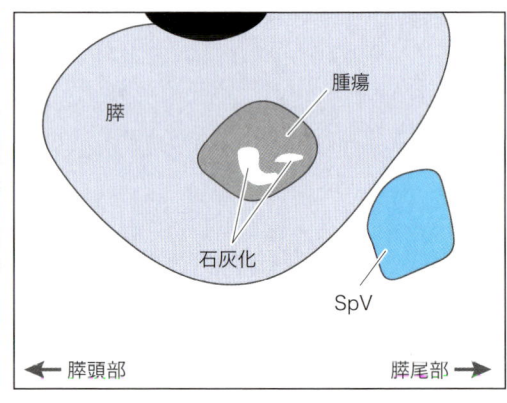

図6 EUS 胃内走査 movie❹-12

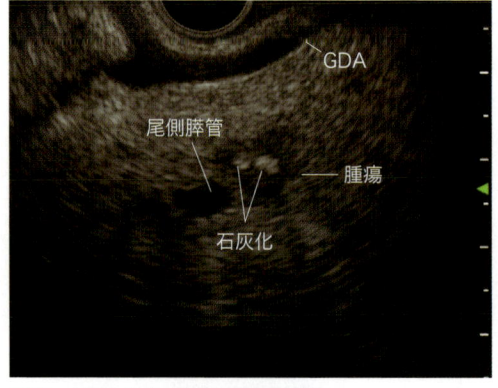
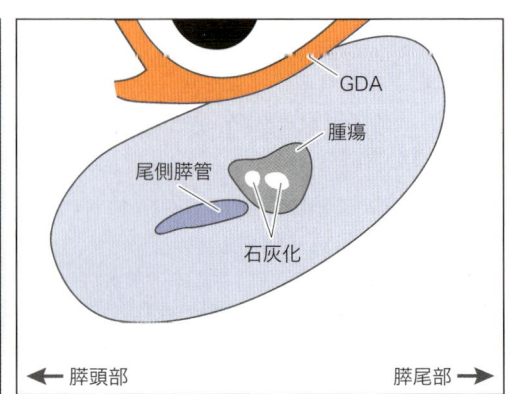

図7 EUS D1走査 movie❹-12

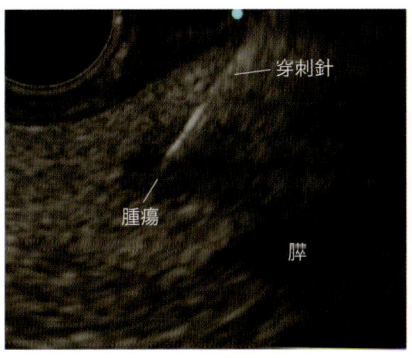
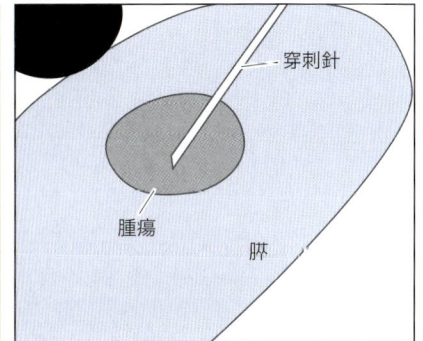

図8　EUS-FNA　movie❹-12

病理でカクニン！

- HE染色（図9a，b）では血管性間質周囲に偽乳頭状に増生し，偏在傾向を示す濃染核および好酸性胞体を有する結合性の弱い腫瘍細胞を認めました．
- β-catenin核染色陽性（図9c），CD10陽性（図9d）であり，膵SPNと診断しました．

　この患者さんは，手術をすすめていますが，低悪性度腫瘍と聞き経過観察を希望され，1年が経過しました．今のところ，増大傾向は認めていません．

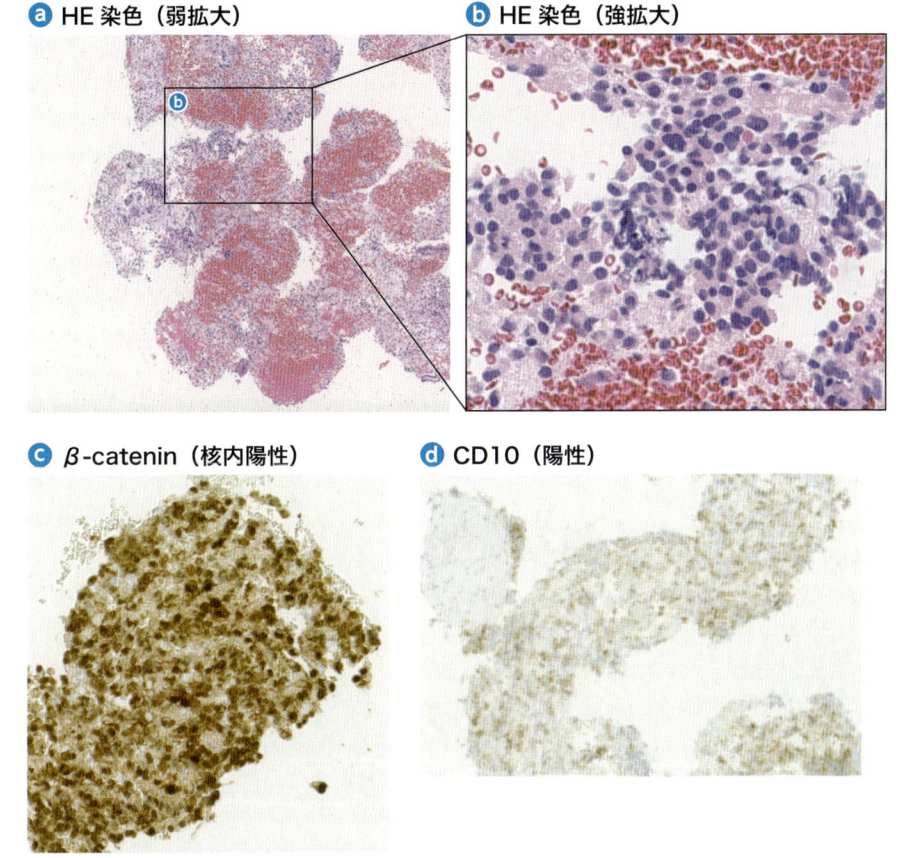

ⓐ HE染色（弱拡大）　　ⓑ HE染色（強拡大）

ⓒ β-catenin（核内陽性）　　ⓓ CD10（陽性）

図9　病理

■ 文献

1）Hanada K, et al：Clinical and Pathological Features of Solid Pseudopapillary Neoplasms of the Pancreas: A Nationwide Multicenter Study in Japan. Pancreas, 47：1019-1026, 2018

2）Law JK, et al：A systematic review of solid-pseudopapillary neoplasms: are these rare lesions? Pancreas, 43：331-337, 2014

case 8 乳頭部腫瘍

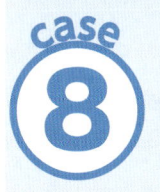

movie

達成目標　乳頭部腫瘍の浸潤・進展の程度を判断する

　乳頭部腫瘍でのEUSのポイントは，十二指腸筋層・膵浸潤の有無を見ること（垂直方向への拡がり）および，胆管・主膵管への進展（水平方向への拡がり）を見ることです．そのためには，図1の像のAc，Ab，Apと十二指腸筋層との関係を頭にたたき込み，このイメージのEUS像を描出することが大切です．また，浸潤と進展を正しく使い分けることも大切です．

　浸潤は，粘膜筋板を越えて深く分け入ること，進展は粘膜の上皮に沿って拡がっていくことです．この用語の使い分けは，重要ですので覚えておきましょう！

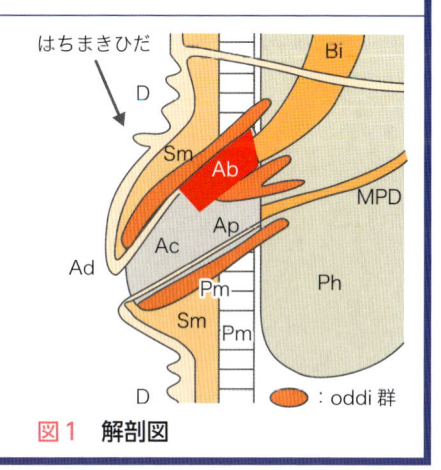

図1　解剖図

はちまきひだ / D / Bi / Sm / Ab / MPD / Ad / Ap / Ac / Ph / Pm / Sm / Pm / D / ●：oddi群

症例

年　齢：80代

性　別：男性

受診機転：近医で肝障害を指摘され，CTにて十二指腸乳頭部に隆起性病変と胆管拡張を指摘され紹介となった．

造影CT：十二指腸乳頭部に造影効果のある隆起性病変を認める（図2 ▶）．

内視鏡：発赤を伴い乳頭状の表面構造を有する腫瘤を認める（図3）．

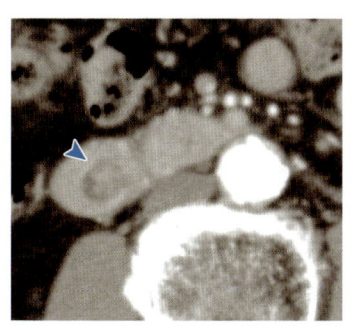

図2　造影CT

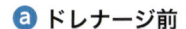

ⓐ ドレナージ前

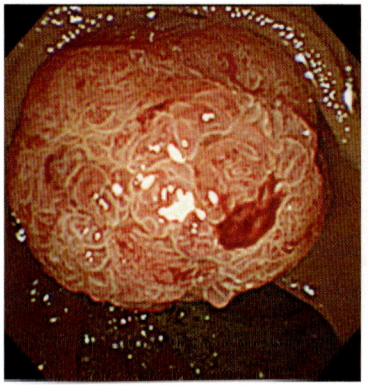

ⓑ ドレナージ後

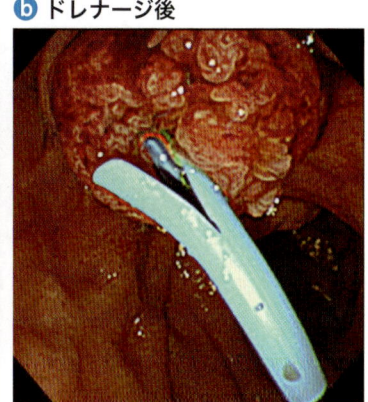

図3　側視鏡

EUS （図4）

- Ac を中心に腫瘍を認める．十二指腸筋層への浸潤は明らかではない（図4a）
- Ap への進展を認めるが，膵実質への浸潤は認めない（図4b）．
- Ac の腫瘍は Ab へも進展を認める．十二指腸筋層への浸潤はここでも，明らかではない（図4c）．

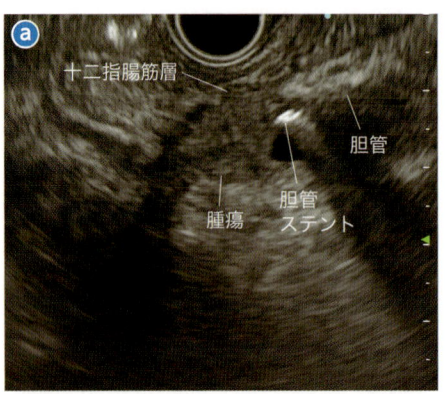
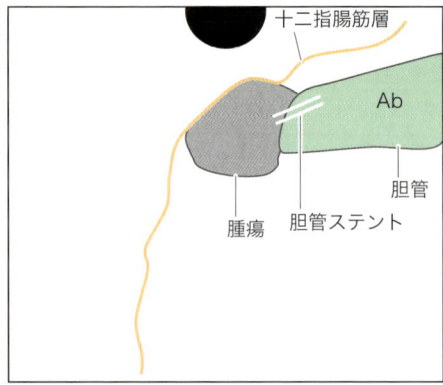
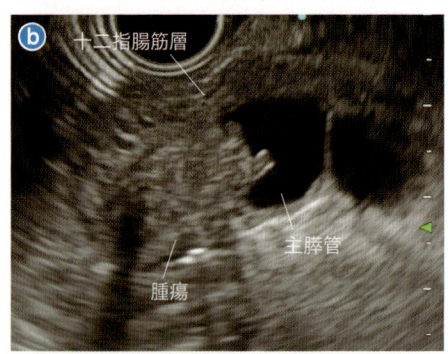
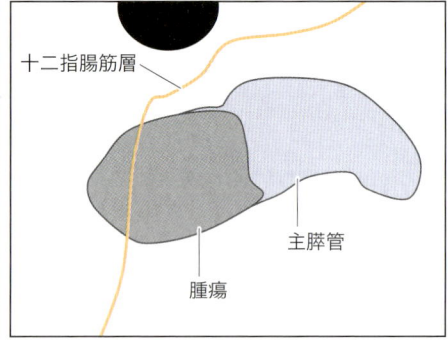
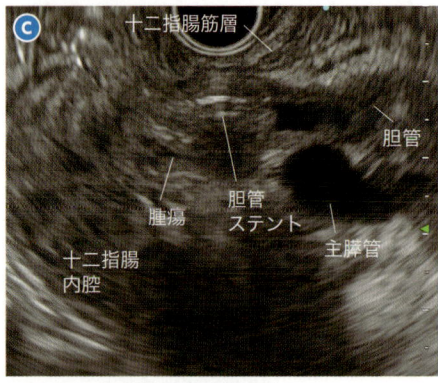
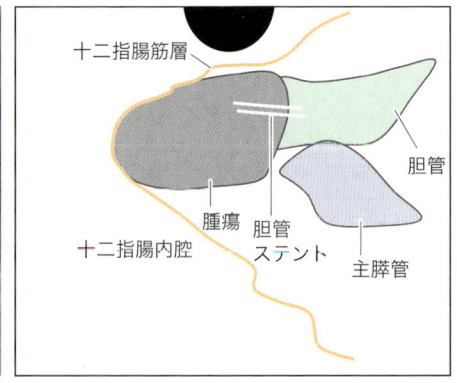

図4　EUS像 movie❹-13

病理でカクニン！

　さて，外科切除の結果，Ac領域（図5a）に乳頭状腫瘍を認めるも，OD（oddi筋）への浸潤はありませんでした．1つ深く入った，Ab，Ac領域（図5b）も同様に腫瘍の進展を認めますが，ODおよびMP（十二指腸筋層）への浸潤は認めませんでした．さらに1つ深く入り，筋層を越えた領域のAb（OD筋があるのでここもAb）にも進展を認め（図5c），EUSが読み通りの所見でした．最終診断は露出腫瘍型十二指腸乳頭部癌pT1aN0M0 pStage ⅠAでした．

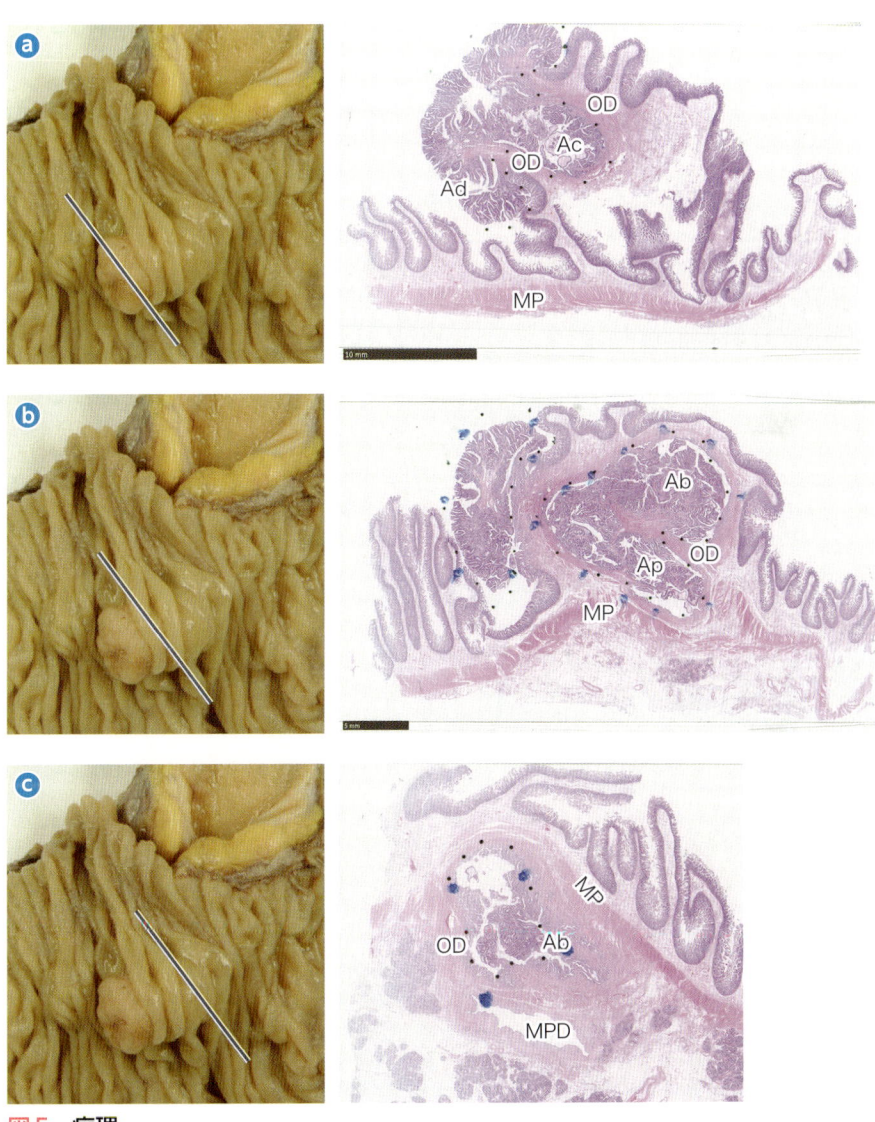

図5　病理

Point

　乳頭部は小さな領域ながら，胆管・主膵管口があり，oddi括約筋も存在し，膵臓が裏打ちするという，複雑怪奇な解剖であり誰もが苦手意識をもっている部位だと思います．

　しかし，ここに発生する腫瘍は，EUSでしか捉えられないことも多く，EUSの腕の見せところでもあります．しっかり理解しましょう！

case 9 膵漿液性囊胞（SCN）

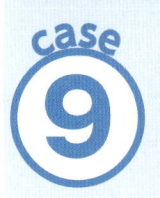

movie

達成目標 SCNの代表的な4つのタイプを覚えよう！

　SCNは多様な肉眼形態を呈しますが，4つのタイプに集約されます．まずは4つの性状を覚えましょう．次にそれぞれの鑑別疾患を想定し，どのタイプがEUS-FNAの適応となるかを理解することが重要です．

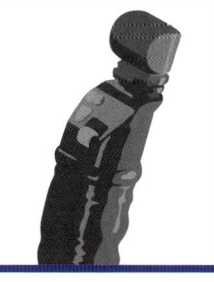

　膵漿液性囊胞（serous cystic neoplasms：SCN）は，ほとんどが良性の囊胞性腫瘍で悪性化は稀です．このため，SCNと診断がついた場合には経過観察をするのが通常ですが，このSCNが意外と厄介者で，4つのパターンが存在します（表1）．

　数mm大の多数の囊胞が胞巣状に集合した形態を示し，microcystic typeとよばれるパターンを呈するもの（type A）は，比較的典型例で，診断も容易です．しかしその他に，type B（mix type：小囊胞と大囊胞が混在する型）とよばれるもののほか，特殊例として，type C（macrocystic variant

表1　SCNの分類

	type A microcystic type	type B mix type	type C macrocystic variant type	type D solid variant type
	通常型		特殊型	
型	小囊胞が蜂巣状に集簇する型	小囊胞と大囊胞が混在する型	大囊胞型	充実型
頻度	比較的多い	比較的多い	比較的少ない	少ない
所見	・蜂巣状の小囊胞構造 ・集簇 ・石灰化	・蜂巣状の小囊胞構造 ＋大きな囊胞 ・中心部に星芒状瘢痕	・分葉状・多房性 ・薄い隔壁 ・一部に小囊胞構造	・境界明瞭 ・著明な濃染
鑑別すべき疾患	膵癌，SPN，pNET	膵癌	IPMN	pNET，SPN
EUS-FNAの適応	（症例に応じて）あり	（症例に応じて）あり	なし （IPMNの可能性があれば禁忌）	あり
EUS-FNAでの検体処理	液体は取れないので通常の組織診	液体を囊胞液分析	—	液体は取れないので通常の組織診
病理所見	異型のない立方円柱上皮inhibin（＋），PAS（＋）	囊胞液CEA，CA19-9，AMYすべて低値	—	異型のない立方円柱上皮inhibin（＋），PAS（＋）

type：大囊胞型）・type D（solid variant type：充実型）も頻度は低いものの存在します．このようにSCNはさまざまなパターンをとり，あらゆる疾患との鑑別疾患として問題となるため重要です．

　特に怖いのが膵癌との鑑別が必要となるtypeB の小囊胞と大囊胞が混在する型です．膵癌でもこのような大きな囊胞性部分を伴うことがあります（図1，2）．個人的にも，SCN と間違われフォローされてしまった膵癌の方も数例経験しております．

　EUS診断に詳しくなると，逆に画像診断でSCNに間違いない！ と決め打ちしてしまいますが，**SCN（特にmix type）にも膵癌の鑑別が必要であること**は頭に入れておきましょう．

　画像診断だけではSCNと決めるのは難しい場合には，EUS–FNAの適応となります．しかし，大囊胞型の場合の鑑別が必要となるのは，IPMNです．SCNに対してEUS–FNAをするのは問題ありませんが，もしIPMNであった場合には，粘液性腫瘍は腹膜播種の危険性があることから，特に**日本では禁忌とされています**（海外ではあまり気にせず行われていますが…）．

　少しでもIPMNの可能性がある大囊胞型SCNの場合は，基本的にはEUS–FNAはやめましょう．ただし，病変が膵頭部にあって，経D2ルートなど，囊胞液が腹腔内に漏れない部位からの穿刺であれば，EUS–FNAは症例によっては行われる場合があります．

　SCNの囊胞液分析と他のIPMNやMCN，仮性囊胞との違いを表2に示します．

　今回は，SCNの典型例であるtype A（小囊胞が蜂巣状に集簇する型）を症例提示します．

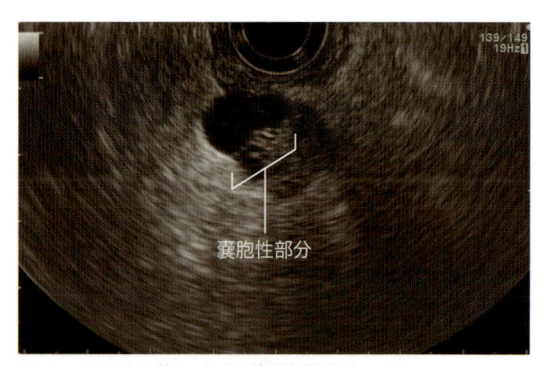

図1　SCN を疑った通常型膵癌の一例

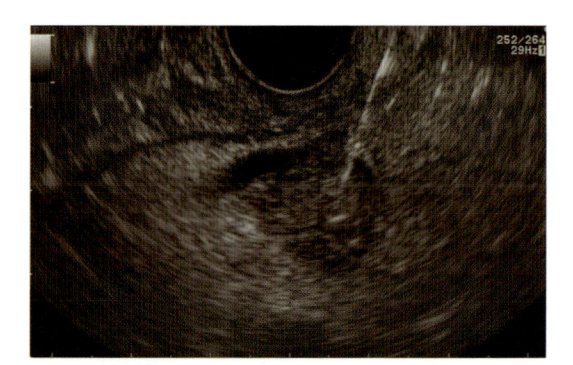

図2　最終診断：通常型膵管癌
CEA，CA19-9の著明な高値を認める．

表2　囊胞液分析における各囊胞性病変の特徴

	CEA	CA19-9	CA125	アミラーゼ	特徴
IPMN	高	高	高	高い	すべて高値
MCN	高	高	高	低〜中	・CA19-9 は IPMN より高値 ・CA125 が IPMN より高値
仮性囊胞	低	低	低	高	アミラーゼのみ高値
SCN	低	低	低	低	すべて低値

症例

年齢：40代

性別：女性

受診機転：2年前，検診の腹部エコーにて膵体部に20 mm大の囊胞性病変を指摘された．経過観察としていたところ，増大傾向となったため，精査加療を目的に紹介された．

腹部エコー：膵体部に30 mm大の小囊胞の集簇を有する腫瘤性病変を認める（図3 ▶）．SCNが疑われる．

造影CT：同部の病変は，腫瘍の辺縁は造影効果を認めており，内部は囊胞様構造を伴っている（図4 ▶）ことから，充実性多血性腫瘍の囊胞変性と考えらる．また，増大傾向にあることからも，SPNが可能性としてあげられた．

MRCP：腫瘤性病変は全体に高信号として捉えられたため，囊胞性病変と考えられた（図5 ▶）．

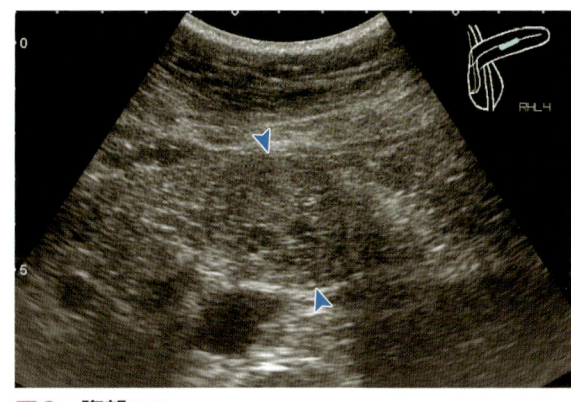

図3　腹部エコー

以上のように，CT・MRI・腹部エコーの所見と合わせてSCNが最も疑われましたが，経過観察で増大傾向にあり，SPNなどの腫瘍性病変との鑑別も必要となったためEUSおよびEUS–FNAを施行することとなりました．

さっそく，EUSに移ります．

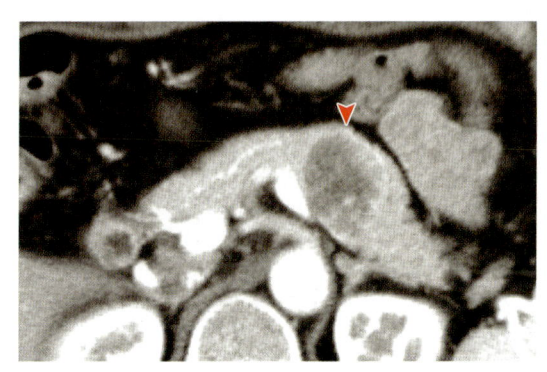

図4　造影CT

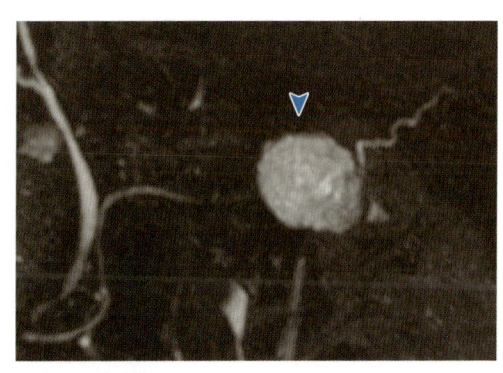

図5　MRCP

EUS

- 膵体部に，数 mm 程度の小囊胞の集簇した，類円形で境界明瞭，辺縁整な腫瘤性病変を認めます（図6）．他のどのモダリティーよりも，微細な囊胞の描出はEUSが優れていることが分かります．

- カラードプラでは，明瞭な血流信号があり，多血性であることがわかります（図7）．SCNは，囊胞内面を覆う1層の上皮下に毛細血管が多数張り巡らされており，これがSCNが多血性であるゆえんとなります．

- ソナゾイド造影（図8）では，早期に隔壁に強い造影効果を認めます．

ⓐ EUS 像

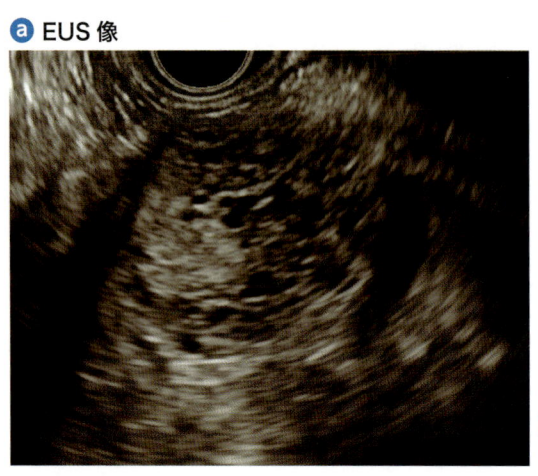

ⓑ イメージ図

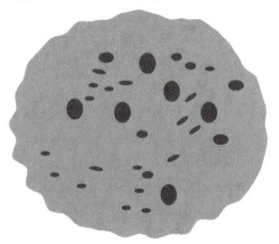

図6　EUS像 movie❹-14
腫瘍内に蜂巣状の囊胞性病変を認める．

ⓐ EUS 像

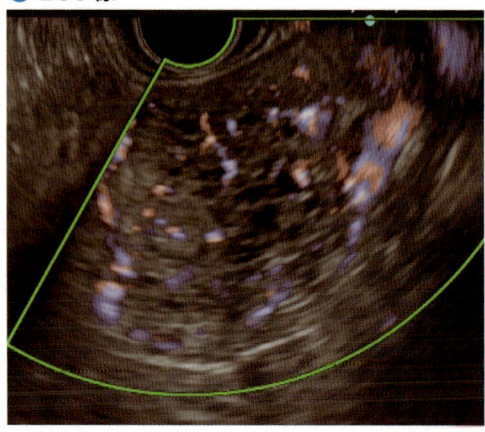

ⓑ イメージ図

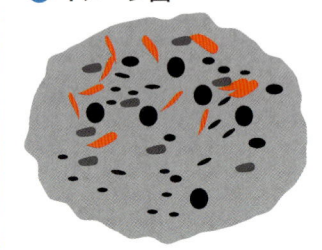

図7　カラードプラ movie❹-14
腫瘍の中にドプラをあてると，ピンクや紫のカラーが入るのが重要な所見である．これが入っているということは血流が豊富ということをあらわす．

ⓐ 非造影像（B モード）

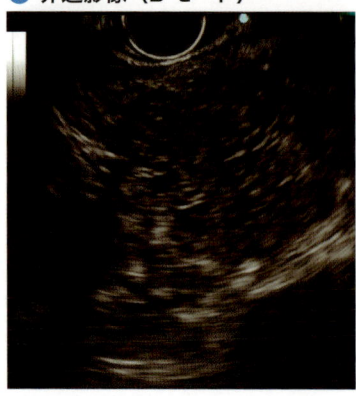

ⓑ 造影像

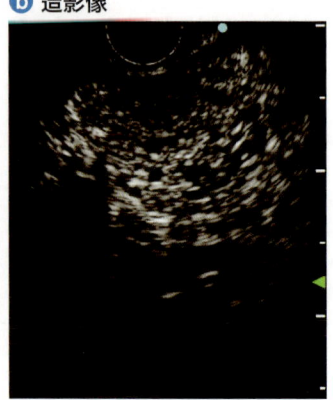

図8　ソナゾイド造影 movie❹-14

EUS-FNA

EUS–FNAを施行しています（図9）.

SCNは基本的には囊胞性病変ですので，充実性腫瘍に見えても，穿刺をした際，抵抗がなくスカスカな感じがします．スポンジを刺しているような感じですね．また，多血性でありますので，陰圧シリンジにまで血液が吸引されることもよくあります.

表1に示したように，通常はmicrocystic typeでは，囊胞液はひけてきませんので，採取された血液成分と一緒にとれてきた細胞を組織診に提出します.

ⓐ EUS 像

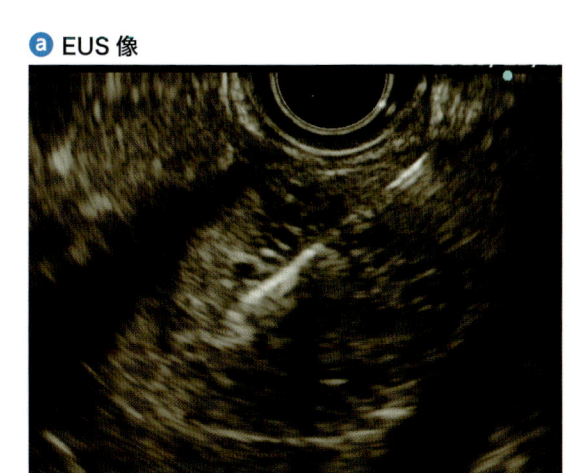

ⓑ イメージ図

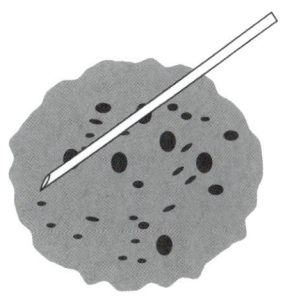

図9　EUS-FNA movie❹-14

病理でカクニン！

HE染色ではFNAで軽度腫大した円形核と淡明な胞体の異型細胞が索状に配列しています（図10）．inhibin（＋），PAS（＋），MAC6（＋）でSCNに矛盾しないとの診断でした.

採取された細胞は小型で異型がなく，SCN疑っているとの病理への臨床情報は特に重要です.

ⓐ HE 染色

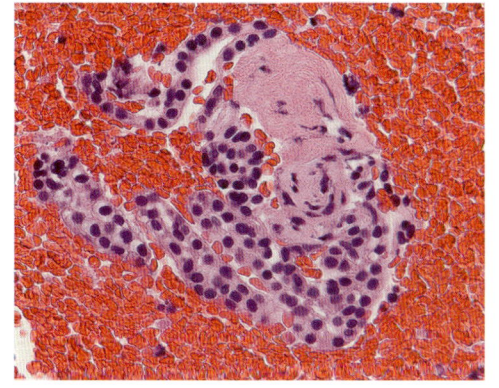

ⓑ inhibin 染色

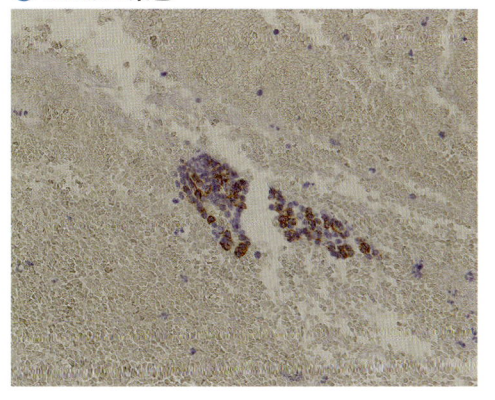

図10　病理
a）淡明な胞体の細胞が索状に配列している.
b）inhibin陽性でSCNとDx.

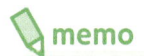

memo

SCNのtype B, C, Dをそれぞれ図11で提示します.

ⓐ type B（通常型：mix type） movie ❹-15

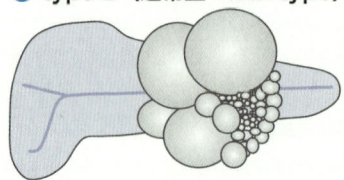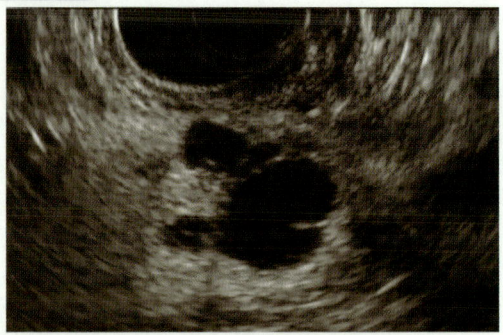

ⓑ type C（特殊型：macrocystic variant type） movie ❹-16

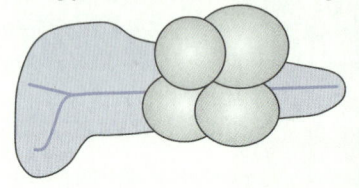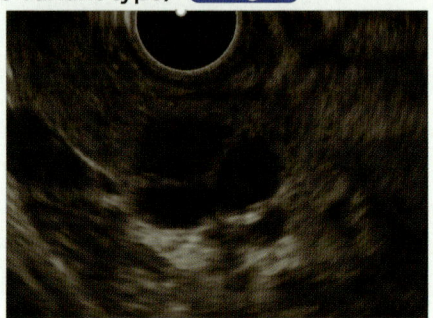

ⓒ type D（特殊型：solid variant type） movie ❹-17

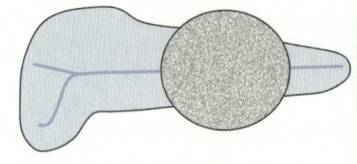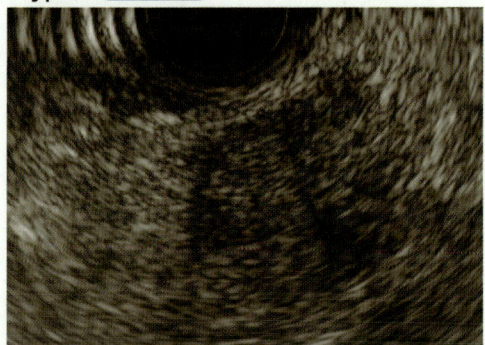

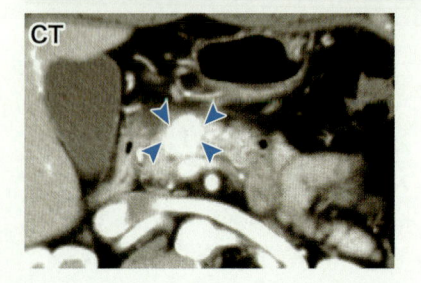

図11　SCNのtypeによる違い
c）膵頭体移行部に多血性充実性腫瘍を認める（▶）.

1 EUS-FNAの手順

movie

Summary

- FNA針の構造をよく知ろう！
- FNA針のロックは命綱！ ベストな位置にもってくる方法を知ろう！

EUS-FNAは，EUS–guided fine needle aspiration（超音波内視鏡下穿刺吸引法）の略で，EUS下にFNA針で細胞（組織）を採取する方法です．

膵癌の診断や膵周囲リンパ節，SMT（粘膜下腫瘍）の組織診断には必須の手技です．

また，近年では，がんに対して網羅的がん遺伝子解析（NGS）によるがん個別化医療（プレシジョンメディシン）が期待されています．オバマ大統領が2015年に演説で発表し，2億ドル余りの国家予算をつぎ込むと宣言し，世界的に注目されましたね．

日本でも，2019年6月からがん遺伝子パネル検査が保険適用となり日常診療においてがんゲノム医療の臨床活用がはじまっています．

膵癌に対しても，EUS-FNA検体でNGSが施行可能であり，今後ますます，EUS-FNAのニーズは高まってくると思います．また，EUS-FNAは，治療的EUS（Interventional EUS）の第一歩でもあります．

是非，安全かつ診断能の高いEUS–FNAの技術を身につけましょう！

1 EUS-FNA施行前

当院では，基本的に2泊3日の入院で，フェンタニル＋プロポフォールによる鎮痛・鎮静を行ないます．

手技開始前には，必ず「ブリーフィング（briefing）」を行っています．ブリーフィングとは，スポーツチームや会議などで使われる言葉で，チーム全体で分かりやすい打ち合わせを短時間で行うことを意味します．そこで①患者名，②アレルギーの有無，③バイタルの確認，④施行目的，⑤注意事項などを説明し，術者・介助者・看護師・技師と意思統一を図ります（これは全例の内視鏡検査で行っています）．

2 FNA針の構造を知ろう

1）2つのロックの構造とスタイレットの目的

FNA針を見ると，2つのロックがあるのがわかると思います（図1）．外筒のロックと内筒のロックです．それぞれのロックの構造については，図1と動画で説明しているように，上部に内筒ロック（針のロック），下部に外筒ロック（シースのロック）があります．

スタイレットの目的は図2のように，消化管のコンタミネーションを押し出して，目的とする対

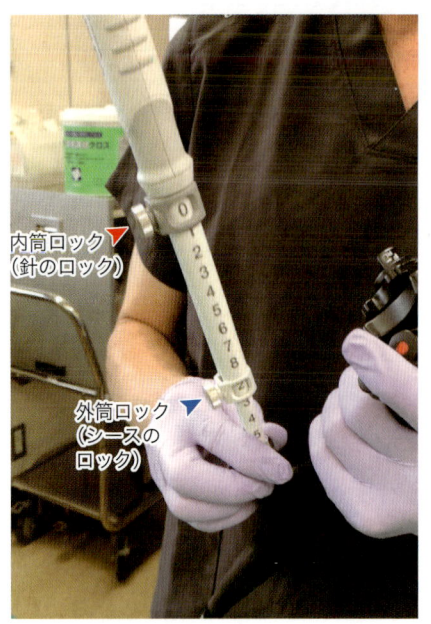

図1　外筒ロックと内筒ロック movie **5-1**

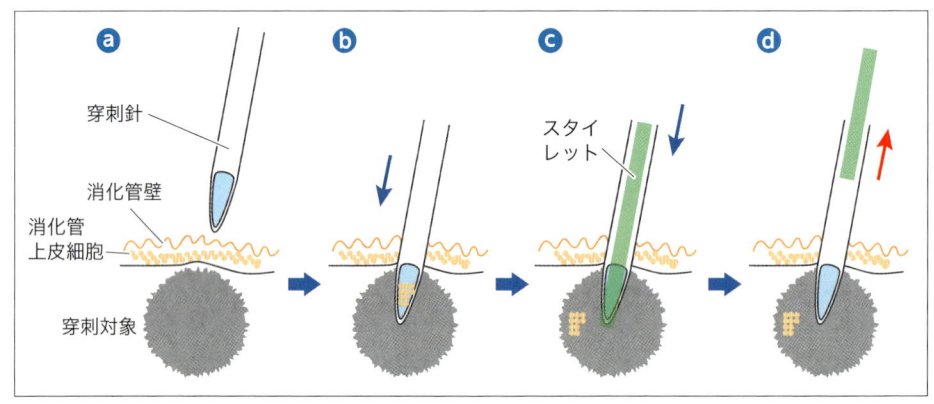

図2　スタイレットでコンタミネーションを防ぐ仕組み

a）消化管壁を貫いて対象物にFNA針が入る.
b）消化管上皮細胞が針の中に入ってくる.
c）スタイレットを入れて，消化管上皮細胞（コンタミネーション）を押し出す.
d）その後，スタイレットを引き抜く.

象物のみを採取することです．すごく，いい方法だと思うんですよね．しかしいくつかの論文では，スタイレットの有無にかかわらず，診断能は変わらないという報告もあります．このため，施設によってはスタイレットは使わない方針の先生もいます．

　ただ，やっぱりスタイレットを使わないと，明らかにコンタミネーションが多い印象があります．特に迅速細胞診を施行している場合は，病理の先生や技師さん泣かせでもありますので，われわれは少しでもコンタミネーションを減らすために，基本に忠実にスタイレットを用いています（図3）．

　陰圧シリンジについても同様で，陰圧の有無にかかわらず，診断能は変わらないとの報告もあります．また，低い陰圧の方法としてslow pull techniqueやwet suction techniqueなど，いろんな陰圧方法が乱立しています．詳しくは論文で調べてもらうとして，ここではEUS–FNAの手技手法の一覧を表1にまとめておきます．

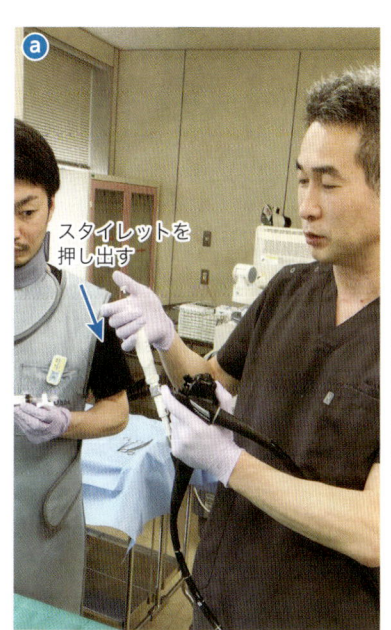

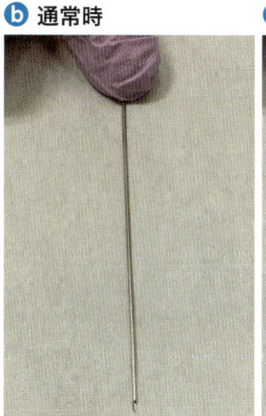 **ⓑ 通常時**

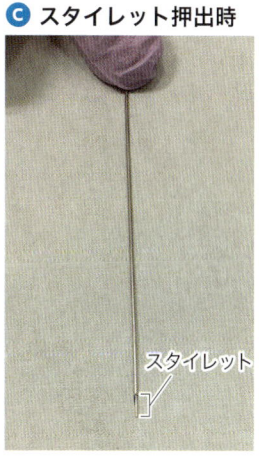 **ⓒ スタイレット押出時**

スタイレットを押し出す

スタイレット

図3　スタイレットの実際 movie ⑤-1

表1　EUS-FNA の手技手法の一覧

手技手法	バリエーション
穿刺針のサイズ	19G・20G・22G・25G
穿刺針のタイプ	・EZshot3 Plus（オリンパス株式会社） ・Echotip ProCore®（Cook Medical 社） ・Acquire™（Boston Scientific Japan）
吸引の方法	・10〜20 ml シリンジでの吸引（標準） ・50 ml シリンジでの高圧吸引 ・wet suction（内腔を生食で満たし陰圧をかける方法） ・slow-pull（スタイレットを引きながら陰圧をかける方法） ・without stylet（スタイレットを用いない）
スタイレットの有無	・スタイレットあり（標準） ・スタイレットなし
穿刺の方法	・通常法 ・Door-knocking 法 ・Fannig technique

2) ロックの位置をベストな位置にもってくるコツ

　外筒のロック，内筒のロックはしっかりかけることが重要です．これが緩んでしまうと，思いがけず針が深いところまで刺さってしまい，患者さんに不利益を与えかねません．

　「命のロック」と思ってください．またストロークの最中に，内筒のロックを上下させることもしょっちゅうあります．FNA の針が不良品ですぐに緩んでしまうことだってあるかもしれません．「命のロック」は FNA の最中に，緩んでいないかを何度か確認しながら行います．

　このため，このロックは右手をかけやすい位置，すなわち右側にくるようにセッティングする必要があります．そのコツとして動画で説明しているように，ロックが自分の手前の位置にくるような場所に置きます（**図4a**）．そこから右にねじってグッと回すとだいたい自分の右手のところにロッ

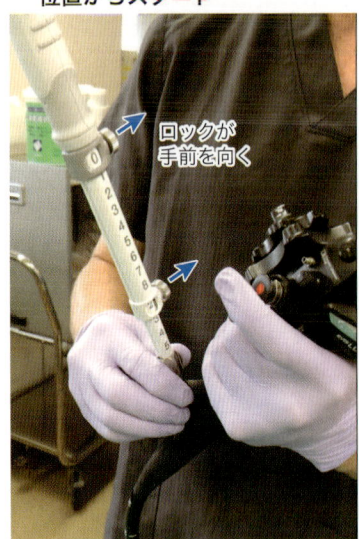

ⓐ ロックが自分の手前になる位置からスタート

ロックが手前を向く

ⓑ 右手でロックをかけやすい

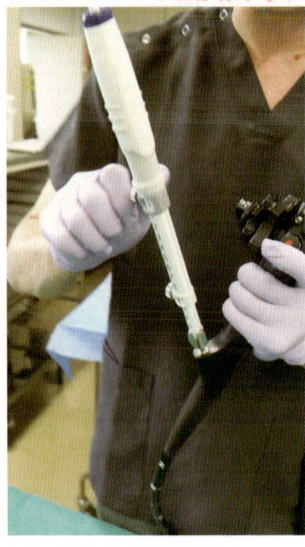

ⓒ NG 例

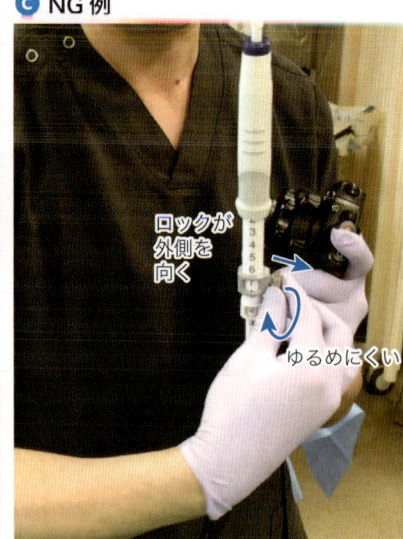

ロックが外側を向く

ゆるめにくい

図4 右手をかけやすい位置でロックをかける movie⑤-1

クがくるようになります（図4b）．およそ200〜250度回転させるイメージです．これを，例えばロックが外側を向く角度から回しはじめると，ロックが外を向いてしまい，緩めるときに力が伝わりにくくなってしまいます（図4c）．

3) EUS-FNA の流れ

腫瘍のなかに穿刺し，スタイレットを押し出したら，助手にスタイレットを回収してもらいます．その後，助手はシリンジをロックにした状態で陰圧をかけ，FNA針の末尾に接続します（図5）．術者はよいタイミングで，シリンジのロックを解除することで陰圧がかかり，吸引ができます．

さて，吸引が終了した後です（movie⑤-3）．

陰圧がかかったままシリンジを引いてしまうと，消化管壁のコンタミや，胃液をひいてしまいますので，シリンジをロックして吸引を解除します．その後筆者はシリンジ自体を外し，助手にもっていてもらいます．そのうえで針を引き，ロックを解除・固定，針自体を外して助手の先生に回収してもらいます．

動画では，標準的な20 mLでの吸引法で解説しています．

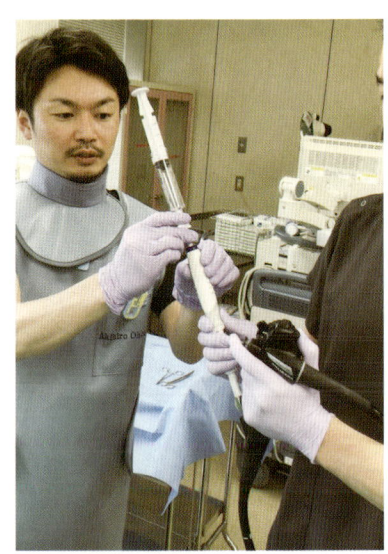

図5 陰圧シリンジの装着
movie⑤-2

2 基本：膵癌のEUS-FNA

movie

Summary

- 腫瘍を5～6時方向に固定する.
- 穿刺の前半は，針が抜けてしまわないように無理をしないで小さなストロークでOK.
- 後半，徐々にストロークを大きくしていく.
- 針を引くときにはゆっくりと，押すときには早めで.

1 症例

　症例は，膵体部の切除可能膵癌です．造影CTでは門脈左縁のレベルに15 mm大の低吸収域を認めます（図1a ►）．尾側膵管の拡張も確認できます（図1b ▷）．MRCPでも腫瘍の部位に一致して膵管途絶像を認めます（図2 ►）．EUSでは，膵頭体移行部に低エコー腫瘤性病変と尾側膵管の拡張を認めます（図3）．頭側の主膵管も認識可能です．腫瘍径は16 × 12 mmのTS1膵癌でした.

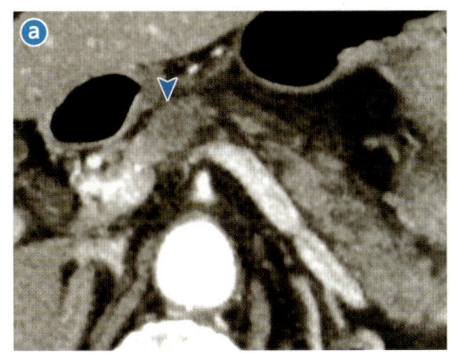
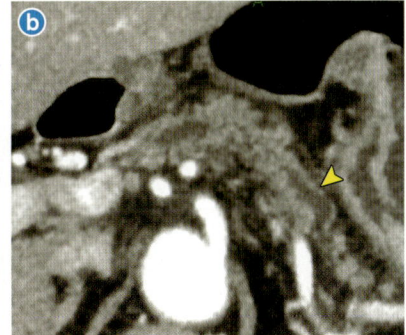

図1　造影CT

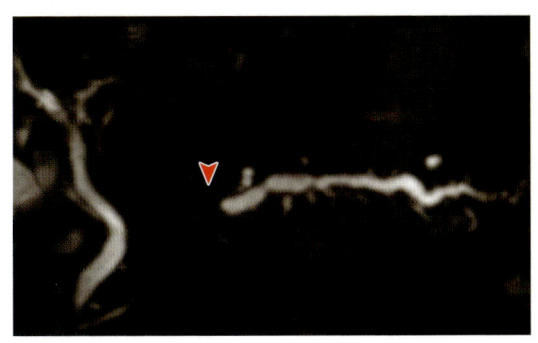

図2　MRCP

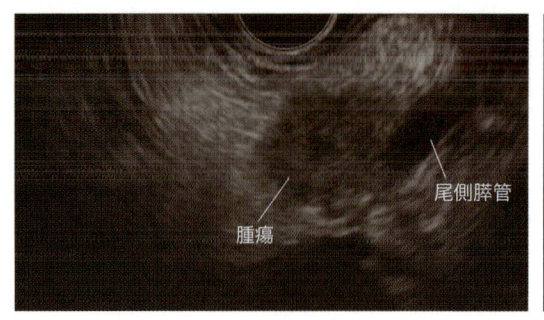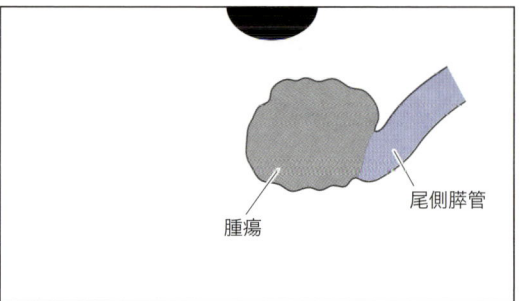

尾側膵管

腫瘍

腫瘍

尾側膵管

図3　本症例のEUS movie**5-4**

2　EUS-FNA の手順

1）位置の調整

まず，穿刺対象物がプローブの5〜6時方向に見えるように調整します（図4）.

ここで安定したスコープポジションがキープできなければ（強い時計回転や反時計回転が必要な場合など），介助者にスコープを保持してもらうのもよい方法です（図5）.

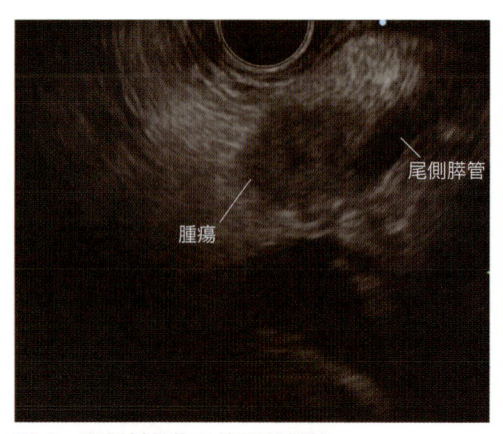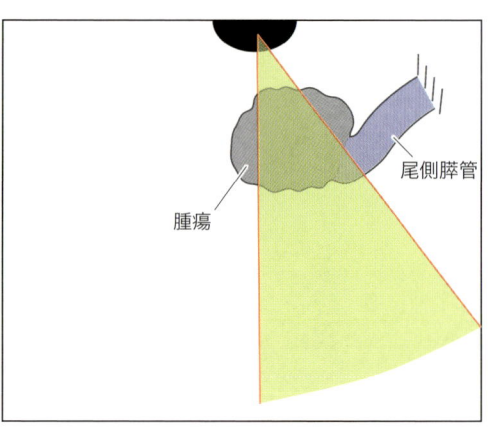

尾側膵管

腫瘍

腫瘍

尾側膵管

図4　穿刺対象物の位置の調整

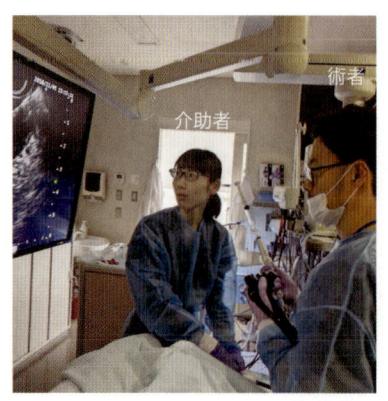

図5　介助者によるスコープの保持

施設によっては，1人でできるようにという教育方針のところもありますが，スコープ保持は安全面においても重要なので，われわれはほとんどの症例で介助者にスコープ保持をしてもらっています．

2）ドプラの確認

　ドプラで穿刺ルートに血管の介在がないことを確認します（図6）．扇状のROIは，腫瘍周囲だけでなく，必ずFNA針の刺入点付近まで広げて血管がないことを確認しましょう．このとき，フローゲイン（FG）はオリンパスEU–ME2の場合，15〜20程度に調整するようにしています．これより低すぎると低感度になりますし，これより高すぎるとアーチファクトが強く出過ぎてしまいます．

　ただし個人差がありますので，症例に応じた微調整が大切になります．

3）針の選択と穿刺

　さて，EUS–FNAに移ります．

　EUS–FNAで用いられる吸引生検針にはさまざまな形状があり，現在も診断能の向上をめざしてさらなる開発が進められています．代表的な例を図7に示します．

　本症例は膵癌が疑われる切除可能症例であり，免疫染色などは不要で細胞診の診断が重要と判断したため，穿刺しやすい22Gのランセット形状のFNA針を用いました．

　本症例は胃壁から穿刺し，対象物への穿刺までに胃壁が伸びてしまったため，腫瘍の手前（の膵

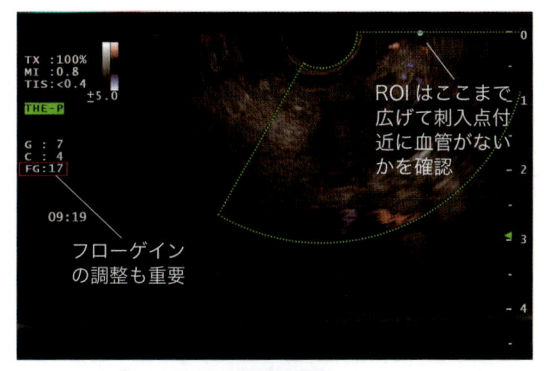

図6　ドプラの確認 movie ❺-4

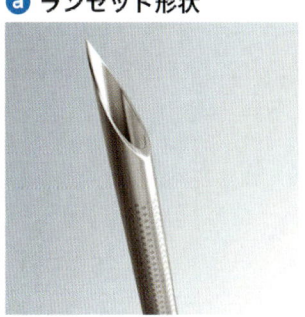
ⓐ ランセット形状

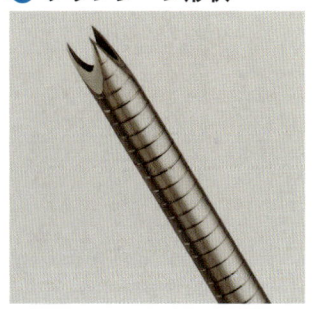
ⓑ フランシーン形状

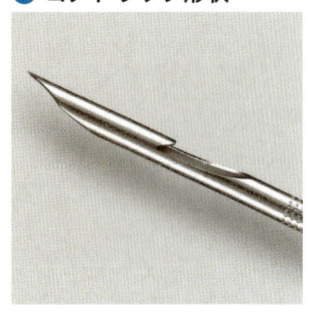
ⓒ コアトラップ形状

図7　各種吸引生検針
画像提供：a）EZshot3 Plus（オリンパス株式会社）
b）Acquire™（Boston Scientific Japan）©2019 Boston Scientific Corporation. All rights reserved.
c）EchoTip ProCore®（Cook Medical社）

実質内）で止めて，穿刺針のストッパーの調整や，スコープを再度微調整するなど一呼吸おいてから腫瘍自体を穿刺しました（図8）.

　穿刺前半は穿刺針が腫瘤から抜けやすいため，無理をせず，短いストロークで行うよう注意が必要です．対象物と穿刺針の間の摩擦抵抗が減ってきたら穿刺のストロークを長くし，最大限の細胞量が採取できるようにします（図9）. このときも針が抜けないように，ゆっくりと引いているのがわかると思います．このように**対象物が小さい場合には，最初から無理をしないことが重要です．**抜けてしまうと穿刺し直しとなってしまい，それだけ偶発症のリスクも上がってしまいます.

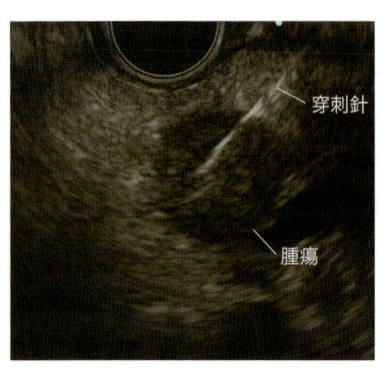 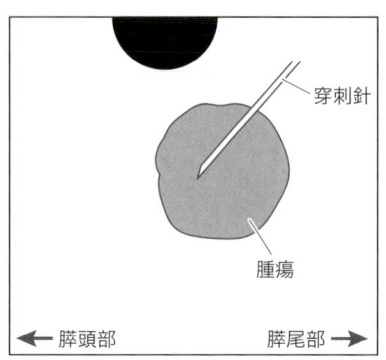

図8　穿刺 movie**5**-4

1）最初は針が抜けないようにストロークは小さめ

ⓐ 手前に引いたところ　　ⓑ 押したところ　　ⓒ ストローク範囲（穿刺開始時）

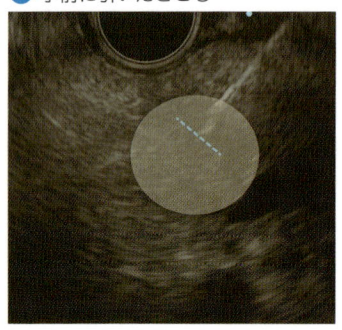 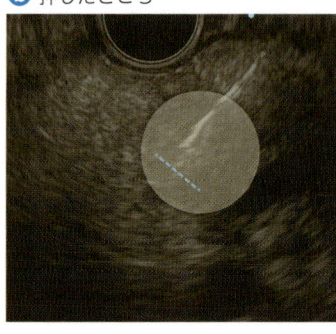 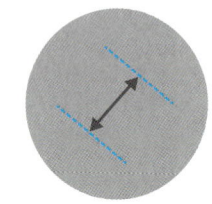

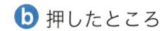

2）針が切れてきたら徐々にストロークを大きくしていく

ⓓ 手前は抜けないように気をつけて　　ⓔ 奥はギリギリまで　　ⓕ ストローク範囲（安定した後）

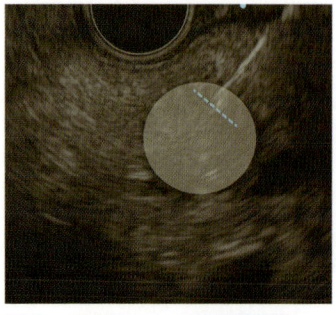 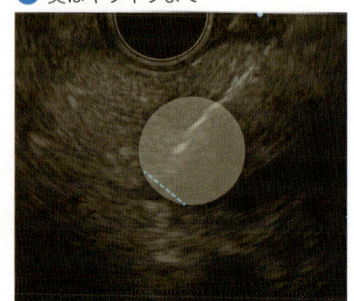 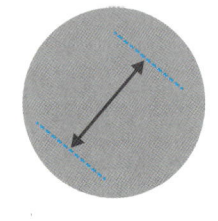

図9　穿刺のコツ movie**5**-4

f）手前はあまり引き過ぎないようにする.

本症例は，1回の穿刺で充分量の異型細胞がとれましたので終了としています．

手術は，郭清を考え膵頭十二指腸切除術が施行されています．

最終病理結果はT2（腫瘍径20 mm）N1M0 stage II Bでした．

小さく見えても膵癌は怖いですね….

3 応用：大動脈周囲リンパ節に対するEUS-FNA

movie

Summary

- 大動脈周囲リンパ節腫大は，遠隔転移診断の必要性に迫られる頻度が高く，かつEUS-FNA診断が有用である．
- 大動脈周囲リンパ節もたくさんある．LRVがメルクマールとして重要な血管になる．
- 穿刺ではIVCを認識する．圧迫して潰さないように．
- 大動脈左側リンパ節腫大はD2から，大動脈右側リンパ節腫大は胃内から穿刺するのがおすすめ．

1 大動脈リンパ節に対するEUS-FNAの意義

　EUS-FNAによる悪性腫瘍の大動脈周囲リンパ節（#16リンパ節）への転移診断は非常に重要です．これは，どの臓器の悪性腫瘍でも，大動脈周囲リンパ節転移であればstageⅣ（遠隔転移）の診断となり，非切除となるからです．他の所属リンパ節と違い，外科的手術の適応を判断する場合などにEUS-FNAによる良悪性の判断が求められます．これが確実に診断できるようになると，外科医から感謝されること間違いなしです！大動脈周囲リンパ節転移も穿刺できるようにしておきましょう．ポイントは，やはり**解剖の理解**になります．

2 #16リンパ節の解剖

　一口に#16リンパ節といっても，高さやAo・IVCとの位置関係で細分類されています（図1）．例えば，複数個#16が腫れているが，PETで集積があるものを穿刺したいという場合，CTと一致し

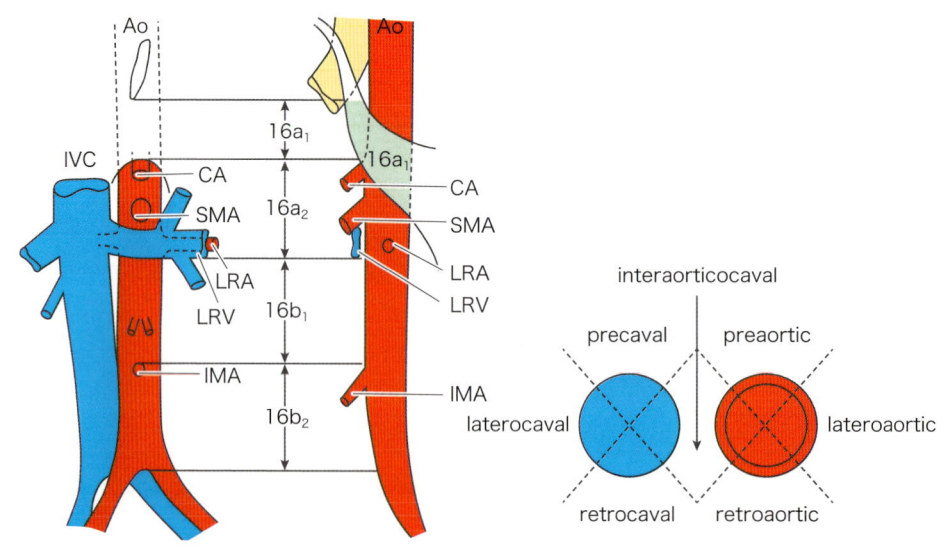

図1　16番リンパ節の解剖
文献1より転載．

たリンパ節を探すためには，EUSでもしっかり解剖を認識しておくことが重要となります．

EUS-FNAの穿刺対象は，#16aのみならず#16bも穿刺可能です．左腎静脈（LRV）より頭側が#16a，LRVより足側が#16bです．LRVがその区分のメルクマールとなりますので，非常に重要な血管です．

続いて左右の位置ですが，身体の右側から順に，IVCの右側のリンパ節がlaterocaval，IVCとAoの間にあるのが，interaorticocaval（16インターとよんでます），Aoの左側にあるのが，lateroaorticになります（表1a）．

#16リンパ節は，胃内・D2の両方から穿刺可能ですが，穿刺の難易度が，それぞれ違います．

胃内走査では，③⇒②⇒①の順でプローブから離れていきますので，穿刺の容易さも③＞②となります．①は胃内からの穿刺は基本的にムリです．

逆に，D2走査では，①⇒②⇒③の順でプローブから離れていきますので，容易さも①＞②＞③となります．

3 症例①（＃16インターの穿刺）

本症例は胆嚢癌の症例です（図2）．胆嚢自体は画像診断上，切除可能の判断ですが，造影CTにて転移を疑う大動脈周囲リンパ節腫大（16インター）を認め，切除の適応を判断するためEUS-FNAを施行しました（図3）．

表1　#16リンパ節への穿刺

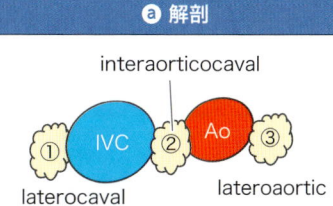

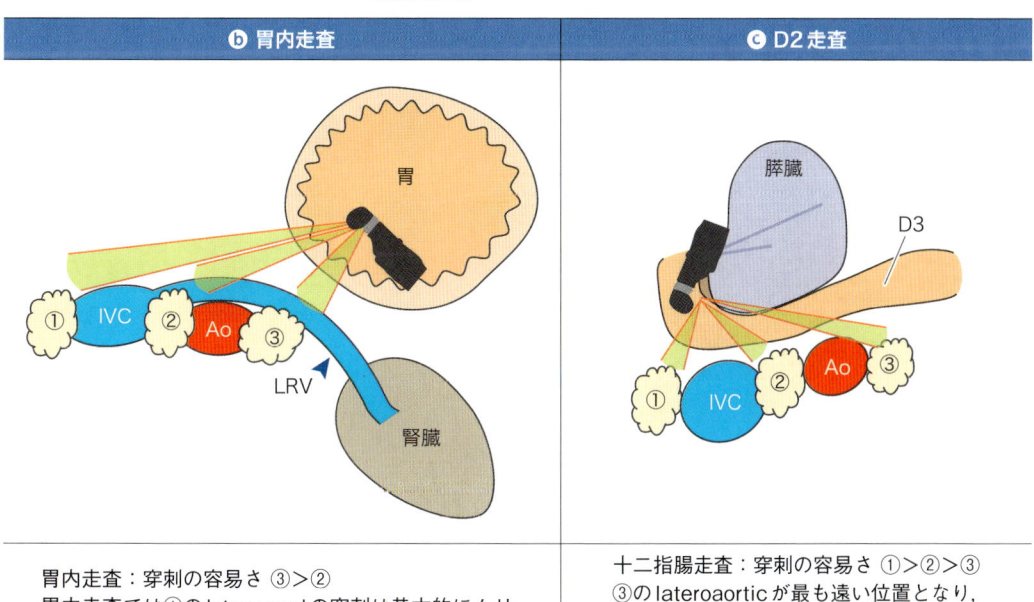

ⓐ 解剖

interaorticocaval

① IVC ② Ao ③

laterocaval　lateroaortic

ⓑ 胃内走査	ⓒ D2走査

胃内走査：穿刺の容易さ ③＞②
胃内走査では①のlaterocavalの穿刺は基本的にムリ．

十二指腸走査：穿刺の容易さ ①＞②＞③
③のlateroaorticが最も遠い位置となり，難易度が高くなる．

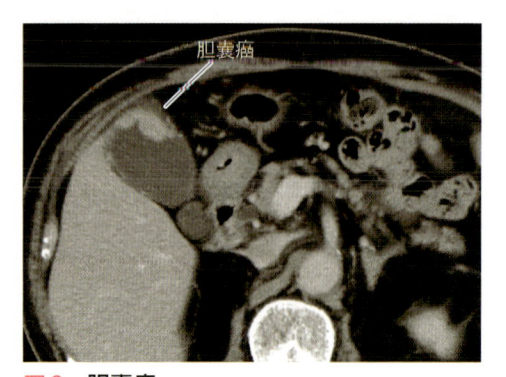

図2 胆嚢癌
胆嚢底部に不整な壁肥厚を認める.

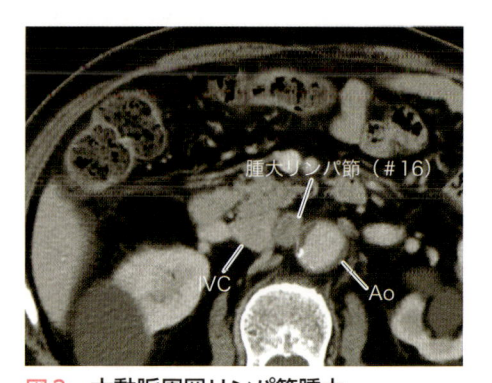

図3 大動脈周囲リンパ節腫大
腎静脈レベルにおいて，大動脈周囲リンパ節腫大を認める.

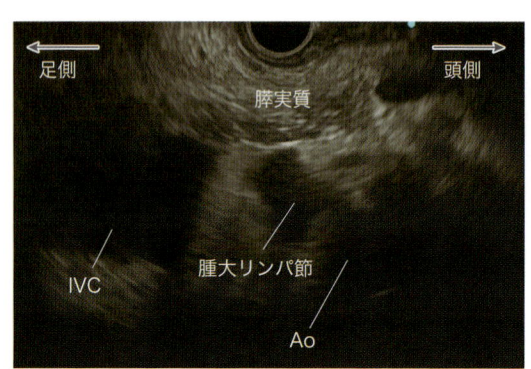

図4 胃内走査 movie⑤-5

本症例は，16インター（表1aの②）なので，胃内からでも，D2からでも穿刺は可能です．

4 EUS-FNAの手順

1）胃内走査

まず，胃内から観察を行いました．

Ao・IVCの間にリンパ節を認識可能ですが，膵臓を介するため，胃内走査は断念しました（図4）．

2）D2走査

D2から観察してます．

本症例では，図5のようにLRVのわずかに頭側に腫瘍がありますので#16aということになります．また，大動脈周囲リンパ節のなかでも，IVCとAoの間のinteraorticocaval（図6）なので，プローブから見て，IVCよりもやや遠い場所に位置していますね．

3）穿刺

それでは，穿刺に移ります．腫瘍径は16〜17 mmなのでしっかりFNAはできそうです．

注意点として，IVCはスコープの圧迫によって容易に潰れてしまうため，一見穿刺ルートにIVCがないように見えることがあります．IVCを潰した状態で，IVCを認識しないまま穿刺をしてしま

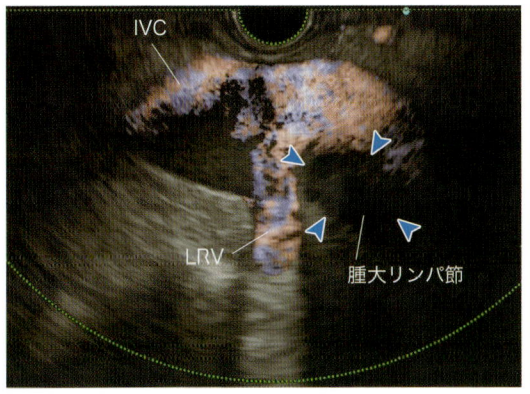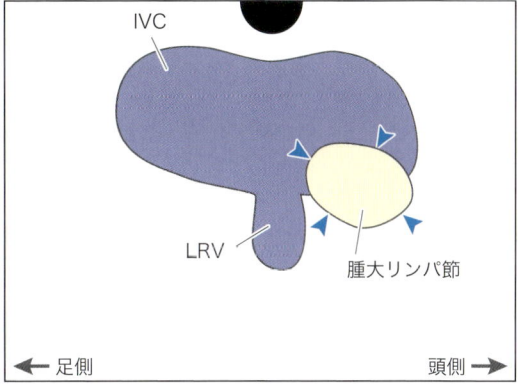

図5　LRV と腫瘍の関係 movie ⑤-5

#16a と判断できる.

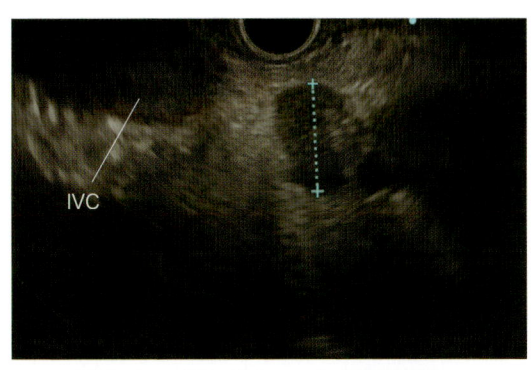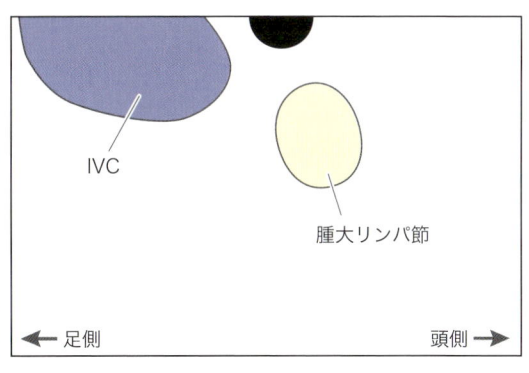

図6　腫大リンパ節（16 mm） movie ⑤-5

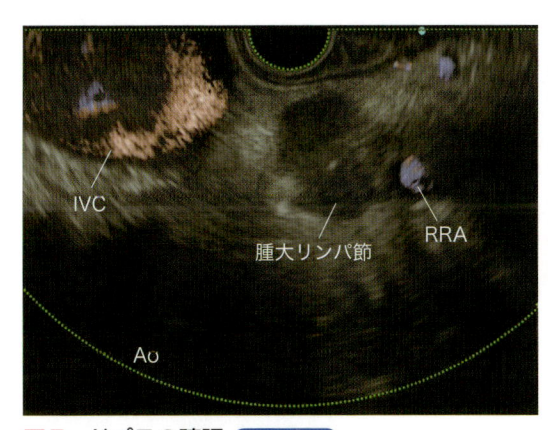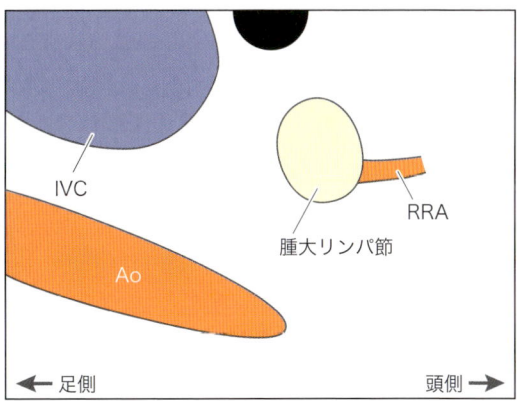

図7　ドプラの確認 movie ⑤-5

ドプラでも IVC と腫瘍の関係を確認します.

うと，経 IVC で FNA なんて身の毛がよだつようなことが起こりかねません．このようなリスクを回避するためには，**スコープのアップアングルをやや緩め，時計回転・反時計回転を十分に行い，IVC の走行をしっかり認識**します.

　ドプラを用いて同じように確認を行い，穿刺をします（図7，8）．また腫瘍の頭側（画面右側）は右腎動脈（RRA）で，浸潤しています．これにも気をつけながら穿刺が必要です．本症例は 22G の FNA 針を用いました.

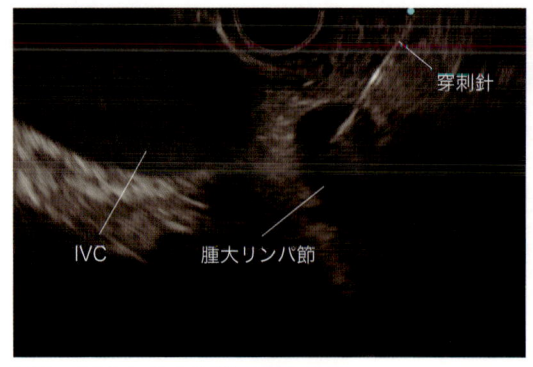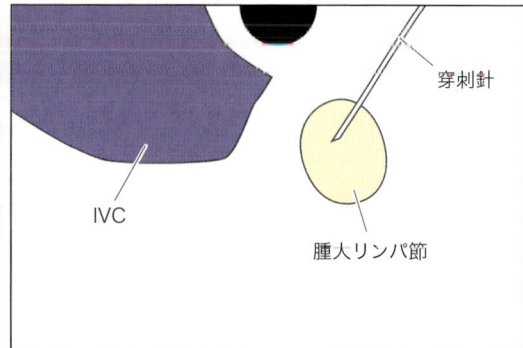

図8　胃内からの穿刺 `movie❺-5`

　穿刺前半は穿刺針がリンパ節から抜けないように，無理をせずに**短いストローク**で行っていきます．対象物と穿刺針の間の摩擦抵抗が減ってきたら**徐々に穿刺のストロークを長く**していきます．十分なストロークで20往復程度行った後，穿刺針を抜去します．

　最後にIVCの誤穿刺がないことをドプラで確認して手技を終了します．

　本症例は，この腫大したリンパ節から腺癌細胞が確認されました．

5　症例②（#16 lateroaortic の穿刺）

　表1で示したように，lateroaorticの場合は，D2からは最も遠いので，胃内からの方が穿刺がしやすいことが多いです．

　この場合，第3章-3で勉強した，LRVの描出法が有用です．

　lateroaorticリンパ節穿刺の方法は，下記のようになります．

①CTでLRVより頭側か足側か（すなわち#16aか#16bか）を確認しておく．

②EUSではLRVをメルクマールに，左腎からIVC方向に追っていく．

③Aoをまたぐ前（左側）が，lateroaorticリンパ節の位置になる．

④#16aであれば，LRVより頭側なのでスコープを引く．#16bであれば，LRVより足側なのでスコープを押す．

　これで，目的のリンパ節を同定して，穿刺を行います．

　実際の症例を提示します（**図9**）．Aoの左側，すなわちlateroaortic大動脈周囲リンパ節が2個腫大しています．LRVよりもやや足側なので，#16b lateroaortic大動脈周囲リンパ節になります．

　これをEUSで見ていきましょう．**図10**のようなイメージで，腎臓から反時計回転を加えながら，①→②→③とLRVを追っていくだけです．あっという間にリンパ節が描出されます．

　重要な血管が多く存在しますので，穿刺時は血管をよけるよう細心の注意を払って行いましょう．

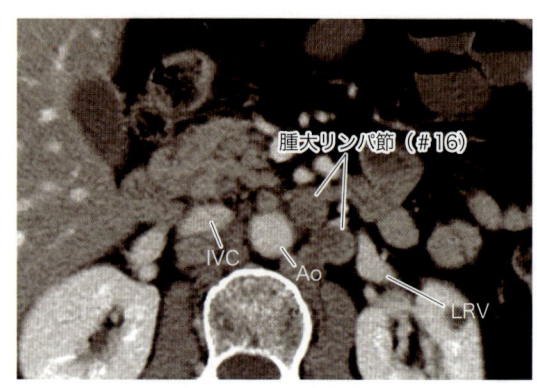

図9　lateroaortic リンパ節の腫大

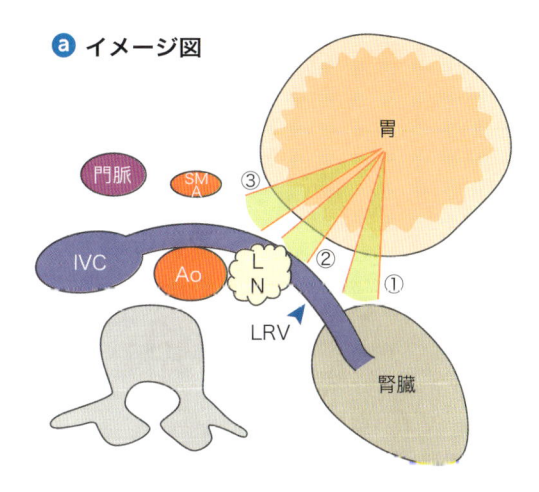

ⓐ イメージ図

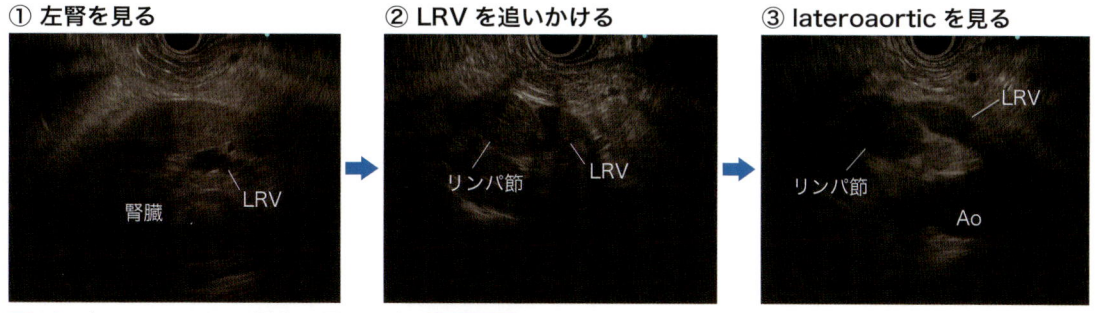

① 左腎を見る　　② LRV を追いかける　　③ lateroaortic を見る

図10　lateroaortic の場合の見つけ方 movie ❺-6

以上が，大動脈周囲リンパ節の FNA 方法です．これで，Ao の右側も左側も怖くないですね！

■ 文献

1）「膵癌取扱い規約 第7版」（日本膵臓学会/編），金原出版，2016

4 困難症例の対処法

movie

Summary

- EUS-FNAが困難な状況は①小さくて難しい，②動いて難しい，③壊死が多くて難しい，④血管が多くて難しい，⑤固くて刺さらない，のパターンがほとんどです．
- 対処法は決まっており，これらを駆使して正診率をあげましょう！

　　　ここでは，当院でトレーニーの先生が遭遇したEUS-FNA困難症例に対する対処法を伝授します．アラカルト的に5つの例を提示します．

1 呼吸性変動が強くて刺せない！ どうする？

　　　呼吸性変動が強くてなかなか刺せないときってありますよね．特に，トレーニーの先生がやる体部や尾部の小さな病変のときに，呼吸が大きいと，タイミングがあわず，ためらってなかなか穿刺ができない場合があります（図1）．大縄飛びのなかになかなか入れない子どもを見ているようで，もどかしいですね．

　　　症例は膵体部の6mm大のNETを疑う境界不明瞭な病変です．トレーニーの先生がチャレンジしても，なかなか穿刺することができません．

　　　そんなとき，術者をトレーナーに変わるのもよいですが，その前に患者さんの**腹部を軽くそっと押してあげてください**．胃を足側から頭側に持ち上げるイメージです．

　　　そうすると胃の動きが制限されるので，あら不思議．トレーニーの先生も上手に穿刺ができます．

ⓐ 病変の呼吸性変動が激しい

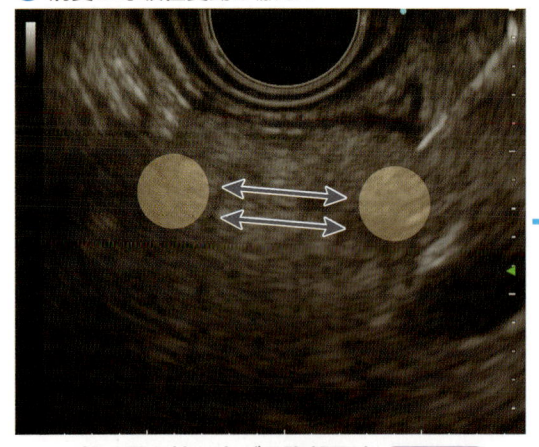

ⓑ そんな時は腹部圧迫が効果的

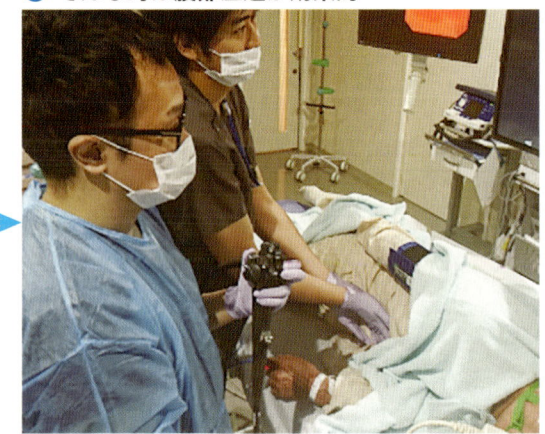

図1　軽く胃を持ち上げる腹部圧迫 movie❺-7

2 小さくてストロークがとれない！ どうする？

　膵体部の7 mm大の小さなNET病変です．トレーニーの先生が頑張って，何とか滑りつつも穿刺し，針を動かしても腫瘍と針が一緒に動いてしまい，ストロークがとれないまま針が抜けてしまうことがあります（図2）．何がよくないのでしょうか？

　トレーナーは，**呼吸しているときには，ジッと待つ**．針を動かしません．最初は呼吸状態を見ながら，**息を吐いた瞬間に少しずつ針を動かします**．吸気がはじまったら，動かすのをやめます．しかも針が抜けないように，呼吸時には針を押した状態で止めます．

　そして，針が少しずつ腫瘍内で切れるようになってから，リズミカルに息を吐ききったときにだけストロークをとります．このように，**呼吸とシンクロさせること**が小病変のときには重要です．

ⓐ 小さくてストロークがとりにくい

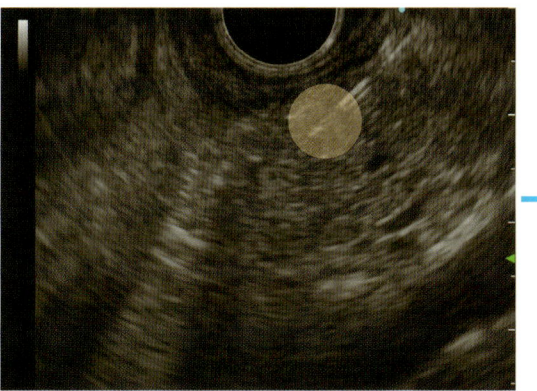

ⓑ そんな時は呼吸とシンクロさせた FNA で！

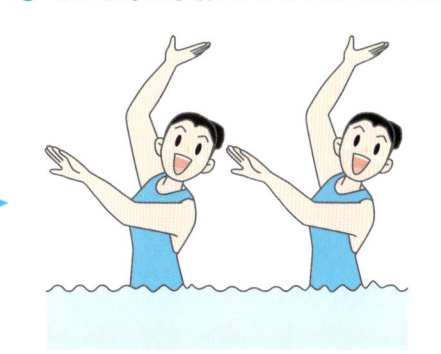

図2　小さい病変は呼吸を味方につけよう！　movie ❺-8

3 膵腫瘍・壊死ばっかりで診断がつかない．どうする？ part1

　続いては，膵頭部の30 mm大の不整な膵癌に対するEUS-FNAです（図3a ▶）．いかにも壊死が強そうな印象ですね．膵頭部の腫瘍を2回，部位を変えてEUS-FNAをしても，迅速細胞診で見てみると，やはり壊死ばかりで診断困難でした．穿刺針を19Gに変更なども1つの手ですが，この症例には多発する肝転移があります．

　こういうときには，**ターゲットを肝転移に移しましょう**（図3b ▶）！ 原発部位に壊死成分が多い場合は，転移先ももちろん壊死が多いのですが，なるべく小さい転移を選ぶことで，壊死は少なくなります．

　この症例も胃から穿刺しやすい肝左葉の中の，最も小さいS2の病変からFNAを施行し，膵癌の診断を付けることが可能でした．

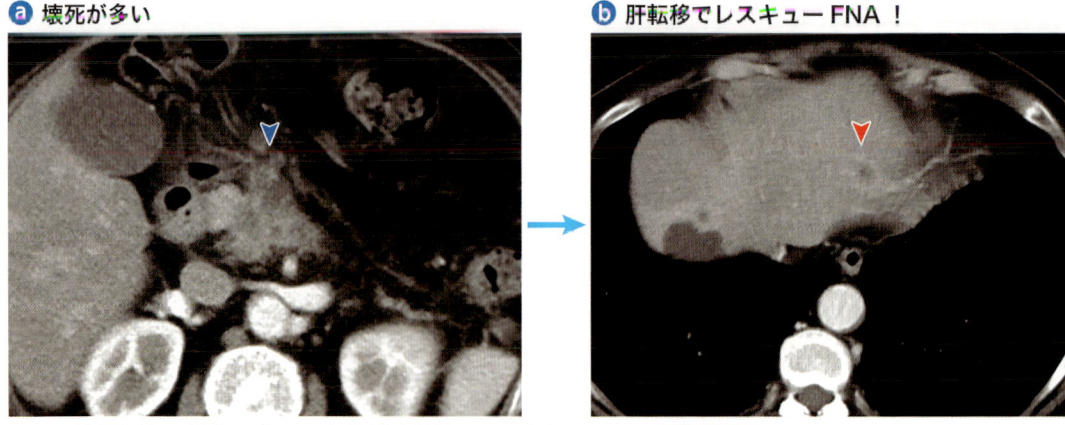

ⓐ 壊死が多い　　　　　　　　ⓑ 肝転移でレスキュー FNA ！

図3　壊死が多い場合，小さな転移巣を狙うことがポイント！　movie⑤-9

b）なるべく小さい病変を選ぶのがコツ.

4 膵腫瘍・壊死ばっかりで診断がつかない．どうする？ part2

　続いては，膵体部の25 mm 大の局所進行膵癌に対するEUS–FNAです．内部に囊胞部分も多いのがわかりますね（図4）．トレーニーの先生に2回，EUS–FNAをしてもらいました．壊死が多いのか，ストロークも小さいため，FNA技術も問題とは思いますが，なかなかよい検体がとれません．さて，どうしましょうか？ 肝転移があればそちらを穿刺でよいですが，この症例，局所進行膵癌です．術者を変わる手もありますが，この症例では**ソナゾイド造影**をしてみました．

　造影をすることで，**viable な腫瘍細胞がたくさんいるところ**がわかります．

　本症例では，最も膵頭部側（反時計回転）にviableな腫瘍細胞がいることがわかりましたので，そこをFNAしてもらったところ，しっかり異型細胞が検出されました．

ⓐ 壊死が多い，診断不能など　　　　　　ⓑ ソナゾイド造影で viable なところを確認

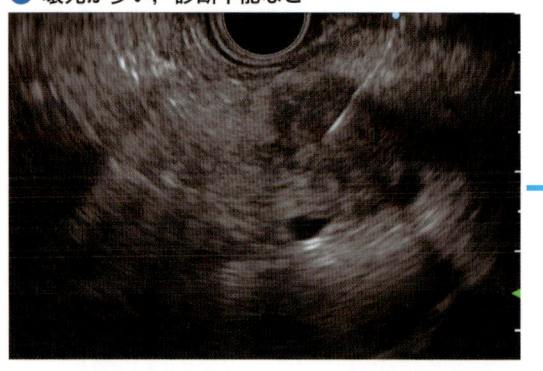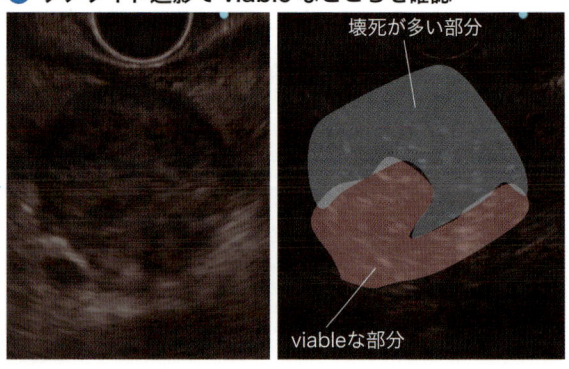

壊死が多い部分

viableな部分

図4　壊死が多い場合，ソナゾイド造影も有用！　movie⑤-10

5 癌の神経周囲浸潤（peri-neural invasion）って診断できる？

　さて，最後の症例は，純粋に難易度の高い症例で，神経周囲浸潤に対するEUS-FNAです．膵癌の局所再発や胆管癌の診断がつかない場合のEUS-FNAのターゲットとしてときに必要となります．

　本症例は，胆管癌の症例です．総肝動脈（CHA）まで及ぶ腫瘤が，やや胆管の主腫瘍と離れていることから，神経周囲浸潤癌なのか炎症（ERCP後膵炎あり）なのかが手術適応の問題となります．そのため，血管周囲の軟部影が癌なのか炎症なのかの診断が必要でした（図5）．

　最初にトレーニーの先生に頑張ってもらいました．やはり動脈の脇を刺さなくてはいけないこと，固くて入らないことから，2度ほど穿刺を試みましたが，困難でした．ここは，他に手がないので，トレーナーが頑張るしかありません．

　神経周囲浸潤はとにかく固い！刺さらないし，針が入ってもガチガチでストロークがとりにくいです．

　動脈が非常に近く，一歩間違えたら動脈穿刺となってしまい危険です．コツとしては，一気に刺すのではなく，まず腫瘍表面に針先を突っ込んで，あとは外筒ロックを1〜2cm深いところでシッカリ締めて（第5章-1参照），**手首のスナップで少しずつ打ち込んでいくようなイメージで切っていきます．**

　神経周囲浸潤のEUS-FNAは難しく，リスクも高いです．また，異型細胞も少ししかとれないことも多いです．適応を慎重に判断し，しっかりした解剖の理解とEUS-FNAの技術が備わったうえで行いましょう！

ⓐ 難しい神経周囲浸潤に対する EUS-FNA　　　　　**ⓑ 手首のスナップで腫瘍をしっかり切る！**

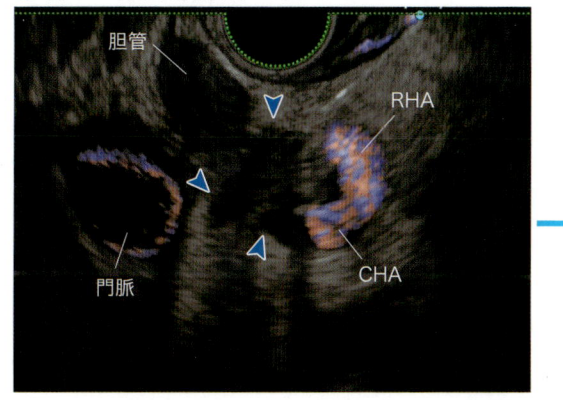
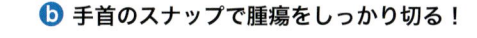
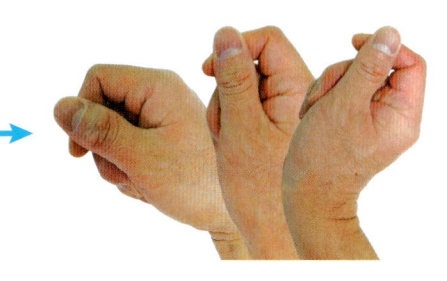

図5　神経周囲浸潤の穿刺は難易度高し！ movie❺-11

1 EUS-CDS

movie

Summary

EUS-CDS を安全に施行するポイントは，下記のとおりです．
①十二指腸に狭窄がないことを確認する
②胆嚢管を誤穿刺しない
③肝門部までの距離を確認する
④穿刺時とステントリリース時のスコープの位置を変更しない

1 EUS-BD とは

「Interventional EUS」とは，EUS を用いて胆管・膵管・膿瘍などとドレナージしたり薬剤注入したりする治療的な EUS のことを指します．

EUS-BD（EUS ガイド下胆道ドレナージ）は，EUS ガイド下で**経消化管的**に胆管にアプローチをする画期的な方法です．EUS-BD の特徴は，ERCP のような経乳頭的アプローチとは異なり，胆管狭窄の部位・腸管再建の有無・病態により，穿刺対象と穿刺ルートを選択できること，腫瘍を介さないドレナージを完全内瘻でできることにあります．このため，ERCP が困難な症例に対する低侵襲治療として，近年さかんに行われるようなっています．この章では，EUS-BD のうち，代表的な EUS-CDS，EUS-HGS（第6章-2）に加え，EUS-PD（EUS ガイド膵管ドレナージ，第6章-3）の3つの手技について解説します（図1）．

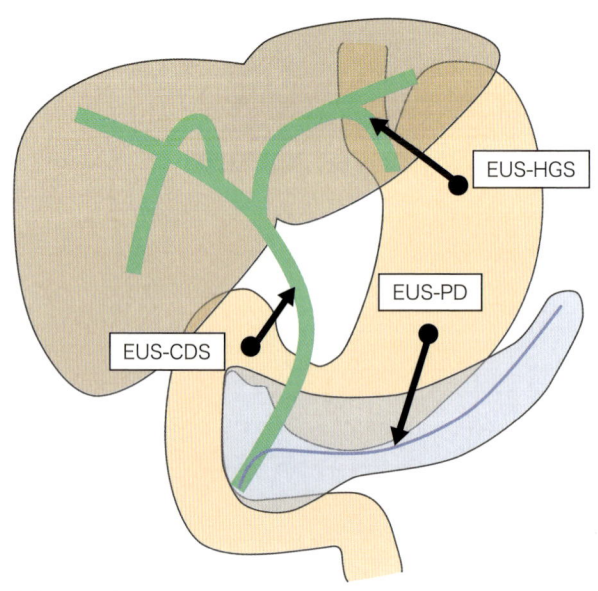

図1　EUS-BDのシェーマ

2 EUS-CDSとは

　まず，EUS-CDSは，D1から肝外胆管を穿刺して，D1と肝外胆管の間に瘻孔を形成する手技です．主には，十二指腸乳頭からのアプローチが困難な遠位胆管閉塞が適応となります．

　EUS-CDSは通常のコンベックス型EUSを使う場合と，直視コンベックス型を使う場合があります．好みにもよりますが，直視コンベックスの方が，①力が加わりやすい，②十二指腸のダブルパンクチャーがない，③ステントのリリースの視認がしやすいなどの理由から，好まれる傾向にあります．

　しかし，直視コンベックスをもっていない施設も多いと思いますので，本稿では通常のコンベックスEUSを用いた説明になっています．

3 EUS-CDSの形

1) 理想のEUS-CDSの形

　EUS-CDS時の理想のスコープの位置およびEUSのイメージは，は図2，3のようになります．

　なるべくスコープのアングルはニュートラルにして，胆管軸に60度以下の角度で穿刺できるようにするのがポイントです．そうすることで，その後のステントデリバリーの挿入が楽になります．

　しかし，欠点として浅い角度で穿刺すればするほど，肝門部と距離が近くなります．肝門からの距離が1.5cmほどとれないと，金属ステントを留置する際，片葉ドレナージになってしまう可能性があります．

2) 無理な形のEUS-CDS

　図4を見てください．図2より，ややアップアングルがかかっているのがわかると思います．この動作にて肝門部からの距離は稼げますが，その一方で，図5のように，穿刺の刺入角が90度に近くなってしまいますので，ガイドワイヤーやステントの肝門部方向への誘導が困難となってきます．

　このように，EUS-CDSではスコープの形・胆管刺入角・肝門部からの距離を把握することが成功の秘訣となります．

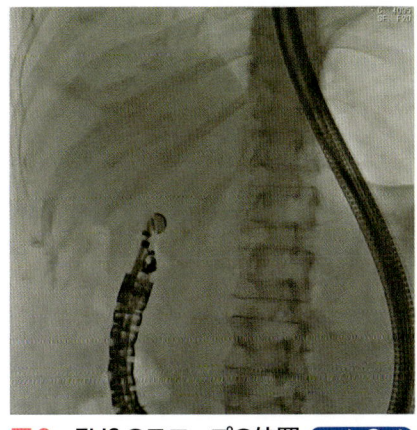

図2　EUSのスコープの位置 movie❻-1

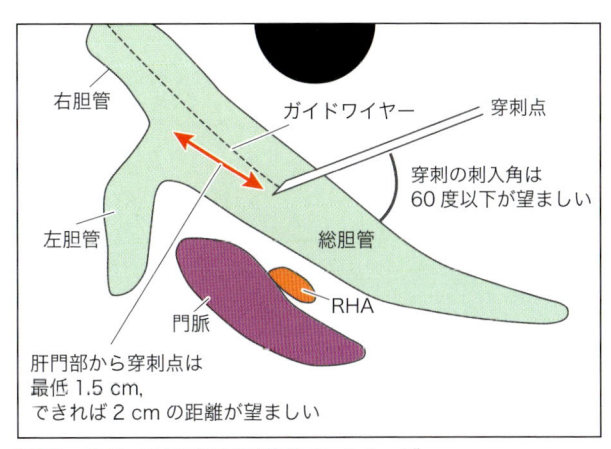

図3　EUS-CDS時の胆管像のイメージ
穿刺の刺入角と肝門からの距離が重要

右胆管　ガイドワイヤー　穿刺点
穿刺の刺入角は
60度以下が望ましい
左胆管　総胆管
門脈　RHA
肝門部から穿刺点は
最低1.5cm，
できれば2cmの距離が望ましい

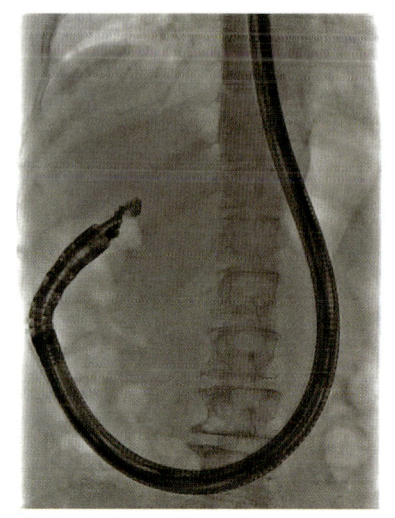

図4 ややアップアングルでのスコープの位置

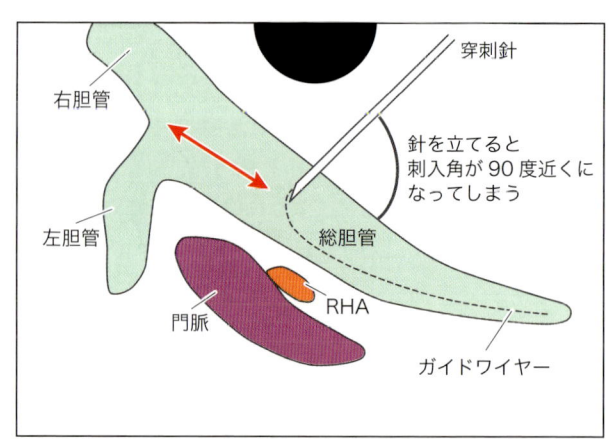

右胆管　穿刺針

針を立てると
刺入角が90度近くに
なってしまう

左胆管　総胆管

門脈　RHA

ガイドワイヤー

図5 ややアップアングルでのEUS–CDS時の胆管像のイメージ

肝門方向にでデバイスが行きづらい.

　腫瘍の位置や特に患者さんの胃の形状（牛角胃）との兼ね合いから，図2，3のような形がつくれない場合もあります．また，膵癌の場合，門脈閉塞によりcavernous trans formationができて，胆管周囲に多数の静脈瘤が発達している場合があります．このようにスコープポジションや周囲の介在する血管，十二指腸狭窄などの理由でEUS–CDSのリスクが高いと判断した場合には，**穿刺を行う前に撤退し，他のEUS-HGSやPTBDなどにコンバートする勇気も重要**です．

　なぜなら，いったんFNA針で穿刺後に通電ダイレータで胆管を拡張してしまうと，もう後戻りはできない手技だからです．

3) 助手（スコープ保持）との連携

　Interventional EUSにおいては，助手のスコープ保持が非常に重要です．

　スコープ保持担当は，「誘導後からステント展開終了まで，常にスコープポジションをキープし，**ガイドワイヤーをEUS画面から見失わないようにする**」という重要な役割になります．一度，ガイドワイヤーを見失なってしまうと立て直すのが大変ですし，前述のように通電ダイレーター施行後にガイドワイヤーを見失ってしまうと胆汁が腹腔内に漏れ続けますので，それ以上の手技の続行が不可能な場合もあります．

　わずかな押し引き，左右の捻りの調整でガイドワイヤーを常にEUS画面に出し続けることはEUS初心者ではやや難しいので，EUSにある程度慣れた先生がスコープを保持するのが理想です（図6）．

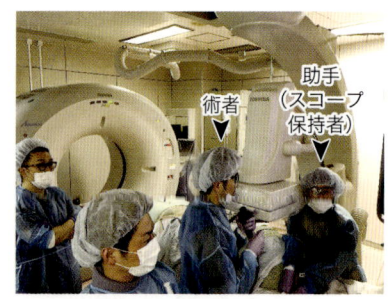

術者　助手（スコープ保持者）

図6 **術者と助手**

4 穿刺

1）穿刺前の確認

穿刺前には，**胆嚢管の合流部〜胆嚢**も確認しましょう（図7）．拡張した胆嚢管を胆管と間違えて誤穿刺することを防ぐためです．19G FNA針にて穿刺を行います．

2）吸引

EUS-HGSとは違い，CDSの穿刺部位である総胆管は囲まれている臓器がありませんので，造影で胆管をパンパンにしてしまうと，穿刺部位から胆汁がバンバン腹腔内に漏れてしまいます．なるべく胆汁を漏らさないようにするために，**ある程度胆管が萎むまで**（胆管径が穿刺時の半分になるくらい）**吸引**して胆汁を引きましょう（図8）．

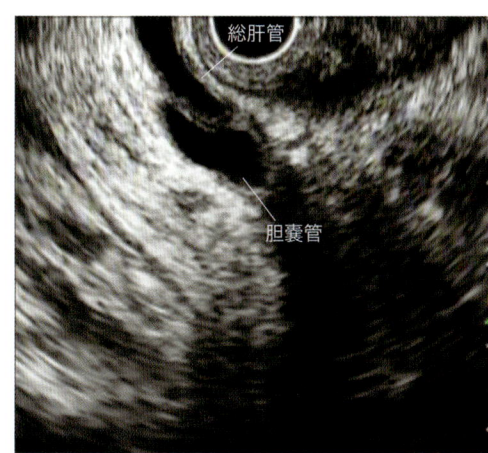
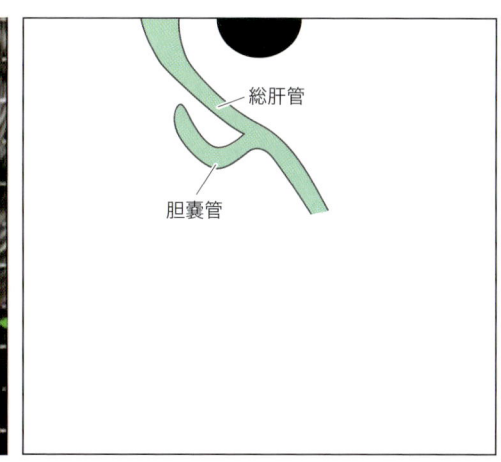

図7　胆嚢管の確認（胆嚢の誤穿刺を防ぐ） movie❻-1

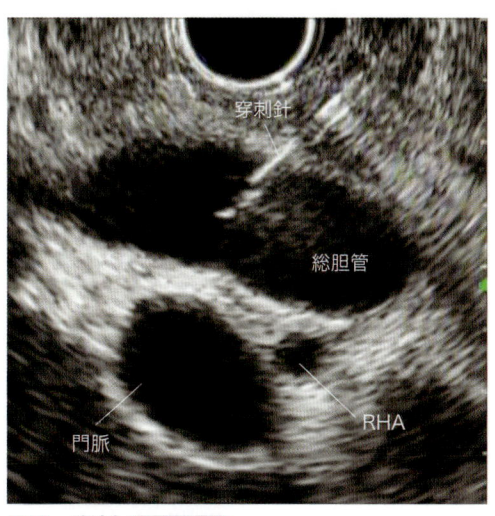
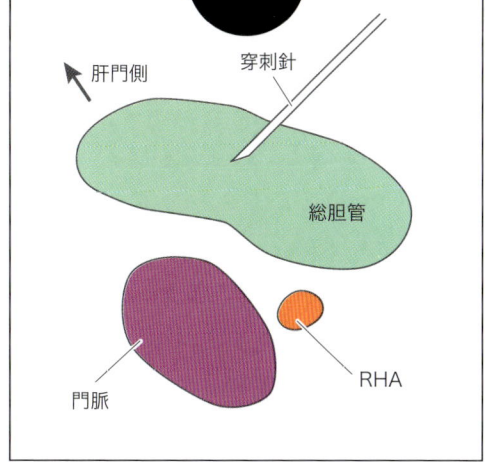

図8　穿刺 movie❻-1

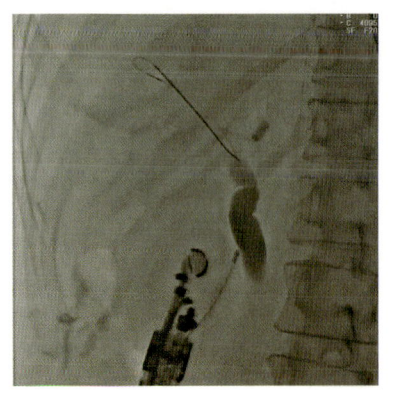

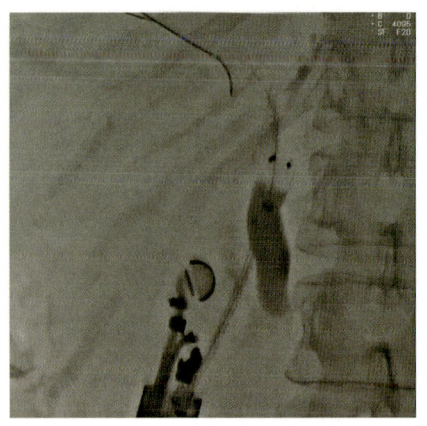

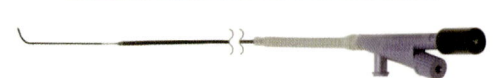
図9　通電ダイレータによる拡張 movie ❻-1
Cysto Gastro Sets（Endo-Flex社）

図10　ステント留置 movie ❻-1

3) 胆管造影

　　左右肝管が認識できる程度まで造影することが理想です（造影剤が胆嚢に溜ったり，総胆管だけに留まってなかなか左右肝管が出ない場合もあります）．造影で左右肝管を確認し，0.025インチガイドワイヤーを肝門方向へ誘導します．

5　通電ダイレータ（図9）

　　穿刺経路拡張は，通電ダイレータと鈍的ダイレータの2つの方法がありますが，われわれはEUS–CDSに対しては，通電ダイレータを用いています．こちらの方が，しっかりと穿刺経路拡張が可能であり，ステントデリバリーの挿入が容易だからです．しかしその分，拡張口が大きく，どうしても胆汁リークがおきてしまうという欠点もあります．

1) 通電ダイレータを用いた手技

　　通電ダイレータは，鈍的な瘻孔部分の拡張と比べて，**短時間で瘻孔拡張ができる**ことがいちばんのメリットですが，周囲に熱がおよび，burn effectで周囲臓器を損傷するリスクがあるため，**近くに血管が走行する場合には注意が必要**です．短い時間の通電で，効率よく瘻孔部を拡張できるようにするためには，EUS画面にガイドワイヤーをしっかり描出し，軸をきちんと合わせてから通電を行います．

　　現在，日本で用いられる通電ダイレータは主に2種類あります．
①Cysto Gastro Sets（Endo–Flex社）
　Cysto Gastro Setsには，6Frと8.5Frの径がありますが，通常6Frで十分です．8.5FrはEUS–CDSには太すぎます．
②Fine025（メディコスヒラタ）
　Fine025は，2018年に発売されました．径は7Frです．

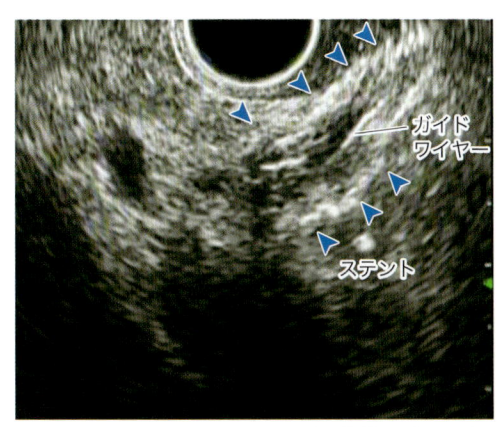 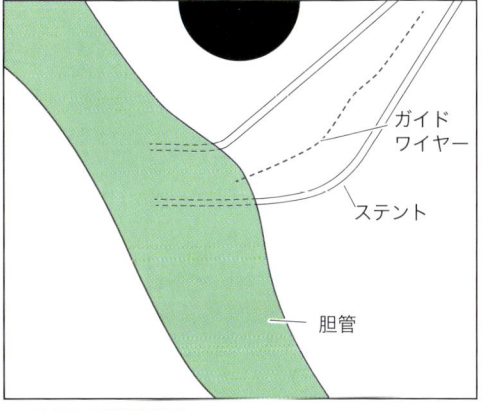

図11　EUSでのステントおよびガイドワイヤーの確認 movie ❻-1

6　ステント留置（図10）

　さて，通電ダイレータで瘻孔拡張後は，ステント留置を完遂するまでは後戻りできません．

　また，ガイドワイヤーだけになったとき，拡張部分から造影剤がどうしても腹腔内に漏れてしまいます．量が多いと，手技終了後に腹痛を訴えますので，最小限に留めるように，ここは**最速で通電ダイレータから金属ステントの留置を行うよう意識すること**が重要です．このためには，通電ダイレータ施行前に，使用するステントの種類・長さを決定し，通電直後にステント開封するようにします．

　ステントは瘻孔部分の胆汁リークを防ぐため，一般的にはステント周囲全体に被覆があるfully–covered SEMS（FCSEMS）を使います．

　肝門より肝内側にステントが入り，片葉ドレナージになっていないことを確認し，ステントをリリースします．EUSでも，穿刺時からステント展開時まで，ガイドワイヤーを見逃さないようにすることが重要です（図11，スコープ保持者の役割）．

 memo

　　われわれは，通電ダイレータの前に，鎮痛剤を適量フラッシュしておきます．こうすることで事前に暴れてスコープが動いてしまったり，ガイドワイヤーが抜けてしまうようなリスクを軽減することができます．

ステントリリース後の内視鏡像と胆管像（図12, 13）です.

EUS画面から内視鏡画面に切り替えステントを最終展開します. 万が一, 十二指腸内腔へのステントが短い場合（1 cm以下）は, 腹腔内へステント迷入の危険性があるので, 直列でもう1本追加することが望ましいです.

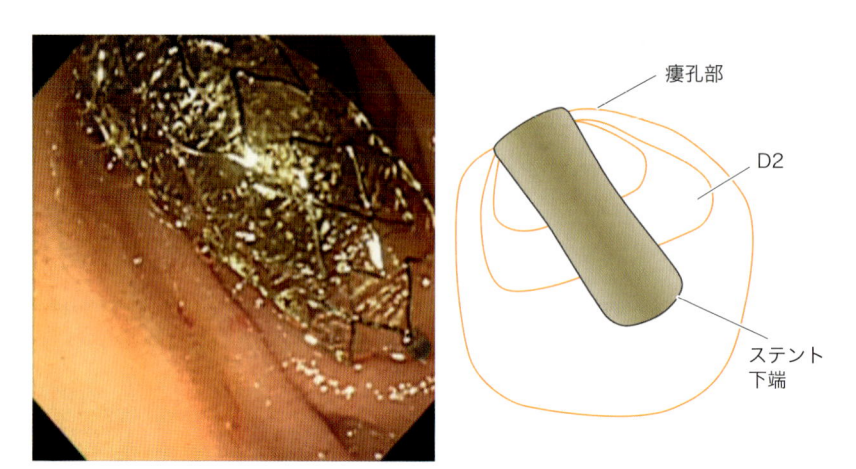

図12　ステントリリース後の内視鏡像 movie❻-1
十二指腸内腔に2 cmほどステント下端が出ています. この程度出ていたら迷入の心配はありません.

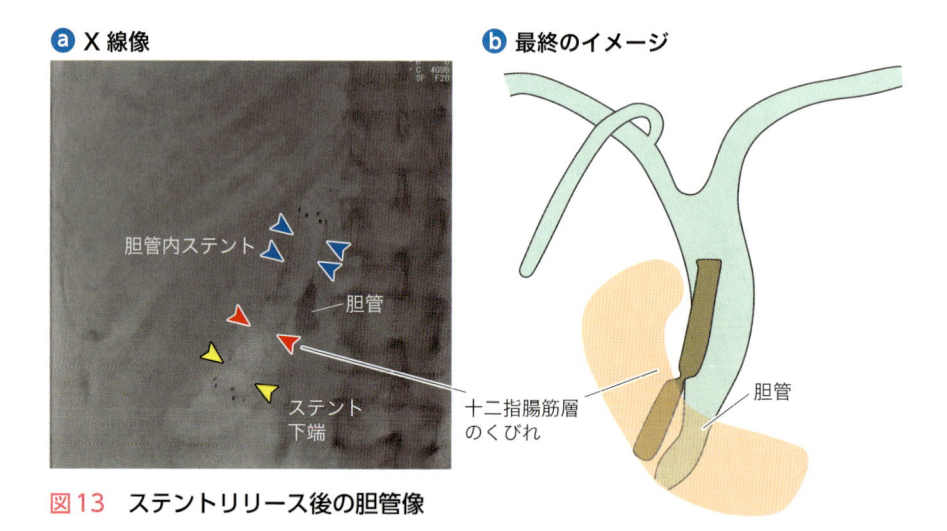

図13　ステントリリース後の胆管像

EUS–CDS施行時のステップごとの確認事項を表1に示します.

表1　EUS–CDS施行時のステップごとの確認事項

ステップ		内容
穿刺まで（2〜4）	1	十二指腸に潰瘍，狭窄がないことを確認
	2	スコープポジションと胆管穿刺角度の確認
	3	胆嚢管を確認
	4	穿刺点から左右肝管合流部までの距離の確認
	5	門脈，RHA，胆管周囲静脈瘤の確認
	6	スコープ保持担当と意志統一を確認
	7	胆管穿刺，造影で胆管内であることを確認
通電ダイレータ使用まで（5，6）	8	ガイドワイヤーを肝内胆管に十分に誘導
	9	使用するステントの種類，長さを決定．準備できていることを確認
	10	鎮痛剤をフラッシュ
	11	ガイドワイヤーがEUS画面上に描出されていることを確認
	12	通電ダイレータによる通電
ステント展開まで（7）	13	ステントデリバリーを胆管内に挿入
	14	展開開始：総肝管にステント先端があることを確認
	15	ステント，ガイドワイヤーがEUS画面にあることを確認
	16	EUS画面から内視鏡画面に切り替えステントを最終展開
	17	十二指腸内に十分ステントがあることを確認

2 EUS-HGS

movie

Summary

EUS–HGSを安全に施行するポイントは，下記の通りです．
①デバイスの準備
②安全な穿刺位置の理解
③穿刺後からステントリリースまで，EUSでガイドワイヤーを視認しておく
④ステント両端をしっかり確認（特に胃側）
⑤ステントのスコープ内展開

　　EUS–HGSは，胃から左肝内胆管（B3もしくはB2）を穿刺して，胃と肝内胆管の間に瘻孔を形成する手技です（第6章-1 図1参照）．左肝内胆管が穿刺・ドレナージ対象であり，穿刺ルートが胃であるため，術後再建腸管，十二指腸閉塞症例などのほか，肝門部胆管閉塞も適応の候補となり，EUS–CDSに比べて治療適応の広い手技です．

1 デバイスの準備

　　EUS–HGSはEUS–CDSと違って，3〜6 mm程度の肝内胆管を穿刺します．ときには2 mm以下のほとんど拡張のない胆管を穿刺しなくてはいけない場合もあります．

　　穿刺を失敗して造影剤が実質に漏れてしまうと，穿刺対象がわからなくなり，HGS失敗なんてこともあります．このように，HGSはワンチャンスであることもありますので，造影とガイドワイヤー留置が同時にできるように，**Y字コネクターの使用**をおすすめします（図1）．

　　スタイレットも抜き，ガイドワイヤーを針の先端から2〜3 cm手前まで進めておいて，穿刺→造影→ガイドワイヤー挿入が一連の流れでできるように準備しておくことが大切です（図2）．

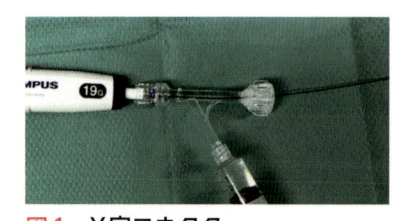

図1　Y字コネクター
文字面の左端合わせ．

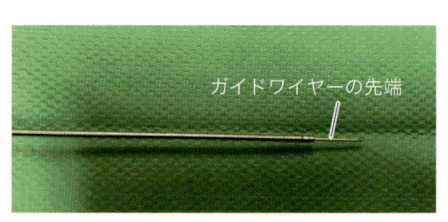

ガイドワイヤーの先端

図2　ガイドワイヤーの準備

2 EUSのイメージ

　肝左葉のEUSのイメージは図3のようになります.

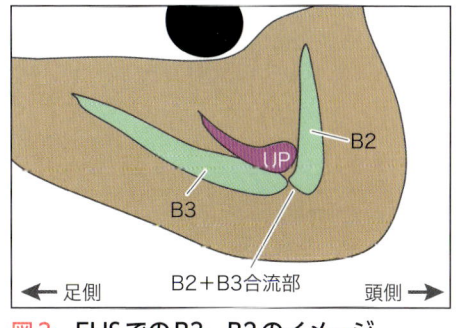

図3　EUSでのB3, B2のイメージ

3 穿刺部位

　EUS-HGSの穿刺部位の第1候補は, B3になります（図4）. 第2候補のB2の方が, プローブから近くて穿刺しやすいのですが, より頭側からの穿刺になります. 図5は, B2穿刺とB3穿刺時のスコープポジションのイメージとなります. B2の穿刺位置と, B3の穿刺位置を比べると随分, B2が口側にあるのがわかると思います.

　B2穿刺は, 経縦隔穿刺となるリスクがあること, 食道内にステントが展開されるため, ステントが口側を向きやすく, 逆行性胆管炎のリスクや胆汁逆流による逆流性食道炎の症状も起こす場合があります. このため, B2穿刺を考慮する場合は, **胃内からの穿刺であることを確認したうえで行う**のが望ましいと考えます.

　さらに, 金属ステントを留置する場合には, 末梢の分枝を塞いでしまうリスクがありますので, なるべく**B3根部**（B2＋B3合流部）**から十分に距離をおいた部位**が望ましいです.

　そのため, 穿刺予定部位から, B2＋B3までしっかり距離があるかどうかを確認します（図6）.

　また, 穿刺予定部位の末梢も確認します. いくつも分枝が分かれていたり, 思ったより末梢まで実質があることがあります. その場合は穿刺を, さらに末梢側で行うことを考慮します. ただし, あまり末梢での穿刺になると, ガイドワイヤーが肝門部に向きづらいですので, 注意をしましょう. 穿刺前に透視で確認しておくこともポイントです.

　肝左葉が一般的なvolumeの場合は, 図5のように, スコープが正面より左側を向いていたらガイドワイヤーは末梢に向いてしまいます. 正面よりやや右側を向く位置が理想的です（肝の形にもよりますので, あくまで参考です）.

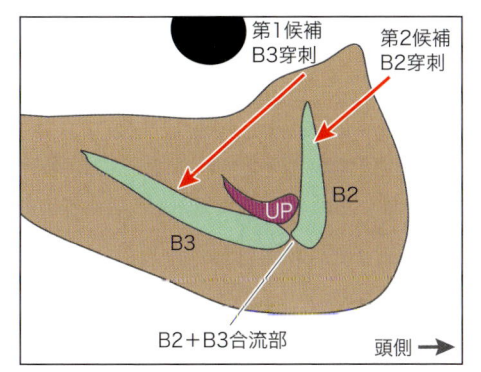

図4　EUS-HGSの穿刺ポイントの第1候補はB3

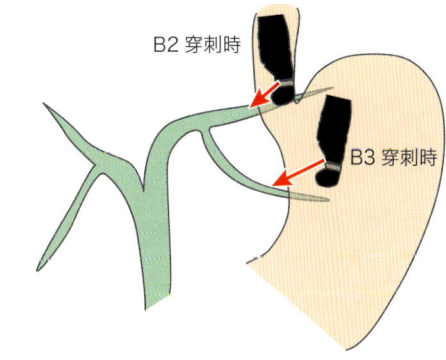

図5　B2とB3穿刺時のスコープポジション
B2穿刺は経食道になりやすい.

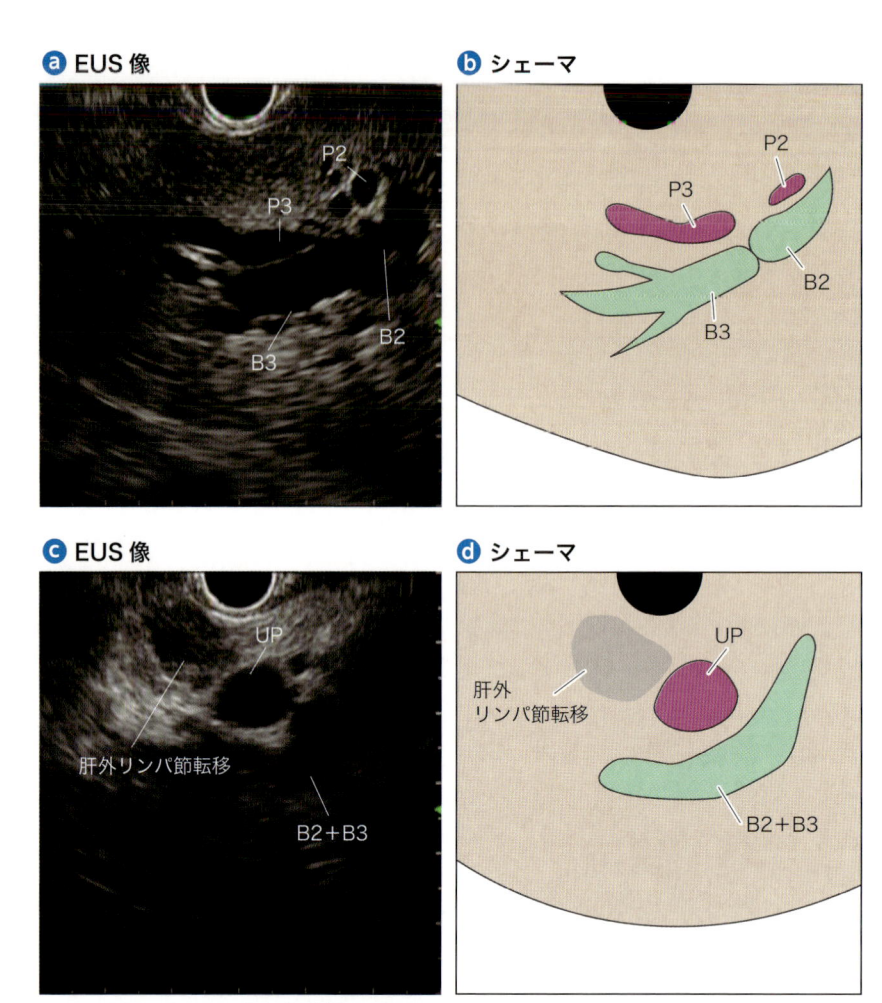

ⓐ EUS 像

ⓑ シェーマ

ⓒ EUS 像

ⓓ シェーマ

図6　B3からB2＋B3合流部を確認しているところ movie ❻-2

4　穿刺前の注意点

　胆管と門脈は末梢まで伴走します（図7）.

　門脈を誤穿刺しないように，必ず**ドプラでの確認**が必要です．このとき，流速やドプラの感度の関係で，たまたま血流信号を拾っていないということもよくありますので，穿刺予定部位だけドプラを出して確認するのではなく，必ず**ドプラを出しながら門脈臍部まで**しつこく見ましょう.

5　穿刺時の注意点

　19Gでの穿刺になりますので，あまり鉗子のエレベータ機能が効きません．このためB3穿刺の場合の穿刺目標は6時にもってくることが望ましいです．それより左側（7時〜8時方向）にもってくると，穿刺後，ガイドワイヤーが末梢に入りやすくなってしまいます（図8, 9）.

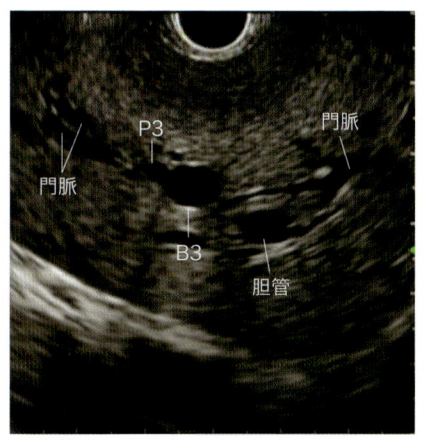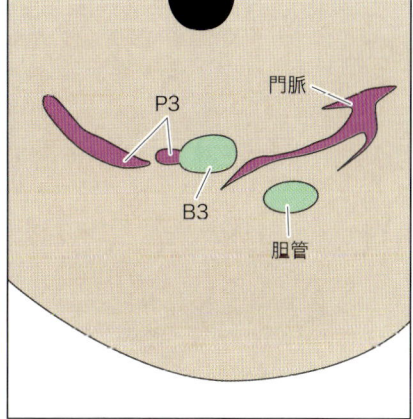

図7　B3とP3 movie ❻-2

門脈と胆管は伴走する.

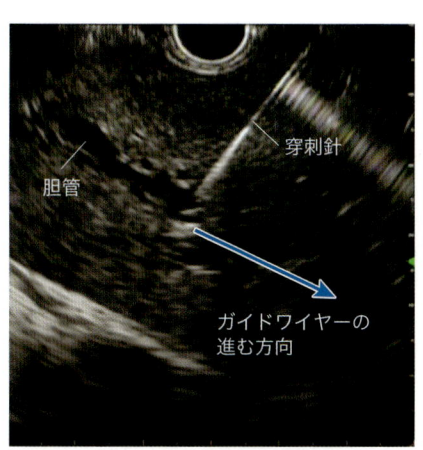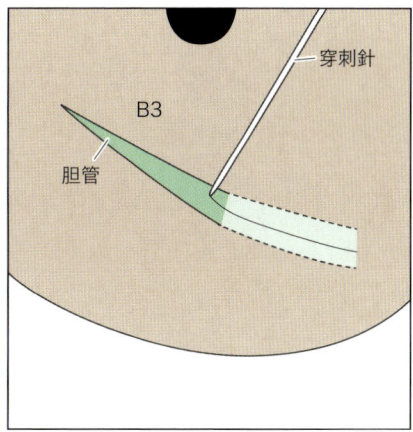

図8　6時方向で穿刺 movie ❻-2

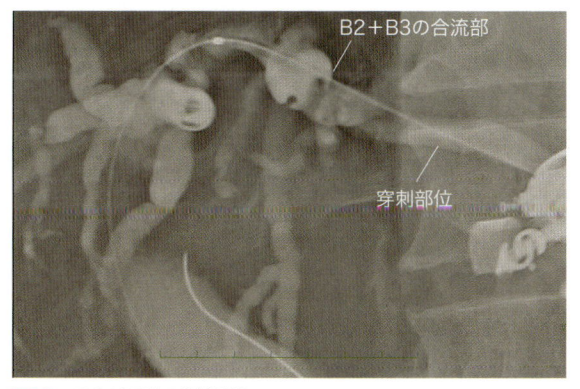

図9　B3穿刺の透視像

B2＋B3合流部から十分距離があるところで穿刺.

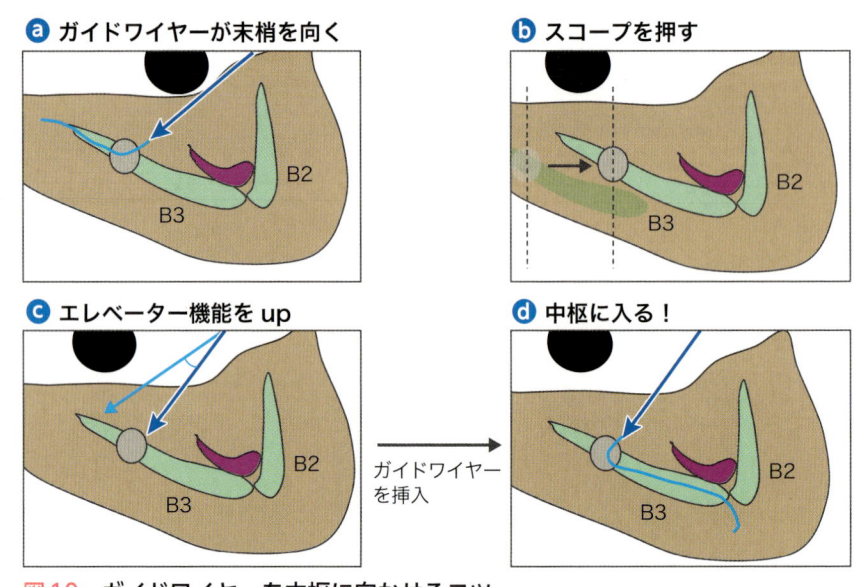

B3の，より末梢での穿刺が必要な場合は，コツとしては，スコープの押し操作と鉗子エレベータ機能のupの2つを使うことです（図10）．

1) スコープを押すことで穿刺対象が右側（画面の5時～6時方向）に向きます（図10b）．
2) 鉗子エレベータ機能のupを使うことで穿刺針はより鋭角に入ります（図10c）．
　　針の種類にもよりますが，19Gの針の場合は，鉗子エレベータ機能のマックスにupをかけても，画面の5時くらいが限界です．

ⓐ ガイドワイヤーが末梢を向く

ⓑ スコープを押す

ⓒ エレベーター機能を up

ⓓ 中枢に入る！

ガイドワイヤーを挿入

図10　ガイドワイヤーを中枢に向かせるコツ
a) 穿刺希望部位が7～8時にある場合，GWは末梢を向いてしまう．
b) スコープを押し，穿刺対象を5～6時にもってくる．
c) 鉗子エレベーターをupをかける．
d) GWは中枢に入る！ エレベーターupによりこの分，針を立てることができる（19Gなので，この程度がやっと）．

　胆管穿刺は19Gだと胆管壁が切れにくいことがありますので，対側の胆管壁に針の先端がくるように穿刺します．どうしても切れにくい場合には，Seldinger法（第6章-3参照）で一度胆管外まで穿刺して引き戻しながら胆管内にもってくる方法が必要となる場合もあります．

6 穿刺→造影→ガイドワイヤー挿入

　穿刺をしたらまず造影です．EUS-CDSでは穿刺後はまず吸引でしたが，EUS-HGSの場合は狙う胆管が細いですので，吸引すると胆管がしぼんでしまいます．胆管径がしっかり拡張している場合は吸引firstでもよいですが，**5 mm以下の胆管径**の場合は，**造影first**がよいでしょう．さらに胆管径が細い場合（2 mm以下）には，造影中に針先が胆管からズレてしまうことを防ぐため，ガイドワイヤーを先に挿入しておきます．やはり，ガイドワイヤーが命ですからね．Y字コネクターを使っておけば，ガイドワイヤーを留置した状態で造影できますから安心です．

　胆管径が3 mm以上ある場合には，造影firstでよいでしょう．最初の造影は，胆管内であることを確認（門脈でないことを確認）できる程度でよいと思います．本症例では胆管径が5 mm以上ありますので，造影を少々して胆管であることを確認して，ガイドワイヤーを留置しました．

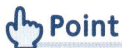 **Point**

> **穿刺後の注意点**
>
> ガイドワイヤー穿刺後は，術者もしくは介助者でガイドワイヤーやデバイス，ステントが一直線できれいに見える位置を常にキープするようにします（図11）．EUS-CDSのときにも述べましたが，このスコープ保持担当者が非常に重要です．スコープ保持担当者は，透視像を見たくなるのをぐっとガマンして（ま，実際はチラ見はしますが，透視像に気をとられないようにしましょう），EUS像から目を離さないことが大切です．
>
> **ⓐ ガイドワイヤーを視認**
>
>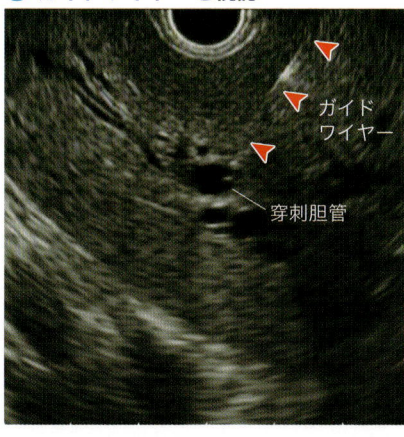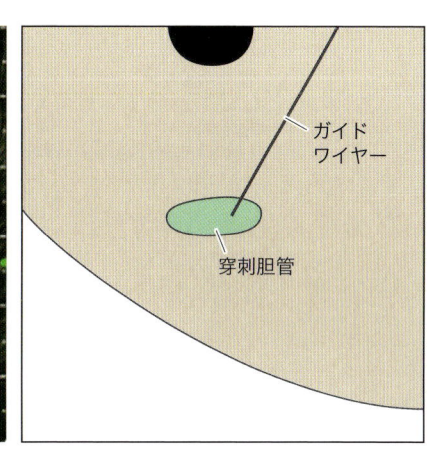
>
> **ⓑ ステントを視認**
>
>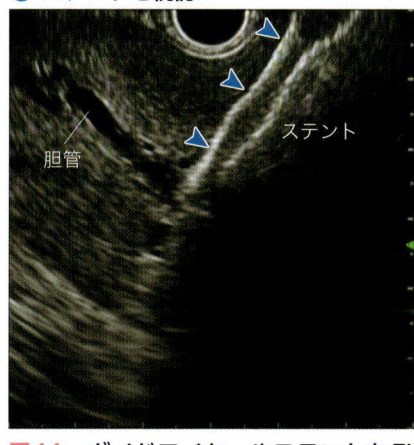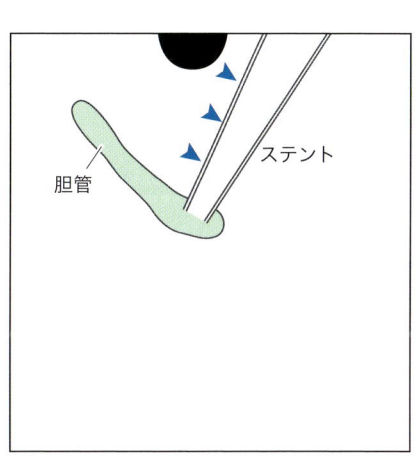
>
> **図11 ガイドワイヤーやステントをEUSで視認し続けることが重要** `movie ❻-2`

7 瘻孔拡張→造影

　瘻孔拡張は，EUS–HGSの場合，EUS–CDSと違って基本的に鈍的ダイレータ〔ESダイレータ（ゼオンメディカル），ときに拡張バルーン（カネカ）〕を使います．

　その理由は，胆管が肝外胆管から末梢胆管まで，門脈・動脈とともにグリソン鞘（図12）を形成し，1つの鞘に収まっています．このため通電ダイレータを用いると，**門脈・動脈を損傷してしまうリスクが高い**からです．

第**6**章

治療編 Interventional EUS

また EUS-CDS と違い，肝内胆管は鈍的な拡張で，それほど苦労することがありませんので，あえてリスクの高い通電ダイレータは用いません．本症例では，ES ダイレーターを用いました．

その後，胆管造影を行います．ステント留置部位が確認できるよう，B4 と B3 の枝が確認できる程度の造影としています．

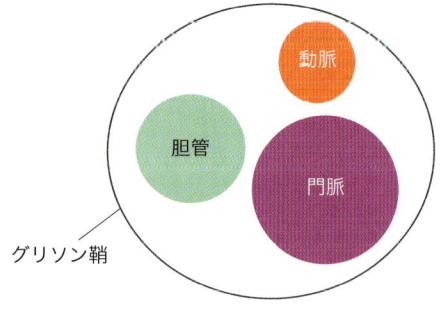

図12　グリソン鞘
胆管は門脈・動脈とグリソン鞘内で伴走している．

8　ステント留置

ステントの選択は，施設によってさまざまです．プラスティックステントの場合はガデリウスのスルーパス TYPE IT ステント，メタルステントの場合はテウンメディカル社の Niti-S（S-type stent）が一般的と思います．われわれは，EUS-CDS と同様にオリンパス社の X suit NIR® 胆管用メタリックステントを好んで使っています．その理由としては，下記のような点があげられます．

①laser cut であるため，shortening がなく位置決めが容易であること

②胆管壁に notch を形成し留置後の逸脱リスクが軽減されるため，胆管内への留置が短めでよいこと（ステントによる分枝閉塞のリスクが減る）

③fully coverd のため抜去が可能であり，交換が容易であること

④デリバリーシステムが 7.5Fr と coverd stent のなかでは細いので留置がしやすい

これは，施設によって考え方がありますので，1 つの参考程度にしてください．

本症例には，ステントは 8 mm 8 cm を用いました．私の経験上，ほとんどの EUS-HGS はこの長さで十分です．B2 の枝は塞がないので，区域性胆管炎のリスクが減りますし，ドレナージ効率が高くなります．

その代わり，胆管側のステントの位置は，B2 ＋ B3 の合流部の手前（すなわち B3）にしています．8 cm しか長さのないステントで，先端を左肝管や B2 ＋ B3 にしてしまうと長さが足りなくなるので要注意です．

X suit NIR® ステントは，胆管内チョイ掛けが可能です（**9** 参照）．このため，長さは 8 cm で十分ですが，他のステントのような留置方法で，ステント先端を左肝管にまでかけてしまうと，X suit NIR ステントであっても，胃側の距離が足りませんので，そこは誤解のないようお願いします．

1）ステント迷入対策

さてさて，皆さん（もちろん私も）がいちばん恐れるのは，ステントの腹腔内迷入です．すなわち，胃側のステントがちゃんと胃内に鎮座してくれていることを確認しないと安心できません．この長さが足りないと処置中もしくは処置後日に，腹腔内に迷入してしまいます．

そこで胃側に出るステントの長さを確認するポイントを伝授します．

スコープ内にあるステントの端の不透過マーカー（タンタルマーカー）を確認しましょう！

私がこの X suit NIR® ステントを好む理由の 1 つとして，この不透過マーカーがわかりやすいこともあげられます．ステントのリリース開始前に，必ずスコープ内にあるステントの端の不透過マーカー（タンタルマーカー）を確認します（図13）．これがスコープ内 2 〜 3 cm の位置にあれば，こ

のステントはshorteningがありませんので，確実に胃内でステント展開ができます．

もし，スコープ内にある不透過マーカーが短いようであれば，もう少し，ステントを胃側に引っぱる必要があります．これ以上は引けない！でも胃側も足りない！って場合には，直列でステントを継ぎ足す必要があります．

腹水がある症例は，やや長めに胃内にステントが留置されるように気をつけています．

どうしても心配な場合や迷う場合には，ステントを継ぎ足しましょう！ステントが2本になり医療費が跳ね上がりますが，目の前の患者さんの命を救うためには，そのときは忘れましょう！

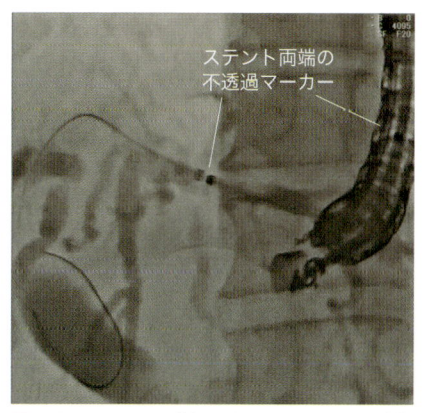

図13 スコープ内にあるステントの端の不透過マーカーを確認 movie **6-2**

9 ステントリリース〜最終形

ステント展開は，スコープを動かさずに（胃に押しつけたまま），スコープ内でステントを展開します．

展開した後に，デリバリーシステムのシースを使ってステントを押し出します．スコープはその反動で押し戻されますので，その反動を受け止める形で，少しずつ引くようなイメージです．この「スコープ内展開」こそが，肝臓と胃の間にスペースをつくらないで，胃内にステントが留置されるコツとなります．

図14はスコープ内展開ステントリリース後の胆管造影像です．本症例は，B2＋B3の合流手前（B3）をステント先端としていますので，B2の枝がきちんと造影されました．胆管内に入っているステント部分は，1.5〜2cm程度です．このような「胆管内チョイ掛け」法でわれわれはEUS-HGSを行っています．

内視鏡像（図15）でも約2cmほどステントが胃内腔に出ていることが確認できます．不透過マーカーで確認した長さと同じです．やはり，この姿を拝むまでは安心できませんよね．ステントが胃内にあることを確認してようやく，ほっとします．

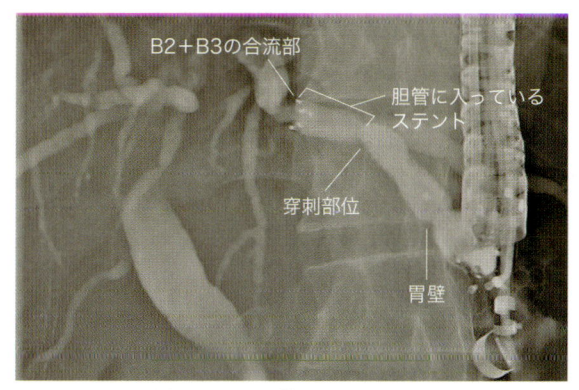

図14 ステントリリース後
ステントはB2枝を塞いでいない．

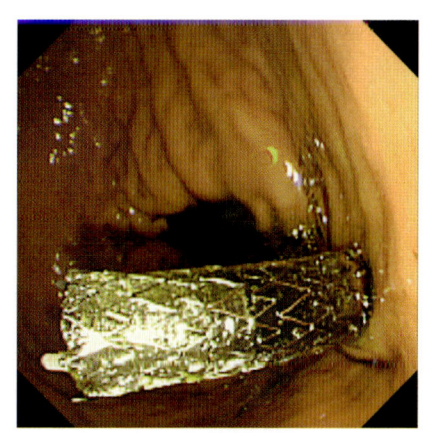

図15 内視鏡像 movie **6-2**

　施行翌日のCTです（図16）．肝左葉と胃壁内にステントが確認できます．ステントの腹腔内や胃内への逸脱がないこと，free airがないこと，胆道気腫があることなどが確認のポイントになります．

　EUS-HGS施行時の確認事項を表1に示します．

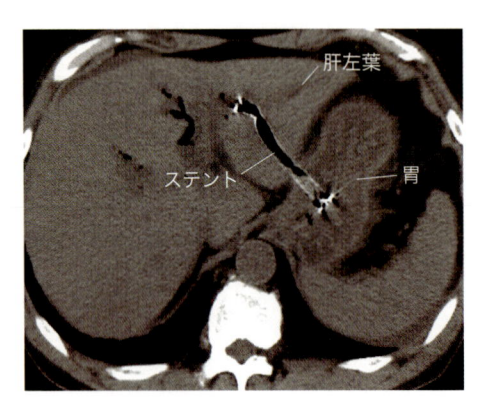

図16　施行翌日のCT

表1　EUS-HGS施行時のステップごとの確認事項

ステップ		内容
穿刺まで（1〜6）	1	準備：Y字コネクターおよびガイドワイヤー装着
	2	穿刺位置決定：B2の場合は胃内であることを内視鏡で確認 B3の場合は，ガイドワイヤーが中枢を向く位置かを透視で確認
	3	穿刺点からB2＋B3までの距離の確認
	4	穿刺ラインに血管がないことを確認
	5	スコープ保持担当者と意志統一を確認
	6	胆管穿刺，造影で胆管内であることを確認
	7	ガイドワイヤーを十分深く誘導
ダイレータ使用まで（7）	8	ガイドワイヤーがEUS画面上に描出されていることを確認
	9	鈍的ダイレーターで拡張，胆管造影
	10	使用するステントの種類，長さを決定．準備できていることを確認
ステント展開まで（8，9）	11	ステントデリバリーを胆管内に挿入
	12	展開開始：B3にステント先端があることを確認
	13	ステント，ガイドワイヤーがEUS画面にあることを確認
	14	ステントの端の不透過マーカーがスコープ内にあることを確認
	15	スコープは動かさないで，ステントをスコープ内展開
	16	シースを使ってステントを押し出す スコープはその反作用を利用して少しずつ引く
	17	内視鏡でステントの長さが問題ないことを確認し終了

3 EUS-PD

movie

Summary

安全に EUS-PD を施行するポイントは，下記のとおりです．
①あらゆるバックアップの準備
②穿刺位置と狭窄までの距離
③ガイドワイヤーが狭窄を越える場合と越えない場合の事前の治療戦略の組み立て

EUS-PD は，胃（時に十二指腸や小腸）から主膵管を穿刺して，胃と主膵管の間に瘻孔を形成する手技です（第6章-1 図1参照）．適応としては，膵管ドレナージが必要な病態ですが，通常の ERP やバルーン小腸内視鏡による経乳頭的・経吻合部的膵管ドレナージが困難な場合のサルベージ治療として行われます．

1 バックアップの準備

EUS-PD は，Interventional EUS のなかでも最も難易度が高く，そして危険な手技です．その理由としては，下記の2点があげられます．

①穿刺対象が細い！

主膵管は拡張していても4〜5 mm で，さらに細いと2〜3 mm が穿刺対象なんてのも結構あります．

②手技のコンバートが不可能！

EUS-BD（胆道ドレナージ）は，もしも入らなかった場合，PTBD に切り替えることができますが，EUS-PD は切り替えられる手技がありません．ガイドワイヤー程度の穴ならまだいいですが，通電ダイレータや鈍的ダイレーターで主膵管を拡張した後，ステント留置を失敗し，さらにレスキューできなかった場合，後に患者さんが待ちうけるのは急性膵炎です．

すなわち，**EUS-PD の結末は，天国か地獄のどちらかしかない**と思ってください．その覚悟で臨むべきであり，もし手技に自信がない場合や，環境が整っていなければ手技を行うのは止めて，ハイボリュームセンターにお願いするか，慣れた先生に来てもらい一緒にやってもらうのがよいでしょう．

そういう意味で，**自分自身で EUS-PD をやれるかどうか，バックアップ体制は整っているか**，手技の適応があるかをまず確認することが大切です．

2 EUS-PD の適応

ERP やバルーン小腸内視鏡による経乳頭的・経吻合部的膵管ドレナージが不成功，あるいは困難であり，かつ膵管ドレナージが必要な病態のサルベージ治療になります（図1）．

3 EUS-PD の方法

EUS-PD の方法には，表1のように，ランデブー法とドレナージ法（狭義の EUS-PD）の2種類

病態	必要条件
ERP不成功あるいは困難な膵管ドレナージが必要な病態	穿刺可能な，ある程度の主膵管拡張

内視鏡画像の例

ⓐ 乳頭部腫瘍

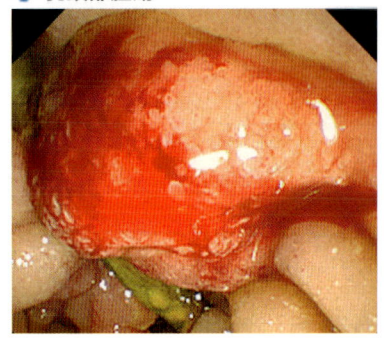

ⓑ 膵腸吻合完全狭窄

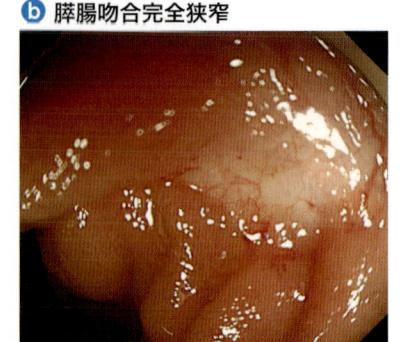

ⓒ 十二指腸ステント留置後

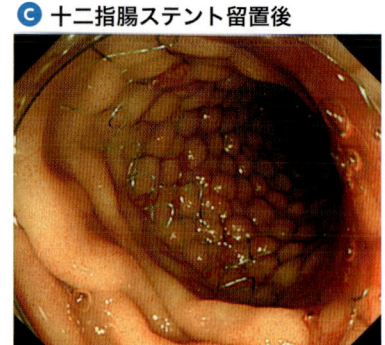

図1 EUS-PDの適応

表1 EUS-PDの種類

	手法	方法	適応
ランデブー法	逆行性経乳頭的（経吻合部）ステント留置術	ステントは経乳頭（経吻合部）から留置するため，最終形は乳頭部（吻合部）を介した通常のドレナージ	正常乳頭があり乳頭までのアプローチ可能
ドレナージ法	・瘻孔形成術 ・膵管・胃吻合術 ・膵管・十二指腸吻合術 ・膵管・空腸吻合術 ・順行性ステント留置術	穿刺部位である胃・十二指腸・空腸からステントを留置するドレナージ	乳頭へのアプローチ不可

　があります．ここでは狭義のEUS-PDの膵管・胃吻合術について解説します．

4 デバイスの準備

　EUS-HGSと同様，Y字コネクターは必須です．そして，ガイドワイヤーを針先の手前までプレロードしておき，FNA針内は造影剤で満たしておくようにします．穿刺針およびガイドワイヤーは19Gと0.025GWが標準ですが，主膵管が細くて入らない場合は，22G針で穿刺を行い，0.021GWもしくは0.018GWを用いる場合もあります．

5 使用するスコープ （図2）

　スコープには，直視コンベックスと通常のコンベックスがありますが，EUS-PDに関してはどちらのスコープがよいという議論はあまり聞かれず，私の意見では，**通常コンベックスがよいです**．一見すると，直視コンベックスの方がより力が加わりそうに思えますが，同じような位置で穿刺しても，直視コンベックスは主膵管に対して垂直気味に穿刺しますので，ガイドワイヤーの屈曲が強くなります．

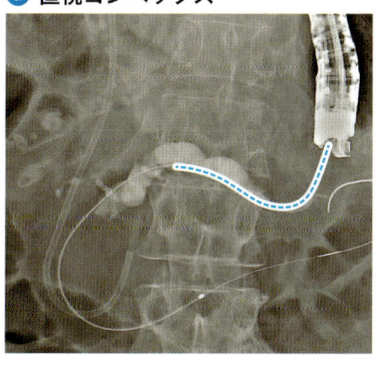

ⓐ 直視コンベックス

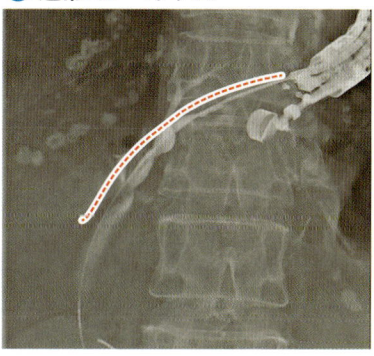

ⓑ 通常コンベックス

図2 直視コンベックスと通常コンベックス

a) 直視コンベックスでの穿刺. やや垂直に入りやすいため, 後の処置でスコープの向きを変える必要がある.

b) 通常コンベックスでの穿刺. 膵管に接線方向で入りやすいので, このままスコープ保持して処置が可能である.

そのため, その後のダイレーターやステント挿入のときはスコープを押して角度を変える必要がでてきます.

　一方通常コンベックスでは, 主膵管により鋭角（接線方向）に穿刺する形になり, 引き続くダイレーターやステントを主膵管内に送り込む際に, 入れやすい角度となりますので, このままのスコープ保持でステント展開まで施行可能です.

　図2を見てもらえば一目瞭然と思います.

6 穿刺部位 （図3）

　EUS-PDを胃から穿刺する場合, 穿刺に適した位置としては, **主膵管がなるべくプローブに近くて, やや接線方向に穿刺可能な膵体部〜頭体移行部付近**が望ましいです.

　ガイドワイヤーを十分に主膵管内に留置するためには, なるべく膵尾部側を穿刺する方がいいのですが, EUS-HGSと同じく, 穿刺位置が膵尾部に向かえば向かうほどガイドワイヤーは膵尾部に向かいますので, 注意が必要です（**図3a, b**）.

　EUSで胃内から主膵管を膵頭部に追っていくと, 主膵管は画面の左下方向に落ちていきますよね（**図3c**）.

　この部位への穿刺が, 主膵管と接線方向となりやすいため, その後のデバイス誘導も行いやすく第一に選択すべき穿刺点です. ここで穿刺をすると**図3d**のように, ちょうど身体のど真ん中からやや左側が穿刺点になることが多いです.

7 穿刺→造影→ガイドワイヤー挿入

　穿刺針にて主膵管を穿刺する際に, 膵管壁が切れにくい場合は, Seldinger法（対側の膵管壁まで切ってしまい, その後引き戻しなら膵管内に針先をもってくる方法）もやむなしです. EUS-HGS同様に, 主膵管径が細い場合はガイドワイヤーを先行して進め, 主膵管径が拡張している場合は造影後にガイドワイヤー挿入です.

　さて, このガイドワイヤーが最重要です. ガイドワイヤーが主膵管狭窄部を越えるか越えないかにより, 手技の最終形が変わってきます. **ガイドワイヤーが狭窄を突破し, 十二指腸まで先進し, 順行性に抜去可能なfully coveredステントを留置＋プラスティックステントによる瘻孔形成術を行う**のが最も理想的です（**図4, 5**）.

　しかし, ガイドワイヤーが狭窄を突破しなければ（もしくは主膵管の屈曲が強くてガイドワイヤー

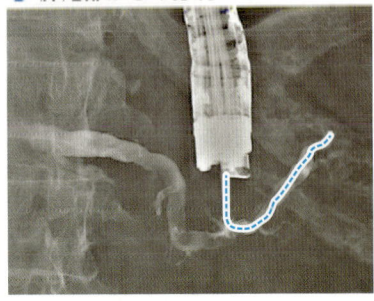

ⓐ 膵尾部からの穿刺

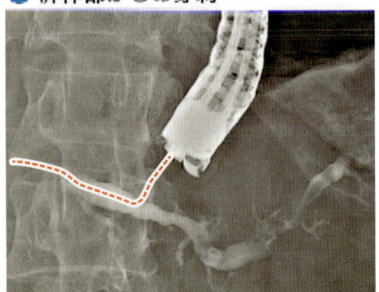

ⓑ 膵体部からの穿刺

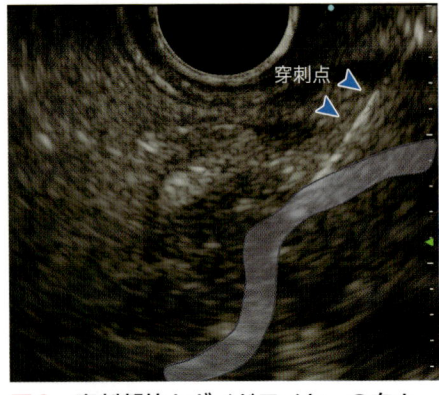

ⓒ EUS 像

穿刺点

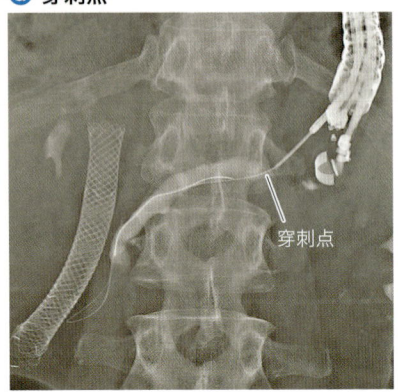

ⓓ 穿刺点

穿刺点

図3　穿刺部位とガイドワイヤーの向き

a）膵尾部からの穿刺尾側にガイドワイヤーが向きやすい.
b）膵体部からの穿刺頭側にガイドワイヤーが向きやすい.
c）主膵管が落ちていくところを穿刺.
d）ちょうど身体のど真ん中からやや左側が穿刺点になる.

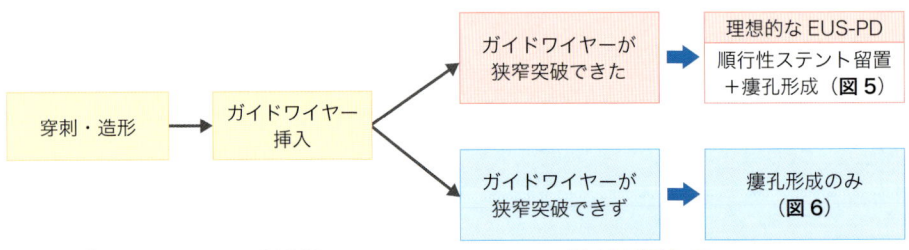

図4　ガイドワイヤーの先進部によってステンティング方法が異なる

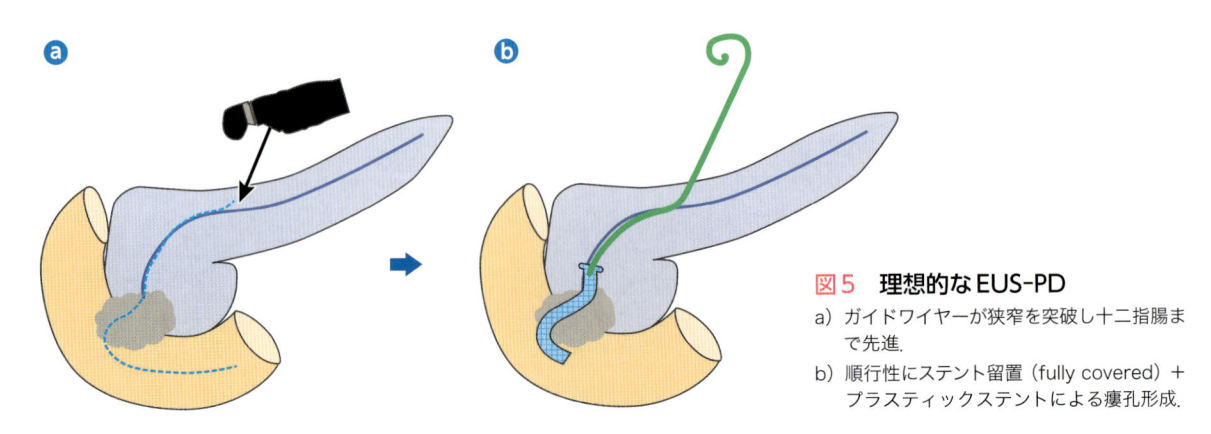

図5　理想的な EUS-PD

a）ガイドワイヤーが狭窄を突破し十二指腸まで先進.
b）順行性にステント留置（fully covered）＋プラスティックステントによる瘻孔形成.

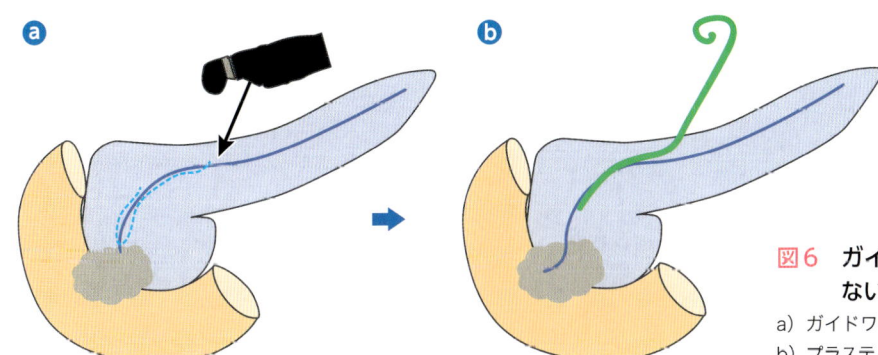

が進まない場合も），順行性にステント留置は不可ですので，瘻孔形成のみでこのセッションは終了となります（図6）．ステントは狭窄手前に置くことになりますので，やや不安定なstentingとなります．瘻孔が完成後に再度，ガイドワイヤーを狭窄突破し順行性にステント留置を狙いに行くことは可能ですが，それまでの間，穿刺時には狭窄部よりなるべく距離をとって穿刺することが大切です．

8 瘻孔拡張

ここまで来たら，もう後には引けない覚悟で臨んでください．

EUS-PDに対する瘻孔拡張の方法は施設によりまちまちだと思います．バルーン拡張や鈍的ダイレータ，通電ダイレータなどの方法があります．当院では，鈍的ダイレータを第一選択として，困難な場合には通電ダイレータを用いるようにしています．

通電ダイレータの熱が膵実質や主膵管にどの程度影響を及ぼすか不明ですので，安全性を考慮したら，まず**鈍的ダイレーターが第一選択**となるでしょう．

おすすめは，ESダイレーターソフトタイプ（ゼオンメディカル）です．0.025インチ用のカテーテル先端径は2.7Frとデバイスのなかでは私の知る限り最も細く，またソフトタイプはノーマルタイプのESダイレーターと比べて柔らかいチューブですので，膵管壁をしっかり突破してくれます．これでもダメな場合に，通電ダイレーターを使いましょう．

9 ステント留置

ゴールはもう一息です．

瘻孔拡張が無事に完了したら，あとはステント留置です．ガイドワイヤーが十二指腸まで到達していたら，カテーテルを用いて，剛性の強い0.035インチのガイドワイヤーに交換しておくのもよいと思います．

順行性ステントは，プラスティックステントか，抜去可能なfully covered metallic stentを用います．われわれは6mm径のHANAROSTENT®かNiti-Sステントを用いています．分枝膵管の閉塞は膵炎のリスクがあるため，できるだけ**腫瘍以外の部分にはステントがかからないように留置します**．

最後に瘻孔部分にプラスティックステントを留置します（表2）．ここは引き戻し可能なタイプのステント（Advanix™ J，スルーパス TYPE IT など）を用います．腹腔内逸脱は最も避けなければならないので，胃内に長く出るように長い15cmのステントを留置します．

表2　EUS-PD施行時のステップごとの確認事項（順行性ステント留置＋瘻孔形成）

ステップ		内容
穿刺まで（**1**〜**7**）	1	準備：Y字コネクターおよびガイドワイヤー装着
	2	ドレナージ法決定 ・目的の検討 ・ランデブー法なのかドレナージ法なのか：ドレナージ法であれば，順行性ステント留置術を予定するのか，瘻孔形成のみであるのかを確認
	3	穿刺位置決定：狭窄部よりもある程度の距離を有していることを確認
	4	穿刺ラインに血管がないことを確認
	5	主膵管穿刺・造影で主膵管内であることを確認
	6	ガイドワイヤーを十分深く誘導
ダイレータ使用まで（**8**）	7	ガイドワイヤーがEUS画面上に描出されていることを確認
	8	鈍的ダイレーターで拡張（困難時は通電ダイレータ）主膵管造影
	9	ガイドワイヤーで狭窄を突破する
	10	使用するステントの種類・長さを決定．準備できていることを確認
ステント展開まで（**9**）	11	ステントデリバリーを主膵管内に挿入
	12	展開開始：十二指腸にステント先端があること，ガイドワイヤーがEUS画面にあることを確認
	13	ステント展開後，瘻孔形成部分にステント留置
	14	EUS画面にガイドワイヤー，ステントがあることを確認しながらステント展開
	15	内視鏡画面で観察しながらステントを展開
	16	内視鏡でステントの長さに問題ないことを確認し終了

10　症例提示：症例1（急性膵炎）

年齢：50代

性別：男性

受診機転：胃癌で幽門側胃切除術＋Roux-eu-Y再建後．悪性リンパ腫に対して治療中の患者．急激な腹痛が出現．

CT：乳頭部に高吸収域腫瘤＋血腫，腫瘤による主膵管狭窄と尾側膵管拡張，膵周囲の液体貯留を認めた（図7）．

検査値：AMY1,700と高値，血小板2万とDIC状態であり，血小板輸血をしながらの緊急EUS-PDとなった．

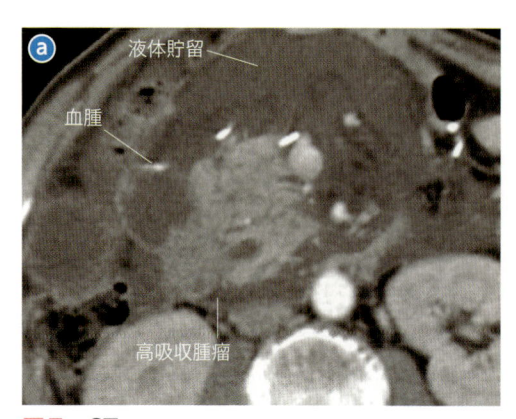
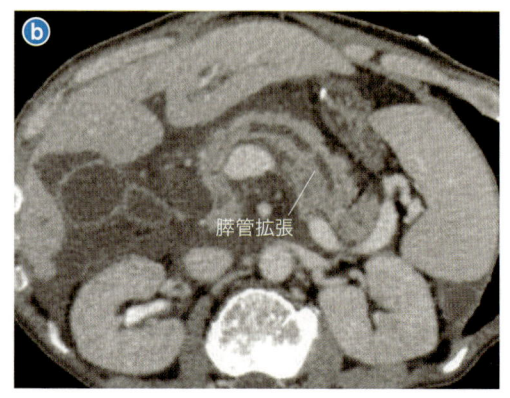

図7　CT

1）EUS-PD

　症例1では，ガイドワイヤーが狭窄を突破し，順行性にステント留置（Niti-S 6 mm 6 cm fully covered）＋EUS-PD（フレキシマ7Fr 15 cm）を施行しました（図8，処置時間35分）．血小板が2万の状態での処置であり軽度の出血はありましたが処置後には止血を確認できています．

　EUS-PD翌日の画像では，ステントの逸脱はありません（図9）．処置後すぐから痛みは改善しました．

　処置後5日のCT経過では，膵腫大は消失し，膵周囲の液体貯留も消失しています（図10）．

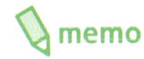 memo

ZIOSTATIONとは？
　ザイオソフト（株）が作成した3D医用画像処理ワークステーションの名称．
　CTやMRIなどのモダリティから得られる大容量ボリュームデータを画像処理し，さまざまな解析を行うことで新たな情報を引き出すことができる．

ZIOSTATIONによりわかること
　心血管・整形領域など全領域で有用である．胆膵領域でいえば，画像解析により，ステントと胆膵管の位置関係や腹部血管走行の画像などがCTより明瞭な三次元的描出が可能となり，全体像を把握しやすくなる．

ⓐ 主膵管径は 2.7 mm

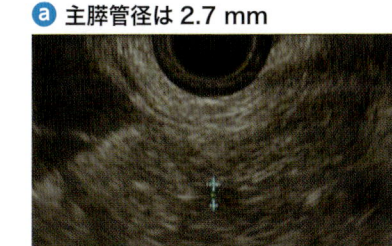

ⓑ 穿刺・造影

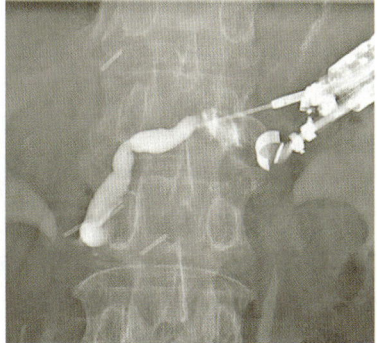

ⓒ ガイドワイヤーが狭窄突破

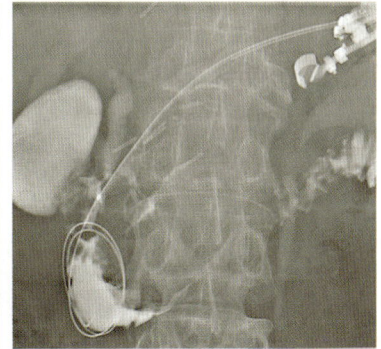

ⓓ 順行性ステント留置

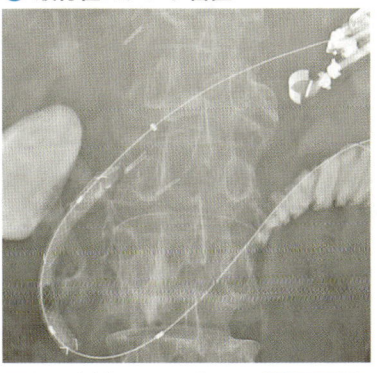

ⓔ PS による瘻孔形成

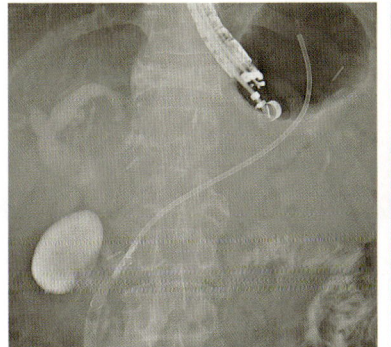

ⓕ 内視鏡像

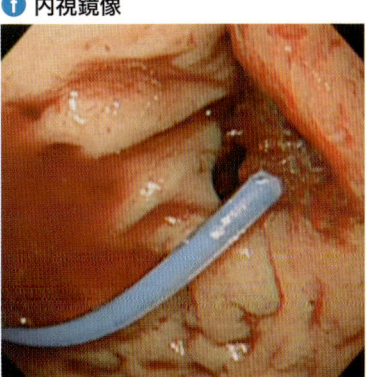

図8　症例1のEUS-PD movie❻-3

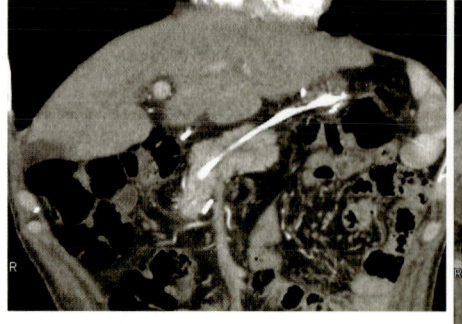

ⓐ 処置翌日の CT

ⓑ ZIOSTATION

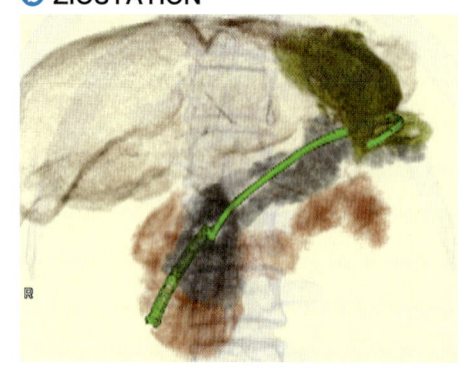

図9　CT および ZIOSTATION による 3D 解析
ステントの逸脱は認めない.

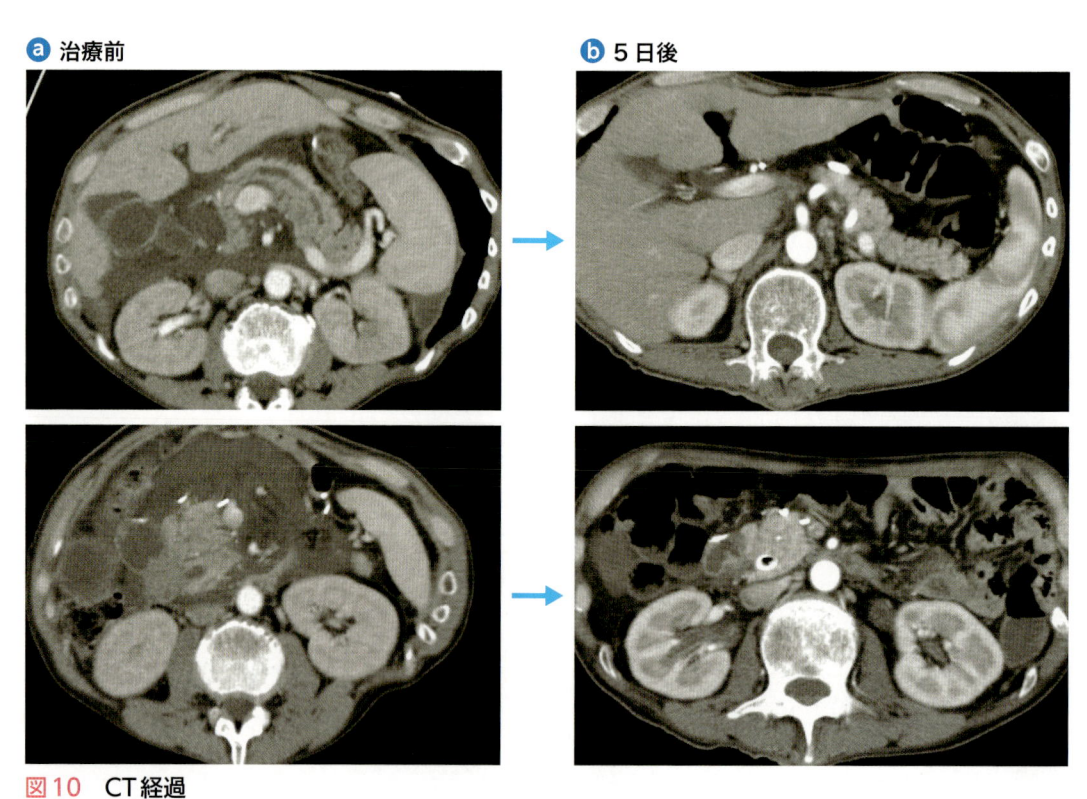

ⓐ 治療前　　　**ⓑ 5 日後**

図10　CT 経過
膵腫大・液体貯留は消失している.

11 症例2（反復する閉塞性膵炎）

年齢：50代

性別：女性

CT：胃癌腹膜播種による水腎症，十二指腸狭窄，閉塞性黄疸に対し，すでに尿管カテーテル，十二指腸ステントおよび，EUS-HGSが施行されています（図11）．

1）EUS-PD

反復する閉塞性膵炎のため症状緩和目的にEUS-PDを施行しました（図12）．

症例2は，膵頭部膵管の屈曲が強いため，狭窄突破を断念しガイドワイヤーを狭窄手前に留置し，EUS-PD（スルーパスTYPE IT ステント 7Fr 15 cm）を施行しました（図12，13）．

すでに多くのドレーンが体内に入っている状態ではありましたが，EUS-PDによって症状改善し食事を再開し，自宅退院も可能となりました．

最初にも書きましたが，膵管ドレナージは，内視鏡でしか施行しえない手技であります．

EUS-PDは，リスクの高い手技ではありますが，ERPや小腸バルーン内視鏡でドレナージができなかったとき，EUS-PDのみが患者さんをハッピーにできる唯一の手段です．

このようなEUS手技を使って，少しでも多くの患者さんが幸せになれることを祈ります．

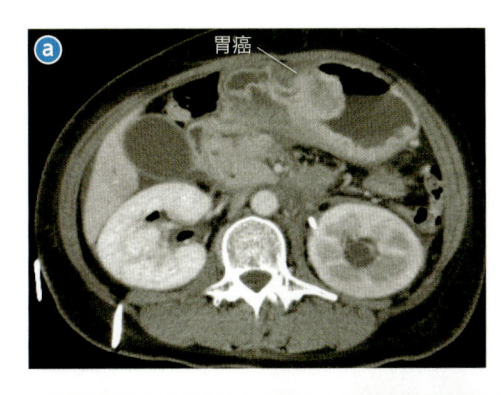
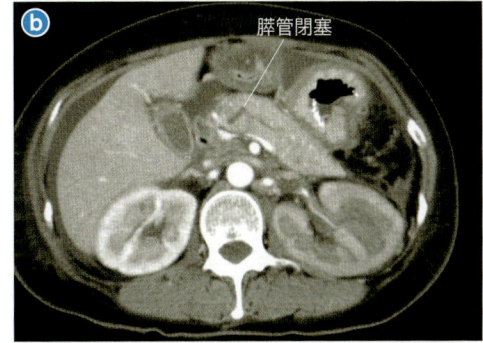
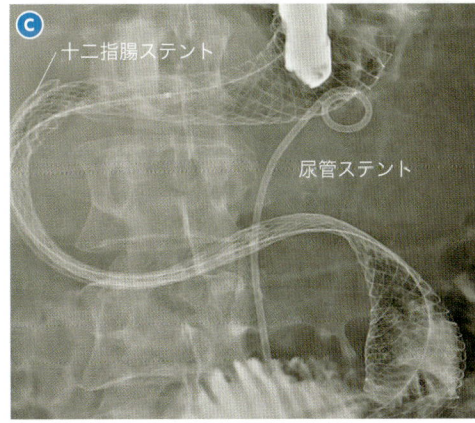
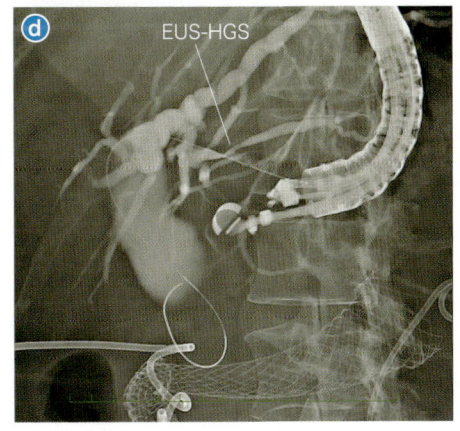

図11　十二指腸ステント，EUS-HGS，尿管ステント留置がなされている

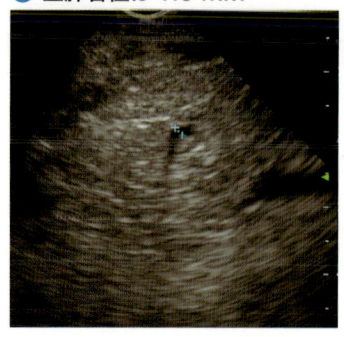
ⓐ 主膵管径は 1.6 mm

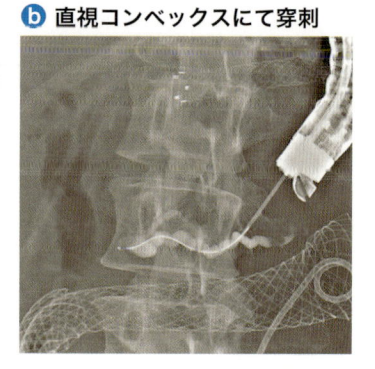
ⓑ 直視コンベックスにて穿刺

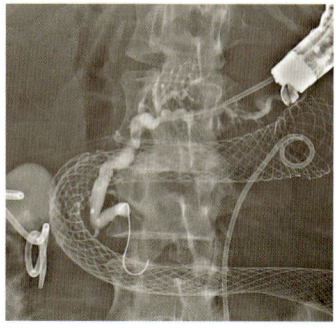
ⓒ ガイドワイヤーは狭窄部を
突破せず

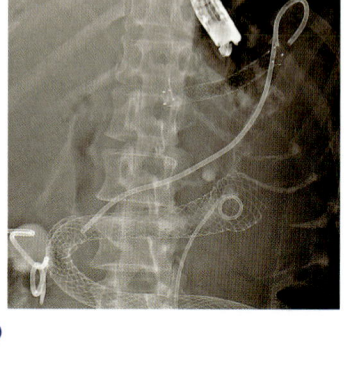
ⓓ 胃‐膵管瘻孔形成術を作成

図12　EUS-PD を施行　movie❻-4

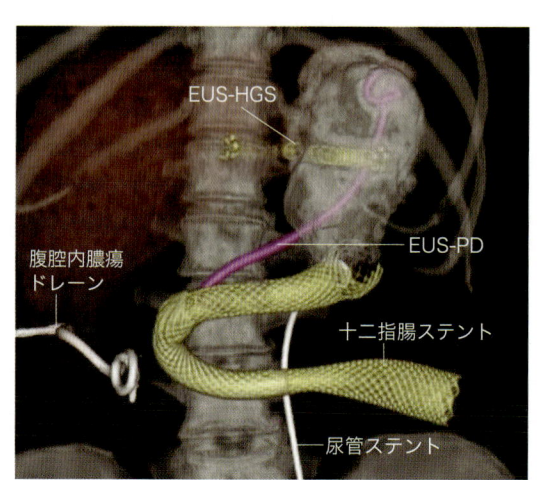

図13　ZIOSTATION による 3D 画像

索 引
index

和 文

著者プロフィール

肱岡　範 (SUSUMU HIJIOKA)

国立がん研究センター中央病院肝胆膵内科　医長

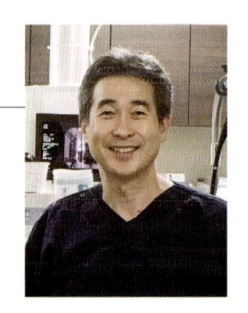

1998年に自治医科大学卒業．卒後11年，主に熊本県内の地域医療に従事する．
2009年から8年間，愛知県がんセンター山雄健次先生のもとで，EUS，ERCPを用いた胆膵疾患の診断治療を学ぶ．
2017年から現職．EUS，ERCPを駆使した低侵襲医療に尽力している．

謝辞

　愛知県がんセンター時代に，卓越した技術をもってEUSを教えていただいた原和生先生には感謝の言葉もありません．また，この本の作成にあたり，SYNAPSE VINCENTを使ったCT再構築像の作成方法を教えていただいたがん研有明病院の笹平直樹先生に御礼申し上げます．また，動画作成にあたり協力いただいた内視鏡センターの皆様，肝胆膵内科の仲間たち，本当にありがとう！

　最後に，この企画をご推薦いただいた大圃研先生，そして2年間の執筆にお付き合いいただき，素晴らしいEUSシェーマを作成していただいた羊土社の大家有紀子氏に心から感謝申し上げます．この本で，多くの先生が胆膵EUSが大好きになり，一人でも多くの方の疾患を早期発見することができれば望外の喜びです．

胆膵EUSセミナー
たんすい

CT・シェーマ・動画と合わせてわかる手技の基本から治療まで

2019年11月25日　第1刷発行
2022年 4月 1日　第3刷発行

執　筆	肱岡　範	
発行人	一戸裕子	
発行所	株式会社 羊 土 社	
	〒101-0052	
	東京都千代田区神田小川町2-5-1	
	TEL　　03（5282）1211	
	FAX　　03（5282）1212	
	E-mail　eigyo@yodosha.co.jp	
	URL　　www.yodosha.co.jp/	
装　幀	羊土社編集部デザイン室	
印刷所	株式会社加藤文明社印刷所	

ⓒ YODOSHA CO., LTD. 2019
Printed in Japan

ISBN978-4-7581-1068-6
